तनाव छोड़ो
सफलता पाओ

तनाव छोड़ो सफलता पाओ

जयंती जैन

प्रभात प्रकाशन

प्रकाशक

प्रभात प्रकाशन प्रा. लि.

4/19 आसफ अली रोड, नई दिल्ली–110002

फोन : 23289555 • 23289666 • 23289777 ❖ फैक्स : 23253233

इ–मेल : prabhatbooks@gmail.com ❖ वेब ठिकाना : www.prabhatbooks.com

संस्करण

2025

पेपरबैक मूल्य

चार सौ रुपए

मुद्रक

आर–टेक ऑफसेट प्रिंटर्स, दिल्ली

———— ★ ————

TANAV CHHODO, SAFALTA PAO

by Jayanti Jain

Published by **PRABHAT PRAKASHAN PVT. LTD.**

4/19 Asaf Ali Road, New Delhi-2

ISBN 978-93-5186-169-0

Rs. 400.00 (PB)

आभार जताऊँ कैसे?

मैंने जीवन में सबसे कुछ-न-कुछ सीखा है। यह कृति बहुत सी ज्ञात व अज्ञात शक्तियों, वस्तुओं और व्यक्तियों की देन है। यह जीवन पूरा उन्हीं शक्तियों, वस्तुओं और व्यक्तियों का परिणाम है। अस्तित्व की समस्त शक्तियों ने अपनी-अपनी तरह से इस रचना के निर्माण में सहयोग किया है, इसलिए सभी का हृदय से कृतज्ञ हूँ।

अप्रत्यक्ष रूप से इसे लिखने में उन सभी लेखकों, प्रशिक्षकों, विशेषज्ञों का आभारी हूँ, जिनसे मुझे मार्गदर्शन मिला। मैंने ओशो, श्री सत्यनारायण गोयनका, श्री श्री रविशंकर द्वारा सुझाए ध्यान के कई प्रयोग किए हैं। पुस्तक की शैली के लिए डेल कारनेगी एवं राज बापना का तहेदिल से आभारी हूँ।

मैं अपने परिजनों एवं मित्रों को भी नहीं भुला सकता हूँ, जिन्होंने अपने तनाव-निवारण संबंधी अनुभव बताए। प्रिय मित्र श्री ललित कोठारी (आई.ए.एस.), दर्शनशास्त्र के प्रोफेसर एस.आर. व्यास, श्री एस.एल. बोहरा (आर.ए.एस.), श्री एच.एल. कुणावत (आर.ए.एस.), श्री शंकर मालवीय (आर.ए.एस.), श्री बी.एल. उदावत एवं सुश्री अजय बानू ने खूब साथ दिया। सहयोगी डॉ. नीतू भारद्वाज एवं कवि डॉ. दिलीप धींग के बिना इस कृति का इस रूप में निर्माण संभव नहीं था। वाणिज्यिक कर आयुक्त श्री बी.एन. शर्मा (आई.ए.एस.), श्री एस.के. सोलंकी (आर.ए.एस.) एवं साथी अधिकारियों का कृतज्ञ हूँ।

इस अवसर पर मुझे मेरे श्रद्धेय माता-पिता का सहज स्मरण हो रहा है। इस लेखन यात्रा में मेरे भाई-बहनों का योगदान भी रहा। पत्नी मोना व बेटे कुमार वीतराग एवं बिटिया सर्वज्ञा ने भी समय-समय पर अनेक प्रकार से इसकी रचना में सहयोग किया है। श्री दिलीप सिंह रावत ने पांडुलिपि के निर्माण में टाइप का महत्त्वपूर्ण कार्य किया है।

आइंस्टीन के इन शब्दों के साथ मैं अपनी बात समाप्त करना चाहूँगा—''स्वयं

अपने को लेकर मैं प्रतिदिन यही अनुभव करता हूँ कि मेरे भीतरी एवं बाहरी जीवन के निर्माण में अगणित लोगों के श्रम और कृपा का हाथ रहा है। मैं कम-से-कम इस दुनिया को उतना तो दे सकूँ जितना कि मैंने उससे अभी तक लिया है।''

अस्तु!

—जयंती जैन

पुस्तक के जन्म की कहानी

उपाय कहाँ व कैसे मिले

मित्रो! मैं भी कभी तनावग्रस्त रहा करता था। मेरी शादी मेरी इच्छा के विपरीत जबरन कर दी गई। मैं उसे सहज स्वीकार नहीं कर पाया। इससे मेरे मन में एक द्वंद्व चलता रहा और मैं तनावग्रस्त हो गया। मैं आई.ए.एस. परीक्षा की तैयारी में लगा हुआ था। इससे परीक्षा की तैयारी में व्यवधान पड़ा। मैं अपनी तैयारी के साथ न्याय नहीं कर पाया। फलस्वरूप परिणाम ने साथ नहीं दिया। मुझे उसका तनाव भी घेरे रहा। तनाव से होनेवाली परेशानियाँ मैंने भुगती हैं। तनाव के साथ मेरा पुराना रिश्ता है। कई दिनों तक इसने मुझे छकाया है इससे होनेवाली हानि मैंने भोगी है। तनाव से बचने की खोज में धर्मशास्त्र पढ़े और साधु-संतों के द्वार खटखटाए/बाजार में तनाव से जीतने की तरकीबों पर पुस्तकें खोजता रहा; लेकिन डेल कारनेगी की 'चिंता छोड़ो, सुख से जिओ' के अतिरिक्त कोई महत्त्वपूर्ण पुस्तक मुझे नहीं मिली। तब से स्वयं अखबारों, धार्मिक पुस्तकों, मनोविज्ञान की पुस्तकों एवं प्रबंधन की पुस्तकों में तनाव जीतने के उपाय खोजता रहा। तनाव-मुक्ति के लिए निरंतर मनन चलता रहा। इस क्रम में अनेक धर्मगुरु व सफल पुरुषों से मिला। इस यात्रा में जो कुछ मिला, उसे ही प्रस्तुत करने का यह प्रयास है। मैंने स्वयं उनमें से रास्ता निकालने का प्रयत्न किया। उसी अनुभव को इस पुस्तक में समेट रहा हूँ।

इस तरह मेरे अपने निजी अनुभव, मिलनेवालों के अनुभव, निरंतर अध्ययन-मनन और कई प्रयोगों के बाद इस उपयोगी पुस्तक का जन्म हुआ। अपने कान व आँख खुले रखने पर मुझे परिवार, दोस्तों एवं समाज में ऐसे व्यक्ति मिले, जिन्होंने कुछ विधियाँ मुझे सिखाईं। मैंने अपनी खोज इसी समाज से की है।

'उठो जागो' को लिखने के दौरान सकारात्मक व रुचिकर कार्यों का महत्त्व जाना। मैं स्वयं कार्य में रुचि नहीं रखने से थकान को महसूस कर चुका हूँ। विश्राम की कला सीखकर अपनी थकान मिटा चुका हूँ। ओशो को पढ़ने से समझ में आया कि

अपने मन में जमी हुई छवि के विपरीत कार्य करने से हमें दु:ख मिलते हैं। छवि ठीक करने या आचरण को छवि के अनुरूप गढ़ने के क्रम में स्वयं के प्रति प्रेमपूर्ण होने, स्वयं का मानस बदलने की विधि जान चुका हूँ।

मेरे पिता श्री रतनलालजी को ब्लड कैंसर हुआ। उन्होंने धैर्य एवं आस्था से 14 वर्षों तक उसका सामना किया। सन् 1994 तक वे अपना कार्य स्वत: करते रहे, किसी पर आश्रित नहीं रहे।

योग एवं ध्यान का महत्त्व श्री ओशो एवं श्री सत्यनारायण गोयनका के विपश्यना शिविर, श्री श्री रविशंकर के आर्ट ऑफ लिविंग के शिविरों में जाकर सीखा। ये जाना कि जीवन्मुक्ति की कलाएँ भी तनाव भगाने में सहायक हैं।

जैन संस्कारों ने प्रार्थना करना एवं क्षमा करना सिखाया।

श्री सोमावत जैसे मित्र ने जवाहरलाल नेहरू विश्वविद्यालय में प्रवेश दिलाया और हॉस्टल में जगह न मिलने पर अपने साथ रखा तो तनाव भगाने में मित्रता का महत्त्व समझ में आया।

तनाव पूरी तरह मिटाना कठिन है। सारे तनाव हानिप्रद भी नहीं होते हैं। अत: तनावों को बढ़ने से रोकें। जितने तनाव मिटा सकते हो, उतने मिटाएँ और शेष तनावों के साथ जीना सीखें।

—जयंती जैन

यह पुस्तक आपके लिए क्यों उपयोगी है

तनाव आधुनिक जीवन-शैली एवं आधुनिक विज्ञान की देन है। बीमारियों का सबसे बड़ा कारण तनाव है। तनाव हमारी आदत में आ गया है, जीवन में घुस गया है। इसे जीतना अब सरल नहीं रहा है। यह दिखाई भी नहीं पड़ता है।

इस पर एक कहानी याद आती है। पुराने समय में अरब के रेगिस्तान में ऊँटों के काफिले इधर से उधर घूमते रहते थे। एक समय की बात है कि ऊँटों का एक काफिला रात्रि विश्राम के लिए एक सराय में ठहरा। उस काफिले में एक सौ ऊँट थे। ऊँट मालिक जब ऊँटों को खूँटी गाड़कर बाँधने लगा तो एक रस्सी कम पड़ गई। निन्यानबे ऊँटों को तो रस्सी से बाँध दिया गया, लेकिन एक ऊँट बच गया। तब उस काफिले का मालिक सराय के बूढ़े मैनेजर के पास एक रस्सी की गुहार लेकर गया। मैनेजर ने बताया कि उसके पास रस्सी तो नहीं है, लेकिन वह ऊँट को बाँधने की कला जानता है।

सराय के मैनेजर ने बचे हुए एक ऊँट के पास जाकर खूँटी गाड़ने का अभिनय किया और रस्सी खूँटी से बाँधकर ऊँट की गरदन के पास अपना हाथ इस तरह ले गया जैसे सचमुच रस्सी से बाँध रहा हो। इसके बाद उसने कहा कि जाओ, तुम्हारा ऊँट नहीं भागेगा। दूसरे दिन प्रातः काफिले के मालिक ने निन्यानबे ऊँट छोड़ दिए। सभी ऊँट खड़े होकर चलने लगे। लेकिन सौवें ऊँट को वह उठाने लगा तो वह नहीं उठा। ऊँट के नहीं उठने पर उसकी पिटाई भी की गई, लेकिन वह टस से मस नहीं हुआ।

तब काफिलेवाला मैनेजर के पास गया और कहा, ''आपने कौन सा मंत्र कर दिया? मेरा ऊँट उठ नहीं रहा है।''

इस पर मैनेजर ने पूछा, ''तुमने उसकी रस्सी खोली या नहीं?''

ऊँटवाला बोला, ''जब रस्सी बाँधी ही नहीं थी तो खोलता कैसे?''

इस पर मैनेजर उठकर ऊँट के पास गया और रस्सी खोलने का अभिनय किया, जैसे कि पूर्व में बाँधने का अभिनय किया था। तब ऊँट को उठाया तो वह तुरंत उठकर चलने लगा।

हम सब भी इसी तरह की पूर्व धारणाओं की अज्ञात व अदृश्य रस्सियों से बँधे हुए हैं। ऊँटों का तो पता नहीं, लेकिन मनुष्य पर यह बात शत-प्रतिशत सही बैठती है। इस प्रकार अदृश्य रूप से तनाव हमें घेरे हुए हैं। सीमित धारणाएँ हमें सीमित कर रही हैं।

सीमित धारणाएँ व्यक्ति के सोच को संकुचित करती हैं। व्यक्ति गहराई से, विस्तार से सोच ही नहीं पाता है। हमारी नकारात्मकता हम पर ढेर सारे बंधन लगा देती है, जिसमें बहुत सारी ऊर्जा एवं समय खर्च हो जाता है। इससे हम अपनी क्षमता का उपयोग नहीं कर पाते हैं। स्वयं के प्रति अविश्वास एवं संदेह, आत्मविश्वास की कमी एवं स्व-सम्मान का अभाव आदि हमें तनावग्रस्त बना रहे हैं। जिसे अपने पर भरोसा नहीं होता वह अपने मन-मस्तिष्क पर भी भरोसा नहीं कर पाता है। हम तनावग्रस्त होने के कारण तथा अपनी अनेक तरह की कमजोरियों के कारण अपने विपुल ऊर्जा भंडार का पूरा उपयोग नहीं कर पाते हैं।

अदृश्य तनाव भी बंधन है। मनोवैज्ञानिक विकलांगता शारीरिक विकलांगता की अपेक्षा अधिक हानिप्रद होती है। इस पुस्तक को पढ़ने के बाद आप परिस्थितियों एवं व्यक्तियों के प्रति अपनी प्रतिक्रिया व अनुभवों की व्याख्या को तनाव के संबंध में पहचान सकेंगे और तनाव के प्रभावों को कम करने में पुस्तक में वर्णित उपायों का प्रयोग कर सकेंगे।

पुस्तक की संरचना के बारे में

यह पुस्तक तनाव पर कोई शास्त्रीय एवं शैक्षणिक पुस्तक नहीं है। लेखक उस तरह का विद्वान् नहीं है। मेरी रुचि बुद्धि को पोषित करने की नहीं, आपके तनावों को कम करने की है। इस संबंध में तो मनोविज्ञान एवं मनोचिकित्सा विभाग में बहुत साहित्य उपलब्ध है।

एक आम आदमी अपने प्रतिदिन के जीवन में आनेवाले तनावों का सामना कैसे करे? जब तनाव को पैदा हम करते हैं तो उनसे निपटना क्यों न सीखें? इसी दृष्टि से इस पुस्तक की रचना की गई है। इसे सात भागों में विभाजित किया गया है।

भाग-1 : तनाव का विज्ञान

तनाव क्या है? तनाव की जड़ कहाँ है? इस वृक्ष का बढ़ना, खिलना किस तरह होता है? ये आपके साथ क्या कर सकते हैं। कुछ तनाव एक सीमा तक उपयोगी भी होते हैं।

भाग-2 : तनाव, प्रबंधक की चाबी—आत्म-प्रबंधक

आत्म-प्रबंधन से ही तनाव-प्रबंधन होता है। तनाव जीतने के लिए उनकी पहचान और उनकी जड़ में जाना पड़ता है। रिलैक्स रहना तथा अपनी मन:स्थिति को अपने पक्ष में रखने से तनाव निकट नहीं आते हैं। फलस्वरूप हम तनाव के जनमते ही उसका निदान करने में समर्थ हो जाते हैं।

भाग-3 : तनाव-निवारण के रामबाण नुस्खे

तनाव जीतने के कुछ आम प्रचलित उपाय हैं, जिन्हें आप अपनाना चाहेंगे।

भाग-4 : तनाव-मुक्ति के अचूक नुस्खे

हँसने, मित्र बनाने, प्रार्थना करने, वर्तमान में एवं होश में जीने से आप तनाव-मुक्त रहेंगे। ये उपाय आपको हमेशा के लिए तनावों से मुक्त रखेंगे।

भाग-5 : खास तनावों की खास होली

असफलता, थकान, अनिद्रा एवं जानलेवा बीमारियों के कारण होनेवाले तनाव मामूली नहीं होते हैं। तनाव को दूर करने के सामान्य उपाय यहाँ पर भी कारगर हैं। लेकिन इन खास तनावों को मिटाने के लिए खास तरह की होली जलानी पड़ती है।

भाग-6 : अग्नि-परीक्षा

मन में उठनेवाली तनाव संबंधी शंकाओं का निवारण एवं स्वयं को जाँचने के तरीके इसमें वर्णित हैं।

भाग-7 : तनाव को जीतनेवालों की सच्ची कहानियाँ

कुछ महानुभाव अपने अनुभव आपके साथ बाँटना चाहते हैं। हर व्यक्ति की तनाव से जूझने की अपनी कला होती है। इसमें तनाव-मुक्त व्यक्तियों के अनुभव बताए गए हैं।

□

इस पुस्तक से ज्यादा लाभ उठाने के कुछ सुझाव

इस पुस्तक को उपन्यास की तरह न पढ़ें। यह उपन्यास नहीं है। एक पाठ प्रतिदिन पढ़ें एवं मनन करें।

इसमें वर्णित तरीकों एवं सूत्रों पर अपने मित्रों एवं परिवार में चर्चा करें। ये चर्चाएँ आपकी समझ को बढ़ाएँगी। इससे आप में तनाव-निवारण के सूत्रों की गहरी समझ विकसित होगी और आप दूसरों को भी इसका लाभ दे सकेंगे।

इस पुस्तक को एक 'अभ्यास-पुस्तिका' (Work Book) की भाँति काम में लें। जो शब्द, वाक्य या अनुच्छेद (Para) अच्छा लगे, उसे लाल पेन से चिह्नित करें।

सर्वप्रथम वे तरीके अपनाइए, जो आप पर अधिकतम लागू होते हों। ज्यादा लाभ के लिए सारे तरीकों का एक साथ प्रयोग न करें। केवल कुछ तरीके भी आपको आशातोत लाभ या परिणाम दे सकते हैं।

प्रारंभ में इस पुस्तक में बताए गए उपायों का उसी रूप में पालन करें। बाद में अनुभव होने पर आप इन उपायों में कुशल हो सकते हैं। फिर आप उनमें कुछ परिवर्तन भी कर सकते हैं।

इस पुस्तक को कम-से-कम छह मास तक अपनी टेबल पर रखिए। बार-बार इसका अध्ययन कीजिए और तनाव-निवारण के उपायों का प्रयोग अपने दैनिक जीवन में कीजिए।

डायरी में अपने अनुभवों व प्रयोगों को प्रतिदिन लिखें, जिससे आपको प्रेरणा व प्रोत्साहन मिलेगा। इन उपायों को अपनाने से आपकी रुचि बढ़ेगी।

ये सारे सिद्ध एवं प्रयोग की हुई विधियाँ हैं। यदि आपको इन उपायों के प्रयोग में कहीं किसी भी प्रकार की अड़चन अनुभव होती है तो आप मुझे निम्न पते पर पत्र लिख सकते हैं—

हो सकता है, तनाव से दूर रहने के इन सूत्रों, विधियों, तरीकों या उपायों में से कुछ से आप पहले से ही अवगत हों। फिर भी, आप पाएँगे कि इस पुस्तक में इन पर समग्र रूप से विचार कर इन्हें अधिक प्रभावकारी परिणाम देनेवाला बनाया गया है। मैं समझता हूँ, ये ही वे उपाय हैं, जो आपके तनावों को मिटा सकते हैं। आगे बढ़िए, मात्र मार्ग की जानकारी मंजिल तक नहीं पहुँचा देगी, आपको उस मार्ग पर चलना ही होगा। मार्ग पर चलना प्रारंभ करेंगे, आगे बढ़ेंगे, तभी तनाव-मुक्त हो पाएँगे।

—जयंती जैन

एफ-40, हिरण मगरी, सेक्टर-14

उदयपुर (राज.)

मोबाइल : 09414289437

फोन : 0294-26418897

e-mail : jyantijain@gmail.com

अनुक्रम

भाग-4

तनाव-मुक्ति के अचूक नुस्खे

भाग-5

खास तनावों की खास होली

भाग-6

अग्नि-परीक्षा

भाग-7

तनाव को जीतनेवालों की सच्ची कहानियाँ

भाग-1

तनाव का विज्ञान

तनाव क्या है? तनाव की जड़ कहाँ है?
इस वृक्ष का बढ़ना, फैलना किस तरह होता है?
ये आपके साथ क्या कर सकते हैं? तनाव किस सीमा तक
उपयोगी हो सकते हैं?

हैं। जीवन-शैली में उन्होंने अपनी टाँग नहीं अड़ाई है। इसीलिए उनको डॉक्टरों की जरूरत हमसे कम पड़ती है।

तनाव हमेशा ही शत्रु नहीं होते हैं। वे हमें समय-समय पर चेतानेवाले मित्र भी हो सकते हैं। परीक्षा के तनाव से विद्यार्थी तैयारी अच्छी करता है, अभिनेता डर से अच्छा अभिनय करता है। सफलता का प्रयास एक प्रकार का तनाव ही तो है। इस तरह के तनाव हमारे मित्र भी होते हैं। अनेक बार ऐसे तनाव हमें उत्पादक व रचनात्मक बनाते हैं। तनाव के साथ जीना सीखने की जरूरत है। प्रेरक गुरु प्रेरित करने के लिए जो तनाव बढ़ाते हैं, वे लाभदायक होते हैं।

तनाव बिजली की तरह एक खराब मालिक एवं अच्छा नौकर है, जैसे बिजली का उपयोग मालिक बनकर अनेक तरह से किया जा सकता है। जब व्यक्ति बिजली को नियंत्रित नहीं करता है तो वही बिजली व्यक्ति के प्राण ले लेती है। इसलिए तनाव का उपयोग अपने पक्ष में करने के लिए उस पर नियंत्रण जरूरी है। पानी और भोजन की तरह उससे बचा नहीं जा सकता है। संतुलित जीवन जीने के लिए उसका सही उपयोग करना आना चाहिए। हमें मुसकराने हेतु नौ मांसपेशियाँ चाहिए, जबकि गुस्सा व्यक्त करने हेतु उन्नीस मांसपेशियाँ उपयोग में आती हैं।

तनाव एक शक्तिशाली स्थिति है, जो या तो बहुत लाभदायी या नुकसान का कारण हो सकती है। यह बहती नदी के समान है। जब आप इस पर बाँध बनाते हैं तो पानी की दिशा को अपनी इच्छानुसार बदल सकते हैं; परंतु जब नदी पर बाँध नहीं होता है तो उसके जल का इच्छित उपयोग संभव नहीं है। तनाव के साथ भी ऐसा ही है।

तनाव हमारी विभिन्न माँगों और सामान्यतः बाहरी स्रोतों को पूरा करने के सामर्थ्य के बीच असंतुलन से संबंधित होता है। इस प्रकार यह असंतुलन ऐसे भौतिक, शारीरिक, मनोवैज्ञानिक और मानसिक परिणाम पैदा करता है, जो खुशियों को चेतावनी देते हैं। साथ ही, यह असंतुलन कई प्रकार की शारीरिक बीमारियाँ, जैसे—उच्च रक्तचाप, हृदय रोग, अल्सर आदि पैदा कर सकता है और कर रहा है।

तनाव का उपचार सभी चाहते हैं; लेकिन तनाव हो ही नहीं, इसकी व्यवस्था बहुत कम लोग कर पाते हैं। जैसा कि सभी जानते हैं, निरोध उपचार से बेहतर है, यानी रोग को आने ही न दें। इसलिए तनाव को आरंभिक स्तर पर रोकना अपेक्षित है। मात्र बुद्धत्व प्राप्त व्यक्ति को ही तनाव नहीं होता है। तनाव तो होगा, पर उसे रोका जा सकता है।

सफलता और तनाव

सफलता-प्राप्ति के प्रयत्नों में बहुत से तनाव आते हैं। इन तनावों के आने से कई

बार सफलता भी भार लगने लगती है। ऐसे में तनाव-मुक्त सफलता प्राप्त करें। वैसे सफलता के लिए भाग-दौड़, कड़ी मेहनत, संघर्ष एवं स्वयं को दबाना पड़ता है। अनेक तरह के समझौते करने पड़ते हैं। मन को केंद्रित करना पड़ता है। इस प्रक्रिया में तनाव सहज आ जाते हैं। कई बार तो ये तनाव सफलता तक को बेकार कर देते हैं।

सभी तनाव घातक नहीं होते हैं। कुछ तनाव जीवन में आवश्यक होते हैं। वे हमें आगे बढ़ने के लिए प्रेरित करते हैं। ऐसे तनावों को हम अच्छे तनाव कह सकते हैं। कुछ तनाव प्रारंभ में घातक नहीं होते हैं। इस संबंध में लचीलेपन के नियम को जानना अच्छा है।

हूक नामक वैज्ञानिक ने सन् 1660 में इस नियम को ठोस वस्तुओं के लिए प्रतिपादित किया था, जो आज तक उपादेय है। हूक के अनुसार, किसी भी ठोस को एक लचीलेपन की सीमा तक खींचा जाए तो वह खींचना बंद करने पर फिर से पहलेवाली अवस्था में आ जाता है। लेकिन उसको लचीलेपन से अधिक खींचा जाए तो वह स्थायी रूप से विकृत हो जाता है, अपनी पहलेवाली अवस्था में नहीं आता है। इसी तरह तनावों की भी एक सीमा होती है। व्यक्ति के तनाव सहने की शक्ति अलग-अलग होती है, जैसे भय को लें। भय तब तक उपयोगी है जब तक वह कार्य करने के लिए प्रेरित करता है। लेकिन ज्यों ही भय की मात्रा बढ़कर इतनी हो जाए कि भयभीत व्यक्ति कार्य न कर सके और वह हतोत्साहित हो जाए, वह बुरा है।

सुनील एक बैंक में मैनेजर है और सुनीता सहकारिता विभाग में निरीक्षक है। सुनील और सुनीता दोनों साथ जीते हैं, लेकिन जीवन की आपाधापी से परेशान हैं। जिंदगी की दौड़ में इतने व्यस्त हैं कि उनके पास तनिक भी समय नहीं है। वे आधुनिक जीवन-शैली के शिकार हैं, तनावग्रस्त हैं।

तनाव के कारण

हम सब भिन्न-भिन्न कारणों से तनावग्रस्त हैं। मनुष्य एक विचारशील प्राणी है। वह हर पल विचार करता रहता है। व्यर्थ एवं अधिक विचारने से तनाव होता है।

बाह्य कारण

1. **जीवन को परिवर्तित करनेवाली घटनाएँ**—ऐसी घटना या दबाव, जो जीवन को परिवर्तित कर दे, जीवन बदलनेवाली घटना कहते हैं। ऐसी घटनाएँ दो तरह की होती हैं—आगमन घटना और निगमन घटना। आगमन घटना में आनेवाली घटना सामयिक होती है, जैसे—बच्चे का जन्म, शादी या परिवार में कोई बाहर से

1

आधुनिक जीवन-शैली और तनाव

हम समस्याओं के कारण तनावग्रस्त नहीं हैं, बल्कि हमारे तनावग्रस्त होने से समस्याएँ हैं।

बीसवीं सदी के हजारों वरदान हैं—कंप्यूटर से लेकर चंद्र-यात्रा तक। लेकिन एक अभिशाप ऐसा आया कि उससे मनुष्य थक गया, उसके आगे सारी उन्नति बेकार है और वह है—तनाव।

किन्हीं भौतिक और मनोवैज्ञानिक संदेशों को खतरे के रूप में देखने या समझने पर हमारे द्वारा जो प्रतिक्रिया की जाती है, उसे हम तनाव कहते हैं। जब हमारे मन और मस्तिष्क भयभीत, बेचैन, अशांत, असुविधाजनक, थके हुए, भारी, उलझे हुए एवं द्वंद्वग्रस्त महसूस करते हैं तो उसे हम तनाव कहते हैं। अभीष्ट की प्राप्ति नहीं होने पर होनेवाली प्रतिक्रिया को तनाव कहते हैं। इस तरह तनाव को कई प्रकार से परिभाषित किया जा सकता है।

मन एक सतत बड़बड़ाहट है। यह एक ऐसी बैलगाड़ी है, जिसमें कई बैल अलग-अलग दिशाओं में जुते हुए हैं, जो अपनी-अपनी दिशा में बैलगाड़ी को खींच रहे हैं। इसी परस्पर खींच-तान को तनाव कहते हैं।

मोटे तौर पर तनाव एक मानसिक स्थिति है। यह हमारे दिमाग में रहता है। तनाव हमेशा सिर से शुरू होता है। घटनाएँ सदैव तनाव का कारण नहीं होती हैं। महत्त्वपूर्ण यह है कि आप घटनाओं को किस रूप में लेते और उनसे प्रभावित होते हैं। घटना की व्याख्या एवं विश्लेषण से हमारा रवैया तय होता है। हमारा रवैया ही तनाव होने और नहीं होने का कारण है। उदाहरण के तौर पर, अगर मैं कह सकता हूँ कि 'क्या फर्क पड़ता है', तो मुझे कोई तनाव नहीं होता है। यदि मैं यह सोचता

हूँ कि 'बहुत फर्क पड़ता है', तो मेरा तनाव बढ़ जाएगा।

तनाव बहुआयामी है। मानसिक होने से इस पर हर व्यक्ति के अनुभव भिन्न-भिन्न होते हैं और प्रभाव भी अलग-अलग व्यक्तियों पर अलग-अलग होता है। इसलिए इनको जीतने की एक ही विधि नहीं हो सकती है।

हम तनावों से क्यों घिरे हुए हैं? अनुमानतः कहा जाए तो एक-तिहाई तनाव इसलिए हैं, क्योंकि हम जीवित और जोशीले हैं। दूसरे, एक-तिहाई तनाव हमारे स्वयं के पैदा किए हुए हैं और शेष एक-तिहाई तनाव हमारे लालच और इज्जत के कारण होते हैं। इस संदर्भ में मुझे एक घटना याद आती है कि हम किस प्रकार तनावों को बेवजह पैदा करते हैं।

एक रेलगाड़ी तेज गति से भागी जा रही थी। उसमें बैठे एक यात्री को सभी दूसरे यात्री डिब्बे में आते-जाते देख रहे थे। वह यात्री अपने सिर पर अटैची व बिस्तर रखे हुए था। वह स्वयंसेवक की तरह आदर्शवादी आदमी दिखाई पड़ता था। एक व्यक्ति ने पूछा, 'भाई साहब, सिर पर सामान क्यों उठाए हुए हो?'

उस व्यक्ति ने जवाब दिया, 'मैं अपना बोझ स्वयं उठाता हूँ, किसी अन्य पर वजन नहीं लादता हूँ।'

जब स्वयं ट्रेन में बैठा है तो वजन रेल पर नहीं पड़ रहा है, यह उसकी समझ में नहीं आ रहा था। ठीक वैसे ही हम भी बहुत से तनाव सिर पर उठाए चल रहे हैं। जबकि उन्हें नीचे रखा जा सकता है। मित्रो! कुछ भार सूक्ष्म व अदृश्य होते हैं, जो दिखते तक नहीं हैं। तनाव ठीक इसी प्रकार के भार हैं, जो हमें दिखाई नहीं पड़ते हैं। स्थूल बोझ दिख जाता है। असली दिक्कत यही है कि इन तनावों को हम अपने सिर पर लादे हुए हैं।

कहीं हम अपने सिर पर पेटी-बिस्तर पकड़कर तो रेलगाड़ी में नहीं बैठे हैं; क्योंकि हमने बहुत से यात्रियों को निम्न प्रकार का बोझ अपने सिर पर लादे हुए देखा है—

- अतीत का बोझ/स्मृति का बोझ/पश्चात्ताप का बोझ/शिकायतों का बोझ।
- सपनों का बोझ/इच्छा का बोझ/महत्त्वाकांक्षाओं का बोझ/कल्पनाओं का बोझ।
- 'मैं' का बोझ/ 'मेरेपन' का बोझ/तुलना का बोझ/कर्तापन का बोझ/दुनिया का केंद्र होने का बोझ।
- सामाजिक भय का बोझ/प्रतिष्ठा का बोझ/परंपरा का बोझ।
- व्यक्तिगत रहस्यों का बोझ—प्रेम संबंधों का बोझ/बदले का बोझ/अज्ञात व अनजान बोझ।

जानवरों को कोई तनाव नहीं होता है, क्योंकि वे प्रकृति-प्रदत्त सहज जीवन जीते

आकर रहने लगे। निगमन घटना में वे घटनाएँ शामिल होती हैं, जिनमें बिछोह या अलगाव की भावना पैदा होती है; जैसे—परिवार में पति, पत्नी या संतान की मृत्यु हो जाना अथवा नौकरी छूटना, परिवार से अलगाव वगैरह।

2. **संस्थागत कारण**—कायदे-कानून, भ्रष्टाचार, नौकरशाही, समाज, समुदाय आदि व्यवस्थागत समस्याओं से उत्पन्न तनाव इस श्रेणी में आते हैं। आम आदमी इन सबका सबसे अधिक शिकार है।
3. **सामाजिक कारण**—सामाजिक रिश्तों, पति-पत्नी के रिश्तों, कार्यालय से संबंधित तनाव इस श्रेणी में आते हैं।
4. **भौतिक और वातावरण**—परिस्थितियों एवं परिवेश के कारण भी अनेक तरह के तनाव होते हैं; जैसे—अनेक तरह का शोरगुल, प्रदूषण, सर्दी-गरमी, प्राकृतिक आपदाएँ आदि।
5. **दैनिक जीवन की आपाधापी**—व्यस्त जीवन में अव्यवस्था का होना; जैसे—चाबी गुमना, पर्स गुम जाना, जेब कट जाना, दुर्घटना का होना, चूक जाना, देरी होना आदि तनाव के कारण हैं।

लेखक का कार चलाते वक्त तनावग्रस्त होना

कार चलाते वक्त मैं तनावग्रस्त हो जाता हूँ। एक अज्ञात भय मुझ पर छा जाता है। तब मैं चिड़चिड़ा हो जाता हूँ। उतावलापन हो जाता है। मेरा मुझ पर नियंत्रण नहीं रहता है। मैं शांति से सोच नहीं पाता हूँ। तब मैं जल्दी करना चाहता हूँ। ऐसे में मैं अपनी कार को बैक करते हुए या मोड़ते हुए दीवार से भिड़ा देता हूँ। गाड़ी को पीछे लेते हुए पीछे के गार्ड व लाइटों को तोड़ देता हूँ।

आंतरिक कारण

तनाव बाहर से नहीं, हमारी सोच के कारण अधिक होता है। हमारी आदतें, पूर्वग्रह व विचार इनके लिए जिम्मेदार हैं। दृश्य के पीछे विराट् अदृश्य छिपा हुआ है। साकार निराकार के अधीन है। जो भी साकार एवं स्थूल है, उसके लिए कहीं-न-कहीं निराकार एवं सूक्ष्म सहयोगी है। जब तक यह अनुभव न हो, तब तक जीत्रित होते हुए भी हमारा जीवन से संबंध नहीं होता है। पदार्थ की सत्ता से ही हम अवगत हैं। चेतना की सत्ता को नहीं जानने के कारण हम उसे नकारते हैं। यही हमारी सबसे बड़ी भूल है—

1. **जीवन-शैली**—आधुनिक जीवन-शैली में व्यक्ति बहुत से दबावों में जीता है। हर व्यक्ति जल्दबाजी में है, शीघ्र कहीं पहुँचना चाहता है। आज समय

की कमी किसे नहीं है। जीवन में सर्वत्र आपाधापी व जल्दबाजी दिखाई देती है।

2. **नकारात्मक स्ववार्त्ता**—व्यक्ति नकारात्मकता के कारण सदैव आशंकित एवं चिंतातुर रहता है। इस तरह की अपने से वार्त्ता के कारण तनाव पैदा करता है।
3. **घटनाओं की व्याख्या**—अपने भय आधारित नजरिए के अनुसार मनुष्य किसी भी घटना की नकारात्मक व्याख्या कर दु:ख उठाता है, सदैव आशंका व भय से घिरा रहता है।
4. **मस्तिष्क के जाल**—प्राय: व्यक्ति अपने पूर्वग्रहों एवं आशंका के आधार पर ही निर्णय करता है, जो उसे तनावग्रस्त बनाते हैं।
5. **धारणाएँ**—व्यक्ति निष्पक्ष सोच की बजाय अपने पूर्वग्रहों, अपने अनुभवों एवं अपनी धारणाओं के आधार पर निर्णय करता है। विश्वास आपको बनाते हैं तो बिगाड़ते भी हैं।

हम किसी स्थिति का आकलन अपनी मान्यताओं के आधार पर करते हैं। व्याख्या का आधार हमारा सामान्यीकरण है। सामान्यीकरण का आधार समान प्रकृति होती है। जैसे आपको कोई ताला खोलना है तो आप चाबी ताले में डालकर बाईं तरफ घुमाते हैं, यद्यपि ताले को आप पहली बार खोल रहे हैं। लेकिन ताले खोलने का समान प्रसंग आपका पूर्व का अनुभव आपको एक संकेत देता है, सहायता करता है। सामान्यीकरण मोटे तौर पर हमारे जीवन को सरल व सहज बनाते हैं।

दुर्भाग्य से, सामान्य अनुमान हमें कई कठिन जगहों पर अति सरलीकरण कर हमें सीमित कर देते हैं। नए कार्य विश्वास डिगाते हैं।

मुख्य रूप से हम अपने विश्वासों के अनुसार जीते हैं। ये विश्वास चाहे धार्मिक क्षेत्र के हों, नैतिक क्षेत्र के हों या व्यावसायिक जगत् के हों। हम इस जगत् के संकेत पाँच इंद्रियों द्वारा ग्रहण करते हैं। इन पाँच मोबाइल फोन द्वारा हम जगत् से संवाद करते हैं। यद्यपि मुख्यत: हम तीन प्रतिनिधित्व संकेतों को महत्त्व देते हैं; चित्रों, शब्दों एवं गतिक संकेतों को जल्दी पकड़ते हैं। हमें प्रतिपल करोड़ों संकेत मिलते हैं। लेकिन हम अपनी अवचेतना के अनुसार—व्यक्तिगत आवश्यकतानुसार उन्हें ग्रहण करते हैं। प्रत्येक व्यक्ति उक्त सूचनाओं को अपने विश्वास के अनुसार ग्रहण कर उन्हें रूपांतरित/विकृत करता है। वस्तुओं का मूल्यांकन हम अपने विश्वास के अनुसार करते हैं।

विश्वास हमारे विचार, भावनाओं एवं कर्म को संचालित करते हैं, प्रभावित करते हैं। वे हमारे जैव रसायनों एवं शरीर विज्ञान को बदलते हैं। ये कुछ इस तरह की क्रिया करते हैं कि हमारे शरीर की कोशिकाएँ तथा ऊतक तक प्रभावित हो जाते हैं।

इस प्रकार, हम अपनी चाबी अपने विश्वासों को दे देने से अचेत हो जाते हैं। यह अचेत अवस्था अधिकतर तनाव पैदा करती है।

तनाव पैदा करनेवाले व्यक्तित्व

कुछ व्यक्ति हमेशा पूर्णता प्राप्त करना चाहते हैं। इस कारण वे तनाव में रहते हैं। कुछ व्यक्ति दूसरों को खुश करने के क्रम में तनाव पैदा करते हैं। कुछ व्यक्ति अति संवेदनशील होने से तनाव पैदा कर लेते हैं। कुछ व्यक्ति दूसरों के द्वारा शिकार होकर अपना तनाव बढ़ाते हैं।

व्यक्तियों का विश्लेषण

4 प्रतिशत तनाव पैदा करते हैं।

16 प्रतिशत कुछ-कुछ तनाव पैदा करते हैं।

36 प्रतिशत तनाव के प्रति उदासीन होते हैं। वे संरचना पर प्रतिक्रिया करते हैं।

31 प्रतिशत आनंद पैदा करनेवाले होते हैं। वे जिनके भी संपर्क में आते हैं, उनको आनंद की अनुभूति देते हैं।

13 प्रतिशत स्थायी रूप से तनाव-मुक्त होते हैं।

बिना कारण कुछ भी नहीं होता है। तनाव के भी अनेकानेक कारण हैं। इस मामले में मुझे गौतम बुद्ध की एक बात याद आती है कि जब किसी व्यक्ति को विष-बुझा तीर लगा हो तो तीर कहाँ से आया और किसने मारा, इस पर चर्चा करना बेकार है। तीर को निकालने तथा घाव को भरने का प्रयत्न करना ही समीचीन है।

□

2

अच्छे और बुरे तनाव

तनाव के अनेक रूप हैं। यह जीवन के हर क्षेत्र में मिल जाता है। अत: इसका निवारण करने हेतु इसको पहचानना जरूरी है। इसके सभी रूपों को जानना आवश्यक है।

हर व्यक्ति के अपने तनाव हैं। सिर्फ बुद्धत्व प्राप्त व्यक्ति एवं पागल को कोई तनाव नहीं होता है। एक ही व्यक्ति के भिन्न-भिन्न समय पर तनाव भी भिन्न-भिन्न हो सकते हैं। हमेशा एक तरह के तनाव नहीं होते हैं। सभी तरह के तनाव से निपटने का एक उपाय नहीं हो सकता है। अलग-अलग तनाव से निपटने के उपाय भी भिन्न-भिन्न होते हैं। अत: उनमें भेद यानी उनकी श्रेणियाँ समझना जरूरी है।

तनावों को घर के तनाव एवं कार्यस्थल के तनाव के रूप में भी बाँटा जा सकता है। पुरुष के तनाव एवं स्त्री के तनाव भी भिन्न-भिन्न होते हैं। स्त्री के तनावों को फिर दो भागों में विभाजित किया जा सकता है। गृहिणी के एवं कामकाजी महिला के तनाव अलग-अलग होते हैं।

जैसा कि बताया जा चुका है, तनाव हमेशा हमारे शत्रु नहीं होते हैं। वे कई बार समय पर सावधान करनेवाले मित्र भी हो सकते हैं। परीक्षा में असफलता के तनाव से विद्यार्थी तैयारी अच्छी करता है। अभिनेता डर से या प्रशंसा पाने की इच्छा से अच्छी अदायगी करता है। इस तरह के तनाव हमें खतरों से बचाते हैं। तनाव अनेक बार हमें उत्पादक व रचनात्मक भी बनाते हैं।

तनाव अनेक बार उपयोगी होते हैं। सफलता हेतु प्रयास एक प्रकार का तनाव ही तो है। तनाव के साथ जीना सीखने की जरूरत है। मैनेजमेंट गुरु प्रेरित करने हेतु तनाव भी बढ़ाते हैं; लेकिन ऐसे तनाव लाभकारी होते हैं। इन तनावों का बहुत महत्त्व है।

तनावों को मुख्यत: निम्न दस श्रेणियों में बाँटना व्यावहारिक है—

1. **हर्षातिरेक का तनाव**—अचानक अत्यधिक खुशी भी व्यक्ति बरदाश्त नहीं कर सकता। एक साथ खुशी मिलने पर व्यक्ति का हृदयाघात हो सकता है। इसे आनंद (यूस्ट्रेस) कहा जाता है। आगे के सभी तनाव डिस्ट्रेस कहलाते हैं।
2. **अत्यधिक कार्य का तनाव**—यह तनाव अत्यधिक कार्य के दबाव के कारण होता है। अति व्यस्त व्यक्तियों को यह तनाव रहता है। परीक्षा के समय विद्यार्थी को तथा विवाह आदि समारोह के आयोजकों को उस समय इस तरह का तनाव रहता है।
3. **कार्य की निम्नता का तनाव**—सामान्यत: बहुत कार्य करनेवाले व्यक्ति को रिटायरमेंट पर इस तरह का तनाव होता है। कुछ कार्यालयों में कर्मचारियों के पास मामूली कार्य होता है, उन्हें ऐसे तनावों का सामना करना पड़ता है।
4. **द्वंद्व का तनाव**—ऐसे तनाव के वक्त व्यक्ति किंकर्तव्यविमूढ़ महसूस करता है। वह अनिर्णय की स्थिति में जीता है। तब वह द्वंद्व का तनाव झेलता है। युद्ध के मैदान में अर्जुन को यह तनाव था कि उसे अपने परिजनों से युद्ध करना चाहिए या नहीं।
5. **भूमिका का तनाव**—व्यक्ति जब कार्य विशेष से लगाव पैदा कर लेता है, ऐसे में वह कार्य की मात्रा बढ़ाता जाता है और अपना कार्य किसी दूसरे को नहीं करने देता है। इस तरह के तनाव को भूमिका का तनाव कहते हैं।
6. **भूमिका को दीर्घकाल तक करना**—जब कर्मचारी का लंबे समय तक प्रमोशन नहीं होता है और वह एक ही तरह का कार्य करने के लिए मजबूर होता है। एक ही तरह का कार्य करते-करते व्यक्ति बोर हो जाता है। गृहिणी एक ही तरह का कार्य करते-करते थक जाती है। उसे अपने कार्य में उत्साह नहीं रहता है।
7. **भूमिका से वंचित कर देना**—जब किसी पुलिस कर्मचारी को थाने से हटाकर पुलिस लाइन में लगा दिया जाता है। वहाँ किसी प्रकार का कार्य नहीं होता है। किसी व्यक्ति को जब उसके प्रिय कार्य से अलग कर दिया जाता है, तब भी वह इस तरह का तनाव महसूस करता है।
8. **भूमिका का अस्पष्ट होना**—जब किसी व्यक्ति के पास अपने कार्य के बारे में बहुत सारे विकल्प हों और वह किसी एक कार्य के चयन का निर्णय नहीं कर पा रहा हो तो ऐसे में उसे इस तरह का तनाव होता है।
9. **स्थिति विशेष का तनाव**—एक पुत्र अपने 97 वर्षीय पिता के बारे में

सोचता है कि पिताजी कब तक पूँजी छोड़ेंगे। जबकि दूसरा पुत्र सोचता है कि पिताजी 100 वर्ष पूरे कर लें तो जन्म-शताब्दी का जश्न मनाया जाए। विविध स्थितियों में अलग-अलग व्यक्तियों को इस प्रकार के तनाव होते हैं।

10. **तनाव को तनाव नहीं मानना**—कुछ लोग अपने तनावों को अपनी संपदा समझने की भूल करते हैं। ऐसे शख्स तनाव को तनाव नहीं मानते हैं। उनकी समस्या अज्ञान के साथ-साथ मूर्खता की है। उन्हें तनाव से मुक्त करना बहुत कठिन है। यह समस्या अधिकतर लोगों की है। ऐसे तनावों को वे तनाव ही नहीं मानते हुए अपने जीवन का हिस्सा बना लेते हैं। अलबत्ता, वे झूठे अहंकार में जीते रहते हैं।

11. **परजनित तनाव मानना**—जैसा कि मेरे श्वसुरजी अपने तनावों को स्वयं के पैदा किए हुए नहीं मानते हैं और अपने तनावों के लिए दूसरों को दोषी ठहराते हैं। इस तरह अनजाने में वे अपने तनावों को कम करने की बजाय बढ़ा देते हैं। वे अपने तनावों के लिए दूसरों को दोष देते रहते हैं।

तनाव को यदि ढंग से उपयोग में लिया जाए तो यह एक अच्छा सहायक एवं मित्र भी हो सकता है। यदि तनाव को खुला छोड़ दिया जाए तो यह हमारा सबसे बड़ा दुश्मन हो सकता है।

□

3

तनाव आपके साथ क्या कर सकते हैं

संसार में कोई भी शक्ति हमें नुकसान नहीं पहुँचा सकती, जब तक कि पहले हम अपने आपको नुकसान नहीं पहुँचाते।

—भगवान् महावीर

अपने तनावों को कैसे पहचानें

तनाव की पहचान उसके संकेतों एवं लक्षणों के आधार पर की जा सकती है। तनावग्रस्त व्यक्ति के संकेतों एवं लक्षणों की सूची यहाँ दी जा रही है।

भावनात्मक संकेत	*व्यवहारगत संकेत*	*शारीरिक लक्षण*
चिढ़ना एवं अति उत्तेजित रहना	धूम्रपान करना या बढ़ना	सिर दर्द
अवसाद महसूस करना	मद्यपान करना या बढ़ना	मुँह व गले का सूखना
सहन-शक्ति का घटना	अत्यधिक दवाएँ लेना	अपच
आक्रामकता होना	अधिक भोजन करना	अनिद्रा
असंयम होना	भूखे रहना	उच्च रक्तचाप
बेचैनी रहना	आँखों का फड़कना	सर्दी-जुकाम का बार-बार होना
चिंता करना	पाँव या अँगूठे को बजाना	अल्सर
निर्भरता बढ़ना	मुँह से नाखून कुतरना	चर्म रोग, एक्जिमा आदि
एकाग्रता व स्मृति कम होना	दाँत किटकिटाना	अत्यधिक पसीना आना
निराश रहना	सिर खुजलाना	दस्त लगना
सदैव दर्द रहना	समय का बहुत ध्यान रखना	उलटी होना
जीवन-साथी के प्रति रूखा व्यवहार	वेशभूषा के प्रति लापरवाही	अप्रत्याशित रूप से वजन का घटना/बढ़ना
अकेला महसूस करना	हँसी में मन नहीं लगना	श्वास का तीव्र होना या अनियमित होना

बेवजह डरना	आलस्य बढ़ना	माहवारी के पूर्व बेचैनी
आत्मनियंत्रण में कमी होना	नींद आने में परेशानी	भूख का बढ़ना/घटना
हिचकना	चलने में दिक्कत होना	असंतुलन/निढाल होना
बेवजह रोना	—	डिप्रेशन/मानसिक अवसाद

क्या उपर्युक्त चार्ट में बताए गए संकेतों एवं लक्षणों में से कोई दो-चार आप में विद्यमान हैं ? यदि हाँ, तो आप तनावग्रस्त हैं। ऐसे में आपको इस पुस्तक को आगे पढ़ने की सख्त जरूरत है, ताकि आप उनका निवारण कर सकें। अगर तनाव के कोई चिह्न नहीं हैं तो आपको आगे पुस्तक पढ़ने की जरूरत नहीं है।

शरीर पर तनाव के प्रभाव

तनाव होने पर हमारा शरीर 'लड़ो या भागो' के रूप में प्रतिक्रिया करता है। ऐसे में शरीर आपातकाल घोषित कर देता है। फलस्वरूप स्वैच्छिक स्नायु संस्थान मस्तिष्क के हाइपोथेलेमस से प्रभावित होकर निम्न प्रकार से प्रतिक्रिया करता है—

- पिट्यूटरी ग्रंथि—ए.सी.टी.एच. का स्राव करती है, जो एड्रीनल को उत्तेजित करता है।
- एड्रीनल—कार्टिसोल छोड़ती है, जो यकृत को उत्तेजित करती है।
- कार्टिसोल—यकृत में संचित ग्लाइकोजन को ब्लड शुगर में बदलती है, ताकि तुरंत ऊर्जा मिले।
- श्वसन तेज होता है, ताकि अधिक ऑक्सीजन मिले।
- एड्रीनल एवं दूसरे रसायन खून में तत्क्षण भेजे जाते हैं, ताकि देह को अधिक ऊर्जा मिले।
- खून का प्रवाह बढ़ने से हृदय की धड़कन बढ़ जाती है।
- रक्त वाहिकाएँ सिकुड़ती हैं, जिससे खून का प्रवाह एवं रक्तचाप बढ़ता है।
- पसीना बढ़ता है, त्वचा की प्रतिरोधक क्षमता घटती है।
- पेशियाँ सिकुड़ती व खिंचती हैं, ताकि सामना करने के लिए तैयार रहें।
- पाचन मंद हो जाता है। खून का प्रवाह पाचन-संस्थान की बजाय मांसपेशी संस्थान की तरफ बढ़ जाता है।
- आँखों की पुतली सिकुड़ती है, ताकि अधिक प्रकाश में देख सके।
- मुँह सूख जाता है। सलाइवा का स्राव कम या बंद हो जाता है।
- मूत्राशय व मलाशय शिथिल हो जाते हैं।
- अनेक बार पाँवों में कंपन एवं आवाज में कंपन होती है।
- खून त्वचा की तरफ से दिशा बदल देता है, जिससे हाथ में ठंड लगती है।

इन सबसे देह की प्रतिरोधक क्षमता घट जाती है, अर्थात् हमारे तनावग्रस्त होते ही शरीर में प्रवाहित होनेवाले हार्मोंस और उनकी दिशा बदल जाती है, ताकि देह को खतरे में अधिक ऊर्जा मिल सके।

तनाव पर वैज्ञानिक शोध

प्रो. लियोनार्थ फास्डिक ने प्रकट किया है कि चिंता के कारण हमारे मुखस्राव (Saliva) के स्वाभाविक संचालन में रुकावट आ जाती है। हमारे मुख से तेजाबी द्रवों का क्षारकरण होता है, जो हमारे दाँतों को जीर्ण करते हैं।

परीक्षणों से यह भी प्रकट हो चुका है कि अति चिंता हमारी चक्षु शक्ति को भयंकर हानि पहुँचा सकती है, रोगों के प्रति हमारी प्रतिरोधक शक्ति को नष्ट करती है। तनाव से उत्पन्न हार्मोंस (स्ट्रेस हार्मोंस) रक्त-प्रवाह में रुकावट डालकर बालों को सफेद बनाने या बिलकुल उड़ाने में मददगार होते हैं।

न्यूयॉर्क एकेडमी ऑफ मेडिकल साइंसेज के एक वैज्ञानिक ग्रुप ने यह भी खोज की है कि चिंता हमारे रक्त में एक रहस्यमय स्राव करती है, जो हमारे आंतरिक अवयवों की घातक सिकुड़न का कारण बनता है।

मैसाचुसेट्स के जनरल हॉस्पिटल ने प्रामाणिक रूप से घोषणा की है कि कोलिटस (Colites) के रोगियों में 96 प्रतिशत रोगी निरंतर चिंता, क्रोध, आवेश आदि मानसिक विकृतियों के ही शिकार होते हैं।

अमेरिका के प्रमुख मेडिकल क्लिनिक ने अपने अनुभवों के आधार पर यह परिणाम निकाला है कि उसके इलाज के लिए आनेवाले रोगियों में से 35 प्रतिशत रोगी केवल चिंताजनित रोगों के रोगी थे।

एक व्यक्ति, भले ही वह दुबला क्यों न हो, अगर उसका कॉलेस्ट्रॉल लेवल ज्यादा होता है तो हृदय की मांसपेशियों में जो बाल के समान सूक्ष्म रक्तवाहिनी नलियाँ होती हैं, उनमें वसा के कण जमा हो जाने के कारण वे अवरुद्ध हो जाती हैं। परिणामस्वरूप हृदय के कुछ भाग में रक्त संचरण रुक जाता है। अर्थात् हृदय का वह भाग मृत-सा हो जाता है। इसे ही हृदयाघात या हार्ट अटैक कहते हैं। अब यहाँ प्रश्न यह उठता है कि क्या ऐसे रोगों की चिकित्सा केवल मानसिक उपचार से ही संभव है? वास्तव में, ऐसे रोगों में मानसिक उपचार से बीमारी पूर्ण रूप से दूर नहीं की जा सकती है; क्योंकि तब तक शरीर के अवयवों की काफी हद तक क्षति हो चुकी होती है। इसलिए इसमें दोहरी उपचार प्रणाली की अत्यंत आवश्यकता होती है। इसीलिए इसे मनो-शारीरिक चिकित्सा कहते हैं। इसमें योग चिकित्सा को सबसे अच्छा माना गया है।

आयुर्वेद के अनुसार, मानसिक रोगों की उत्पत्ति में रज और तम दोष प्रधान

कारण हैं। इनके बढ़ने पर काम, क्रोध, लोभ, मोह, ईर्ष्या, भय, अति चिंता तथा दिमागी कमजोरी उत्पन्न होती है। मन का प्रभाव देह पर आता है। उसी प्रकार देह का प्रभाव भी मन पर होता है। महर्षि चरक के अनुसार, 'प्रज्ञापराधो हि मूलं रोगाणाम्', अर्थात् रोगों की उत्पत्ति का मूल कारण ही प्रज्ञापराध है। प्रज्ञापराध का अर्थ है—अंत:करण द्वारा (मानसिक) अपराध करना। और इसी से सब तरह के रोग पैदा होते हैं।

तनाव से होनेवाली मनो-शारीरिक बीमारियाँ

हृदय संबंधी रोग	उच्च रक्तचाप	मधुमेह
अपच एवं पेट संबंधी रोग	थायराइड	पीठ-दर्द
कंधा-दर्द	कमर-दर्द	अवसाद
खुजली एवं सोरायसिस	अनिद्रा	अल्सर
तनावजनित सिरदर्द	एलर्जी	कैंसर
प्रतिरोध क्षमता का घटना	अस्थमा	

मलेरिया तथा टायफाइड जैसे विषाणु-जनित रोगों में भी तनाव की अहम भूमिका आधुनिक शोधों से प्रमाणित हुई है।

तनाव मिटाना क्यों जरूरी है

तनाव और चिंताएँ ऐसे तथ्य हैं, जिनसे आपको हार्ट अटैक हो सकता है।

अपने लंबे अनुसंधानों के आधार पर कोलंबिया विश्वविद्यालय के डॉ. एच.एम. सिम्स कहते हैं कि यदि मानव शरीर जैव व्याधियों और रासायनिक दोषों का प्रतिकार करने की अधिक क्षमता प्राप्त कर ले और शरीर के जीवकोषों में फैले विकारों को शीघ्र दूर करने या अन्य रासायनिक रूपों में परिणित कर लेने में समर्थ हो जाए तो मानव 800 वर्ष तक बड़ी आसानी से जीवित रह सकता है। लेकिन दुर्भाग्य है कि तनाव के कारण मनुष्य की उम्र 60 से 80 वर्ष तक सिमट गई है।

आज तो इस बात में कोई संदेह नहीं रह गया कि तनाव ही हमारे जीवन की सबसे बड़ी समस्या है। विश्व स्वास्थ्य संगठन (WHO) की एक रिपोर्ट बताती है कि हममें से 93 प्रतिशत लोग तनावग्रस्त हैं। तेज रफ्तार एवं गलाकाट स्पर्धा ने हम सबको दौड़ा रखा है। तनाव की मात्रा एवं उसके प्रकार में भेद हो सकता है, लेकिन अपनी-अपनी जगह पर सभी तनावों से ग्रसित हैं। शरीर-शास्त्र के विशेषज्ञ भी इस तथ्य से सहमत होते जा रहे हैं। एक सिरदर्दवाला व्यक्ति डॉक्टर के पास जाता है। वह अपनी शिकायत डॉक्टर को बताता है। डॉक्टर उससे पूछता है, 'आपको मानसिक तनाव तो नहीं रहता?'

यह बात हर एक की समझ में आ सकती है। फिर उसी डॉक्टर के पास दूसरा मरीज आता है। वह कहता है, 'मुझे गरदन, कमर और पैरों के जोड़ों में दर्द रहता है।' उससे भी डॉक्टर यही प्रश्न दोहराता है। अपना कार्य करते हुए आप मानसिक तनाव से ग्रस्त तो नहीं होते? फिर एक कब्ज का रोगी आता है। उसका हाजमा खराब है। पेट में अल्सर है। खट्टी डकारें आती हैं। डॉक्टर उससे भी यही प्रश्न पूछता है, 'आप तनावग्रस्त तो नहीं रहते?' हर बीमारी पर एक ही सवाल। सचमुच, मनुष्य की हर बीमारी की जड़ मन की गहराई में छिपी हुई है। उसी का शरीर में विस्तार होता है। ऐसी बीमारियों को आज के चिकित्सा-शास्त्र में मनो-शारीरिक बीमारियाँ कहा जाता है। आधुनिक पाश्चात्य चिकित्सकों की राय में आदमी की 72 प्रतिशत बीमारियाँ मनो-शारीरिक हैं। उनका विचार है कि स्वस्थ मन के बिना शरीर स्वस्थ नहीं हो सकता। दोनों का परस्पर गहरा संबंध है।

एक जमाना था, जब धार्मिक लोग कहते थे—हर बीमारी का कारण हमारा गलत आचरण है। पर आज तो डॉक्टर भी यही कहते हैं—हर बीमारी के पीछे हमारा काम, क्रोध, लोभ, मोह, अहंकार, विषाद आदि है। निश्चित ही, इनका मूल भौतिक आकांक्षाओं में छिपा हुआ है। भौतिकता-प्रधान दृष्टि से ही काम-वासना, लोभ, तृष्णा, अतिसंग्रह आदि प्रवृत्तियाँ जागती हैं। उससे मन का असंतुलन बढ़ता है। आधुनिक जीवन में मानसिक असंतुलन का यही मूल कारण है।

कार्नेल विश्वविद्यालय के डॉ. बोल्फ ने हाल ही में बताया है कि कुछ भावना विशेष (Emotions) के आने से भी सिर में दर्द हो जाता है।

कनाडा के डॉ. हैंस वेली ने इस संबंध में आश्चर्यजनक तथ्य संकलित किए हैं। सन् 1943 में चिकित्सा विज्ञान में पहली बार उन्होंने ही तनाव को मान्यता दिलाई है। वे बताते हैं कि जब शरीर व मन पर किसी भी प्रकार का तनाव या दबाव आता है तो एक प्रकार का संघर्ष शरीर में शुरू हो जाता है। मस्तिष्क के नीचे स्थित पिट्युटरी ग्रंथि तथा गुरदों के नीचे स्थित एड्रीनल ग्रंथि इस प्रक्रिया में मुख्य भूमिका निभाती हैं। पिट्युटरी ग्रंथि तीस से भी अधिक प्रकार के हार्मोंस छोड़ती है। उनमें से एक हार्मोन है—डोका। तनाव के क्षणों में यह स्राव अधिक होने लगता है। इसी प्रकार एड्रीनल ग्रंथि भी ऐसी स्थिति में एस.टी.एल. का अधिक स्राव करती है। मानसिक तनाव के विरुद्ध ये हार्मोन रक्षात्मक रूप में हमारा सहयोग करते हैं। पर इनके उत्पादन के बाद भी यदि मानसिक तनाव लगातार बना रहता है तो इन हार्मोनों की अधिकता से शरीर के रक्षात्मक संस्थान का विघटन होना शुरू हो जाता है। इससे पेट में छाले पड़ने शुरू हो जाते हैं और अनेक प्रकार की बीमारियाँ पैदा होने लग जाती हैं।

लगातार अत्यधिक मानसिक तनाव एवं कार्य की अधिकता से थकान के उपरांत

भी कुछ समय तक तो मनुष्य अच्छा महसूस करता है, परंतु अंततोगत्वा जब शरीर का रक्षात्मक पक्ष टूटने लगता है तो शरीर किसी-न-किसी बीमारी से ग्रसित हो जाता है। उच्च रक्तचाप, हृदय रोग, मधुमेह आदि बीमारियाँ ऐसे लोगों को जकड़ लेती हैं।

मुझे दस वर्ष तक सफलता पर साहित्य पढ़ने, रचने व उपाय खोजने के बाद ज्ञात हुआ कि तनाव-प्रबंधन के बिना उन्नति करना कठिन है। तनाव के साथ-साथ उन्नति कर भी ली जाए तो उसका आनंद उठाना कठिन है। सफलता भी अपने साथ नए प्रकार के तनाव लाती है। अत: उन सबको भगाना एवं कम करना जरूरी है। जिस प्रकार शरीर कमजोर होने पर विविध प्रकार के रोगजनक जीवाणुओं का शिकार बन जाता है, उसी प्रकार मन भी कमजोर होने पर तनावग्रस्त हो जाता है। मानसिक तनाव या विषाद आदि शरीर की रोग-निरोधक क्षमता को कमजोर बना देते हैं और रोगों के कीटाणु निर्बल और अस्वस्थ शरीर में पनपकर अपना प्रभाव डालते हैं। अत: तनाव का निवारण अति आवश्यक है।

तनाव में रहने से आप निर्णय नहीं कर पाते हैं। इससे आपकी कार्यक्षमता कम होती है।

तनाव में रहनेवाला व्यक्ति अपनी आर्थिक स्थिति पर नियंत्रण नहीं रख पाता है। अनजाने ही वह अपना धन खर्च करता रहता है या वह कमाने के अवसरों को भुना नहीं पाता है। इससे उसकी अर्थ पर पकड़ नहीं रहती है।

तनाव में रहनेवाला व्यक्ति सामाजिक क्षेत्र में भी असफल रहता है। संबंधों में सौहार्द बनाए रखने के लिए स्वस्थ मन चाहिए। तनावग्रस्त मन रिश्तेदारी व मित्रता को निभा नहीं पाता है।

तनाव व्यक्ति को चिड़चिड़ा, गुस्सैल, शंकालु और कई बार अधिक बोलनेवाला तो कभी कम बोलनेवाला बना देता है। अशांत मस्तिष्क अशांति सृजित करता है। मनोवैज्ञानिक रूप से तनाव व्यक्ति को कमजोर बनाता है।

□

भाग-2

तनाव प्रबंधन की चाबी : आत्म-प्रबंधन

तनाव जीतने हेतु उनकी पहचान और उनकी जड़ों में जाना आवश्यक है। आत्म-प्रबंधन कैसे तनाव प्रबंधन है? जब तक हम अपना प्रबंधन नहीं कर लेंगे तब तक तनावों का प्रबंधन नहीं कर सकते हैं। सहज रहने और अपनी मनःस्थिति को अपने पक्ष में रखने से तनाव निकट नहीं आते हैं। तनाव के जनमते ही आप उनका निदान करने में समर्थ होते हैं। तनावों को बारीकी से समझकर एवं कारणों का विश्लेषण कर उन्हें दूर करने के व्यावहारिक प्रयास करने की आवश्यकता होती है।

4

तनावकारकों का विश्लेषण और समाधान की विधि

'सत्य को सही ढंग से समझ लेना अपने आप में समस्या का निदान है।'

—राजेंद्र अवस्थी

जब तक हम अपना प्रबंधन नहीं कर लेंगे तब तक तनावों का प्रबंधन नहीं कर सकते हैं। अपने विचारों का, कार्यों का, उनकी प्राथमिकताओं का, समय का, लक्ष्य का निर्धारण कर ही हम स्वयं का प्रबंधन कर सकते हैं। मनुष्य का वास्तविक नियंत्रण तो स्वयं पर ही है। अतः सबसे पहले उसे अपने को संतुलित व व्यवस्थित करना चाहिए। जैसे ही व्यक्ति स्वयं को नियंत्रित करने लगेगा, वैसे ही वह अपने तनावों को स्वतः ही नियंत्रित करने लगेगा। कई स्थितियों में घर एवं दफ्तर की 86 प्रतिशत मुश्किलें प्रबंधन संबंधी ही होती हैं।

तनाव का आगमन स्वयं पर नियंत्रण न होने, अव्यवस्थित होने एवं खुद के कार्यों को नियोजित न करने से होता है। तनाव का आगमन एक बहाव के साथ बहना है। यह बहाव हमारा स्व-निर्मित होता है। अपना ज्ञान न होने, स्वयं अँधेरे में होने से, लापरवाह होने से तनाव आते हैं।

एक मुख्य इंजीनियर के कार्य में 30 प्रतिशत कार्य इंजीनियरिंग से संबंधित और 70 प्रतिशत कार्य प्रबंधन से संबंधित होते हैं।

हमारे जीवन की अधिकांश समस्याओं के विधाता हम स्वयं हैं। हम अपनी धारणाओं एवं आदतों में जीने से तनाव पैदा कर लेते हैं। स्वयं को अर्थात् स्वयं की सोच, धारणाओं एवं आदतों के प्रति सजग होकर उनमें परिवर्तन लाकर हम अपनी

समस्याओं से निजात पा सकते हैं। हमें अपने को बदलने की जरूरत है।

मनुष्य स्वयं अपने को सही समझता है और जैसा है वैसा ही बना रहना चाहता है। जबकि समय के साथ हमें अपने को परिवर्तित करने की जरूरत है। विशालकाय डायनासोर ने अपने को जलवायु एवं समय के अनुसार नहीं बदला तो वे आज नष्ट हो गए, जबकि नन्हा कॉकरोच परिस्थिति के अनुसार ढलने की क्षमता के कारण आज भी मौजूद है।

हम एक अज्ञात भय में जीते हैं, इसलिए बदलना नहीं चाहते; जबकि हम स्वयं को बदले बिना तनावों का सामना नहीं कर सकते। जिस व्यक्ति के स्वभाव में तनाव और आशंकाओं की अधिकता है, उसे अपने शरीर का, अपने स्वास्थ्य का पूरा ध्यान रखना चाहिए। कुपोषित, बीमार एवं क्लांत व्यक्ति कभी भय-मुक्त नहीं हो सकता। यदि भय या तनाव के पीछे कोई शारीरिक अस्वस्थता या बीमारी इत्यादि नहीं है तो फिर कोई-न-कोई मानसिक द्वंद्व या ग्रंथि है।

तनावग्रस्त व्यक्ति कभी सहज नहीं हो सकता है। साथ ही, यह भी सही है कि सहज व्यक्ति कभी तनावग्रस्त नहीं हो सकता है।

स्वयं के जीवन को तनाव-मुक्त रखने के लिए मुख्यत: लक्ष्य का निर्धारण, समय का प्रबंधन एवं प्राथमिकता के अनुसार कार्यों का करना जरूरी है। एक आकलन के अनुसार, हमारी 86 प्रतिशत समस्याओं का समाधान प्रबंधन द्वारा कर सकते हैं।

क्या, क्यों और कैसे ?

मन और देह का रिश्ता अनुपम है। मन की व्याधि शरीर को प्रभावित करती है। साथ ही, तन का रोग मन को भी प्रभावित करता है। तनाव का जन्म हमारे मन, मस्तिष्क एवं सोच में होता है। तनाव के कारण बाहर कम और हमारे भीतर अधिक होते हैं। तनाव कोई घटना विशेष नहीं होती है। तनाव के कारण हमारी सोच में निहित होते हैं।

तनाव का पथ

तनाव की

पाँच इंद्रियाँ (संवेदनाएँ ग्रहण करतीं)

मस्तिष्क (धारणाओं की प्रणाली)

घटना की व्याख्या

तनाव

तनाव किसी भी घटना, सोच एवं विचार की प्रतिक्रिया से उत्पन्न होता है। सबसे पहले घटना की सूचना हमें इंद्रियों के द्वारा मिलती है। इंद्रियाँ उन संदेशों को मस्तिष्क

तक पहुँचाती हैं। मस्तिष्क अपनी धारणाओं एवं अनुभवों के आधार पर उनकी व्याख्या करता है। इस तरह की व्याख्या से तनाव का जन्म होता है, अर्थात् जब कुछ घटित होता है तो हम उसके प्रति प्रतिक्रिया करते हैं, उत्तेजित होते हैं। तनाव की स्थिति के प्रति हमारी प्रतिक्रिया स्वाभाविक है। तनाव की स्थिति में घटनाओं की हमारी अपनी व्याख्या होती है। तभी डॉ. हंस सैले ने लिखा है कि महत्त्वपूर्ण यह नहीं है कि आपके साथ क्या हुआ है, महत्त्वपूर्ण यह है कि आप उसे कैसे ग्रहण करते हैं।

अपने तनावों का मौलिक विश्लेषण करें। आप जब तक अपने तनावों को पहचानकर उनका कारण, उनकी परिस्थिति को नहीं समझेंगे, तब तक आप उनका समाधान नहीं कर सकते। अत: तनाव को, तनाव के स्वरूप को जानना जरूरी है। कोई डॉक्टर बीमारी को पहचाने बिना उसका इलाज नहीं कर सकता।

तनाव की प्रकृति को पहचानें

तनाव को भगाने के लिए सबसे जरूरी है उसको पहचानना और उसके कारण जानना। सामान्यत: तनाव नियोजित एवं अनियोजित दो प्रकार के होते हैं। अगर अनियोजित तनाव है तो उसे नियोजित करने की कोशिश करें और उसका सामना करने के लिए योजना बनाएँ। यह भी जाँचें कि क्या तनाव स्थायी है या अस्थायी? तनावों के प्रभावों का भी आकलन करें। साथ ही, यह भी देखें कि यह तनाव मेरा कितना नुकसान कर सकता है। तनाव परिवर्तनीय है या नहीं, इसका आकलन भी तनाव को कम करने में सहायक होता है। वास्तव में, तनाव की प्रकृति को जानना तनाव को भगाने की प्रथम शर्त है। दुश्मन को पहचाने बिना उसका मुकाबला करना बहुत कठिन होता है।

समाधान के संभावित चरण

आप अपने को यकीन दिलाएँ कि अपने शरीर एवं मन से तनाव को दूर कर ही दम लेंगे। इसके लिए उपयोगी एवं अच्छे विचारों का निर्माण कीजिए। तीन चरण—

1. आत्म-वार्त्ता—स्वयं से अपनी समस्या पर चर्चा करना और अपने मन में उस पर विचार करना समाधान की दिशा की ओर प्रथम चरण है। हम सभी किसी भी तनाव के आने पर उसकी व्याख्या करते ही हैं, तनाव के लाभ-हानि को मापते हैं, तनावों को तौलते हैं। उससे भयभीत भी होते हैं। अपनी क्षमताओं से उसका सामना करने का विचार भी मन में आता है। यह वार्त्ता एक तो आदत के अनुसार मन में करते ही हैं। इस तरह की वार्त्ता कमोबेश सभी करते हैं। इसे यूँ कहें तो भी गलत नहीं होगा कि वार्त्ता हम अपनी तरह से नहीं करते, बल्कि विचार हमें वहाँ बहा ले जाते हैं। दूसरा, हम इस पर सजग होकर भी विचार कर सकते हैं। यह वार्त्ता आत्मविश्वास की कमी

होने पर नकारात्मक दिशा में बढ़ जाती है। इसे पहचानकर इसे सकारात्मक बनाना चाहिए।

आत्म-वार्त्ता तनाव को जानने की दिशा में पहला कदम है। यहाँ हम कल्पना-शक्ति का भी प्रयोग करते हैं। मस्तिष्क व्याख्या भी तो करता है। इस व्याख्या को अपने संदर्भ में करते हुए कारण खोजने का प्रयास करें।

जब आत्म-वार्त्ता करने में असमर्थ हों तो तनाव प्रबंधन के सात सूत्रों की विधि का प्रयोग करें।

तनाव प्रबंधन के संबंध में सात सूत्रों की विधि

1. तनाव को लक्षणों के माध्यम से पहचानना तथा कारणों का विश्लेषण करना।
2. तनाव के कारणों को मिटाना एवं हटाना।
3. तनाव की उपेक्षा—उसके द्वारा होनेवाली संभावित हानि को मापकर तनाव को नजरअंदाज करना एवं उसे स्वीकार करना।
4. तनाव से लड़ना—रणनीति बनाकर कर्म द्वारा उनका सामना करना।
5. तनाव के प्रति सकारात्मक रवैया—नई दृष्टि से उसको देखना।
6. तनाव के संभावित समाधानों को खोजना, विकल्पों को तौलना और तय करना।
7. तनाव यदि घातक हैं, गंभीर हैं और निरंतर शरीर पर उनका असर आ रहा है, मूड खराब रहता है तो कुशल डॉक्टर से उसकी चिकित्सा कराना।

2. सोचें—डायरी में लिखे प्रश्नों को बार-बार अपने से पूछें तथा उनके उत्तर खोजें।

समाधानों का विश्लेषण करें कि कौन सा उपाय बेहतर है और क्यों है।

दुनिया में ऐसा कोई तनाव नहीं है, जिसका कोई समाधान नहीं हो। प्रत्येक तनाव का निराकरण संभव है। हमें उसके लिए तैयार रहना तथा सक्षम होना पड़ेगा।

मानव के सोचने की योग्यता ही पशु और मानव के बीच का अंतर है। इसलिए जीवन की साधारण खुशियों का आनंद लेने के लिए सोचिए।

3. डायरी लिखें—मैंने इस हेतु डेल कारनेगी की विश्लेषण विधि अपनाई है। उनके अनुसार, सबसे पहले अपनी डायरी में विश्लेषण हेतु पाँच प्रश्न लिखें और उनके उत्तर लिखें—

प्रश्न 1—तनाव क्या है?

प्रश्न 2—तनाव के कारण क्या हैं?

प्रश्न 3—तनाव के सभी संभाव्य समाधान क्या हैं?

प्रश्न 4—यह है वह उपाय, जो मैं करने वाला हूँ।

प्रश्न 5—उक्त उपाय कब आरंभ करने वाला हूँ?

उपर्युक्त प्रश्नों के संदर्भ में आपको अपने तनाव को जानना है। कौन सी परिस्थिति उसके लिए जिम्मेदार है? किस स्थिति के परिणामस्वरूप यह तनाव उत्पन्न हुआ है—इन प्रश्नों पर विचार करना है।

मेरे तनावग्रस्त होने के क्या कारण हैं? क्या मुझे इस तनाव से कोई हानि हो रही है? क्या मेरी समस्या तनाव की है या और कुछ अन्य है? क्या व्यवस्था द्वारा दृष्टि बदलकर उसका स्वरूप बदला जा सकता है? तनाव के क्या लक्षण इस समस्या में हैं? दूसरे मित्रों ने इसका सामना कैसे किया? अपने विचारों को इन प्रश्नों पर केंद्रित करना है। □

5

सहज कैसे रहें

'मैं तो साधना ही इसको कहता हूँ कि आप सब तरह से उपराम को, विश्रांति को—एकदम चित्त के तल पर सब तरह के काम से छुटकारा पा जाएँ। सारी प्रकृति इसी भाँति विश्राम में जी रही है, सिर्फ मनुष्य को छोड़कर। मनुष्य अति तनाव में है और उसे खयाल भी नहीं है कि इतना तना हुआ होना, इतना व्यस्त, इतना उलझा हुआ होना ही उसे वंचित कर रहा है —किसी सत्य को, किसी आनंद को जानने से।'

—ओशो

तनाव-मुक्त होकर नाभि पर समश्वास के साथ जीना यानी विश्राम के साथ जीना विश्व के सबसे धनाढ्य व्यक्ति बिल गेट्स होने से बड़ी उपलब्धि है। चंद्रमा पर जाने से भी बड़ी उपलब्धि तनाव-मुक्त होना है।

अनावश्यक बेचैनी और विश्राम

इक्कीसवीं सदी में आज एलोपैथिक दवाइयों में नींद की गोलियाँ सबसे अधिक बिकती हैं। विज्ञान एवं तकनीकी विकास ने सबसे श्रेष्ठ ऊँचाइयाँ छुई हैं। फिर भी, मनुष्य को शांति एवं आराम नहीं है। विज्ञान ने सुविधाओं के ढेर लगा दिए हैं, फिर भी मनुष्य बेचैन है। आखिर क्यों? इसलिए कि आज का मानव विश्राम करना नहीं जानता। मनुष्य विश्राम को भूल गया है। मानव सभ्यता ने विश्राम की अनदेखी की है। प्रतिद्वंद्विता की दौड़ में मानव अशांत है, बेचैन है। वह सदैव कुछ पाने को आतुर है, बेताब है, दौड़

मन समस्या है, अमन समाधान है। मन को विजय करें, अमन बनें। —आचार्य महाप्रज्ञ।

रहा है। इस अंधी दौड़ में वह शांत होकर आराम करना भूल गया है। अशांति की कीमत मनुष्य नींद लानेवाली दवाइयाँ खाकर चुका रहा है। इसके उपरांत मनुष्य की नींद उड़ गई है। तभी तो आज ध्यान सबसे बड़ी मार्केटिंग कमोडिटी बन गया है। यह ध्यान मनुष्य को शांत करने का, विश्राम प्रदान करने का मात्र माध्यम है। ध्यान आंतरिक गहराइयों को खोजने का साधन है, लेकिन आज मात्र विश्राम हेतु मनुष्य इसे अपना रहा है। ध्यान के अनेक रूप हैं, लेकिन इनमें विश्राम की कला सर्वोपरि है।

दुष्कर्म कर कोई भी व्यक्ति विश्राम को प्राप्त नहीं कर सकता। ईर्ष्या, दुर्जनता, घृणा, नकारात्मकता आदि के करने से संताप ही मिलता है। खोटे कार्य व्यक्ति को अशांत करते हैं। जीवन में शांति पाने हेतु सत्कर्म ही करने चाहिए। अपनी अंतरात्मा के विपरीत चलकर खुशी नहीं मिल सकती।

'गीता' में जिस निष्काम कर्म की चर्चा की गई है, वह बिना कामना रूपी तनाव का ही कर्म है। विश्राम में रहते हुए पूरी तरह कर्म करना है। बिलकुल चित्त के तल पर बिना काम रहकर भी बाहर के तल पर काम किया जा सकता है। तब 'कर्म' योग बन जाता है। भीतर अकर्म हो, भीतर चित्त पर कोई भी कर्म की भाग-दौड़ न हो और बाहर जीवन पूरा सक्रिय हो तो जीवन योग हो जाता है। भीतर अकर्म है तो कर्म बाहर अपने आप कुशल हो जाता है। 'मैं मृत्यु सिखाता हूँ' नामक पुस्तक में पाते हैं कि स्वयं ओशो ने अपने शिविर में विश्रामासन करवाया है।

प्रकृति के अनुरूप यानी उसके साथ चलने में ही विश्राम है। नदी की धारा के विपरीत दिशा में तैरने से थकान होती है। इसलिए नदी की धारा के साथ बहो। विरोध करना यानी पहले स्वयं से मन में लड़ना है। अपना प्रतिरोध ही व्यक्ति को थकाता है। अत: इस प्रतिरोध से बचो और इसे स्वीकार करो। अपने विचारों से संघर्ष किए बिना आप दूसरों से लड़ नहीं सकते।

विश्राम के तीन तल

1. **शरीर की शिथिलता**—शरीर को पूरी तरह शिथिल कर ढीला छोड़ना है। चमड़ी के भीतर सभी अवयवों व मांसपेशियों को सहज करना है। इच्छा द्वारा उत्पन्न तनावों से इन्हें मुक्त करना है।
2. **श्वास की शिथिलता**—श्वास की शिथिलता का अर्थ है—अपने श्वसन की गति को लयबद्ध करना। श्वास की गति में तेजी-मंदी हमारी अस्थिरता की द्योतक है। श्वास में स्थिरता मन की चंचलता को घटाती है। श्वास को धीमा व गहरी कर साधक विश्राम की गहराई को बढ़ा सकता है।
3. **विचारों की शिथिलता**—विचार मन के सृजन हैं। विचारों की बहुलता व्यक्ति

को अनावश्यक उत्तेजित रखती है। विचारों को कम करना मन को जीतने की दिशा में एक कदम है। विचारों को शांत करके ही साधक विश्राम कर सकता है। अनियंत्रित विचार ही अशांति है। जब विचार आते हैं तो वे उपद्रव पैदा करते हैं। अत: उन्हें घटाना विश्राम की दिशा में बढ़ना है। विचारों को शांत किए बिना विश्राम संभव नहीं है।

सहजता के चार प्रकार

1. **शारीरिक सहजता**—इसमें शरीर को शिथिल किया जाता है, शरीर के सभी अवयवों को विराम में रखा जाता है। शरीर किसी भी प्रकार की क्रिया से मुक्त रहता है।
2. **मानसिक सहजता**—इसमें सभी प्रकार के विचारों से दूर रहा जाता है। व्यक्ति के विचार करने की गति मंद हो जाती है। विचारों से ही अशांति, असंतोष व भ्रम उपजता है। अनावश्यक विचारों से मुक्त होने पर ही मन शांत होता है। यह मस्तिष्क के तारों से संबंधित है। मस्तिष्क जितना शिथिल होगा, उतना ही संवेदनशील होगा।
3. **भावनात्मक सहजता**—व्यक्ति अपनी भावनाओं में संतुलन स्थापित कर संतुष्ट होता है। व्यक्ति नकारात्मक भावनाओं के कारण दुखी होता है और सकारात्मक भावनाएँ व्यक्ति को आनंद पहुँचाती हैं। क्रोध, घृणा, ईर्ष्या, आतुरता की जगह क्षमा, प्रेम, समता एवं धैर्य जीवन में आते हैं, जब व्यक्ति शिथिल होता है। भावनात्मक रूप से अस्थिर होने पर ही विचारों की बाढ़ आती है। यह आपकी भाव-दशा के लिए जिम्मेदार है। यह हृदय के तारों से जुड़ी हुई होती है।
4. **समग्र सहजता**—पूर्व की तीनों सहजताओं के प्राप्त होने पर स्वत: ही व्यक्ति आत्मा में स्थिर हो जाता है। प्राय: आत्म-साक्षात्कार के बाद ही व्यक्ति आत्मिक रूप से विश्राम पाता है। जब सभी तरह के शारीरिक, मानसिक एवं भावनात्मक तनाव समाप्त हो जाते हैं, तभी हम समग्र शिथिलीकरण को उपलब्ध होते हैं। इसके साथ ही जब भावनाएँ एवं मन शांत होते हैं तो शरीर भी उसी अनुरूप शिथिल होता है।

वैसे, हम शिथिलीकरण को समझने के लिए उनको अलग-अलग करते हैं, अन्यथा ये चारों एक-दूसरे से जुड़े हुए हैं तथा अन्योन्याश्रित हैं। अत: जब शरीर शिथिल होता है तो मन एवं भावनाएँ स्वत: ही संतुलित व सहज होती हैं।

पूर्ण विश्राम ही ध्यान है

'विश्राम' शब्द 'श्रम' के आगे 'वि' उपसर्ग लगाने से बना है। यह श्रम का

विपरीत है। श्रम का अर्थ है—शारीरिक, मानसिक एवं भावनात्मक कर्म करना।

आज का व्यक्ति तनावग्रस्त है, अनेक तरह के खिंचावों में बँधा हुआ है। परंपर, समाज, लोक-निंदा के भय से व्यक्ति बँधा हुआ है। व्यक्ति आजाद नहीं है। बंधनों के कारण वह पीड़ाएँ भी भुगतता है।

भावनात्मक रूप से भी आज का व्यक्ति मुक्त नहीं है। अशुद्ध भावनाएँ हम पर भारी पड़ रही हैं। ईर्ष्या, घृणा, उदासीनता, नाराजगी, अप्रसन्नता, हिंसा, बदला, अकृतज्ञता आदि नकारात्मक व अशुद्ध भावनाओं से मनुष्य थकता है। इससे उसकी ऊर्जा बाधित होती है और व्यक्तित्व अधोगामी हो जाता है।

आज की शिक्षा से विचार करना यांत्रिक हो गया है। विचार करना आदत हो गया है। तभी तो हम जब सोए होते हैं तब भी स्वप्न आते हैं। स्वप्न अचेतन मन द्वारा विचारना ही तो है। अधिकांश लोगों की 80 प्रतिशत ऊर्जा आज विचार करने में व्यय हो जाती है, तभी तो व्यक्ति दिन भर थका-माँदा रहता है।

गौरवजी ने अपने 20 वर्षों के ध्यान-साधना से यह निष्कर्ष निकाला कि मनुष्य को सबसे पहले शवासन को साधना चाहिए। शवासन विश्राम का श्रेष्ठ तरीका है। इसी से व्यक्ति अपने तनावों को देख पाता है और उनको कम कर सकता है।

विश्राम का सैद्धांतिक आधार

ध्यान का अर्थ अक्रिया है, अक्रिया का अर्थ पूर्ण विश्राम है, मन का मौन हो जाना है, मन का मिट जाना है, चित्त के स्पंदनों का विलीन हो जाना है। तभी परम तत्त्व के दर्शन होते हैं, परमात्मा से मिलन होता है, अस्तित्व के साथ साक्षात्कार होता है। 'मैं' भाव एवं 'कर्ता' भाव मिट जाते हैं। सभी में सत्य दिखाई देता है। मन में चल रही विचारों की धारा टूटती है। इस अंतर्धारा के टूटने पर ही विश्राम मिलता है।

सहजता में ही विकास संभव है। यही प्राकृतिक अवस्था है, जिससे प्राकृतिक शक्तियाँ स्वतः कार्य करती हैं। तनाव, कड़कपन आदि मनुष्य द्वारा खड़े किए गए अवरोध हैं, जिनसे शक्तियाँ ऊर्ध्व गमन नहीं कर सकती हैं, बल्कि शक्तियाँ बाधित होती हैं। शक्तियों के आगे बढ़ने पर विराम लगता है, जिसे विश्राम खोल देता है।

व्यस्त रहनेवाला मन निरंतर चिंतन से क्षीण एवं दुर्बल हो जाता है। ऐसा मन असहज होता है। चौबीस घंटे भागनेवाला मनुष्य एकाएक विश्राम भी नहीं कर पाता है। कार्य एवं मेहनत को ही सबकुछ माननेवाला व्यक्ति छुट्टी के वक्त भी आराम नहीं कर पाता है। करनेवाला मन, जाननेवाला मन होने का महत्त्व नहीं समझ पाता है। होने का महत्त्व करने से कई गुना अधिक है, जो समझना बड़ा कठिन है। करने की गणित होने की उपयोगिता नहीं देख पाती है।

जीवन का अर्थ चिंतन नहीं, अनुभव करना है। (Life is not thinking. It is living.) जीवन सोचने या करने के लिए नहीं, जो है उसका आनंद उठाने हेतु है। क्या धरा है करने में, अभी तक कहाँ पहुँचे ? कोई मंजिल आई ? कोई आनंद मिला ? नहीं, तो एक बार होकर देखो। स्वयं की सहजता का अनुभव करो। अपनी प्राकृतिक सहज अवस्था में लौटो। जो करने में तनाव खड़े किए हैं, उन्हें शिथिल व ढीला करो। फिर स्वयं को होने दो, जो हो। यही वास्तविकता है। यही तुम हो। यही वर्तमान में जीना है।

फूल खिलने के लिए अपनी तरफ से प्रयत्न नहीं करते। अस्तित्वगत सत्ताएँ उन्हें सहज खिला देती हैं। वे अपनी तरफ से उसमें अवरोध खड़े नहीं करते। हम मनुष्यों ने तो अहंकार करने के, जानने के, बनने की इच्छा-भाव के कारण स्वयं के होने में बाधाएँ खड़ी की हैं। विश्रामासन बस इन्हें हटाने का, गिराने का नाम है। यह प्रयत्न नहीं, सबकुछ छोड़ने का कार्य है। छोड़ना भी क्रिया न बनाएँ। शब्दों की सीमा के कारण ऐसा कहना पड़ता है। वरना करना छोड़ो, बस जो है उसको देखो, वह हो जाएगा। तब आप सत्य को, परमात्मा को, अस्तित्व को जान लोगे और पूर्ण हो जाओगे। आपको स्वयं को तब कहीं पहुँचने की, करने की आवश्यकता नहीं रहेगी। (Stop all doing, just be.) क्या आपने कभी गरुड को पंख फैलाए हवा के साथ आसमान में बिना प्रयत्न के उड़ते हुए देखा है ? जब वह शांत हवा के साथ बहता है, अपने डैने भी नहीं हिलाता है। शांत हवा की गति के साथ बहता है, स्वयं के सारे प्रयत्न बंद कर देता है। वही विश्राम है, वही जीवन का आनंद है। मुरदा तैरने का प्रयत्न नहीं कर पाता है, पानी उसे तैराता है। अस्तित्व की यही विशेषता है।

विश्राम के लाभ

स्वयं को स्वस्थ रखने के लिए विश्राम जरूरी है। आज की सबसे बड़ी बीमारी थकान है। प्रतिद्वंद्विता से भरे जीवन में व्यक्ति को ठहरने के लिए फुरसत नहीं है। उतावलापन और इच्छा ने व्यक्ति का आराम उससे छीन लिया है। किसी को भी क्षण भर रुकने के लिए अवकाश नहीं है। सड़क पर भागती जिंदगी क्या आप नहीं देखते हैं! उसे रोकने के लिए चौराहे पर खड़े ट्रैफिक पुलिस के सिपाही को भी कितनी मशक्कत करनी पड़ती है। वाहन चालक भागने के लिए आतुर हैं। इसी आकुलता की ऊर्जा को थकान की बजाय आनंद में बदलने की विश्रामासन कारगर विधि है। शिथिलीकरण के द्वारा व्यक्तित्व के तीनों शरीरों/अंगों अर्थात् भौतिक शरीर, भाव शरीर एवं विचार शरीर पर कार्य होता है। भौतिक शरीर इससे लचीला होता है। इसमें आई जड़ता/कड़कपन कम होता है। शरीर की मांसपेशियाँ ढीली होने से सहजता प्राप्त करती हैं, अपनी खोई हुई ऊर्जा को पुनः प्राप्त करती हैं। इनमें उम्र बढ़ने की प्रक्रिया रुक-सी जाती है।

शारीरिक स्वस्थता बने रहने से स्रावों में संतुलन रहता है।

स्वस्थ व्यक्ति गहरी व दीर्घ श्वास ले सकता है, जिससे उसका पूरा शरीर ऊर्जावान् रहता है। शरीर की प्रतिरोधक क्षमता बढ़ी हुई रहती है। खून में ऑक्सीजन की मात्रा अधिक होने से व्यक्ति तरोताजा रहता है।

शरीर के सब अंगों को ढीला करके मुरदे के समान लेटकर शवासन करें। सब आसनों को करने के बाद थकान दूर करने और चित्त को विश्राम देने के लिए इस आसन को करें। शिथिलीकरण से भाव-शरीर में उत्पन्न आवेग शांत होते हैं। नकारात्मक भाव जैसे घृणा, ईर्ष्या, भय दिखने लगते हैं, जिससे उनकी दिशा परिवर्तित होनी शुरू हो जाती है। नकारात्मक ऊर्जा सकारात्मक दिशा में बढ़ती है। प्रेम, मैत्री, करुणा, मुदिता, प्रसन्नता आदि भाव मजबूत होते हैं। इन्हें शांति मिलती है।

विचार-शरीर शिथिलीकरण से विवेक को जन्म देता है। अनावश्यक विचारों पर लगाम लगती है। नकारात्मक विचार पकड़ में आने लगते हैं। सकारात्मक विचार मजबूत होते हैं। इस तरह शनैः-शनैः सकारात्मक दृष्टिकोण विकसित होता है। साधक आशावादी बनता है। इस तरह आत्मविश्वास बढ़ता है। विश्राम से आकुलता मिटती है, विचारों की गति कम होती है। व्यक्ति के विश्राम करने से मन की आकुलता घटती है, सोचने की गति नियंत्रित होती है। आकुलता के घटने से विचारों की भीड़ घटती है। विचारों में एक स्पष्टता आती है, जो समझ को बढ़ाती है; अर्थात् विश्राम हमारी बुद्धि को बल देता है, हमारी समझ बढ़ाता है। शांत चित्त व्यक्ति की निर्णय-शक्ति मजबूत होती है। विचारों में स्पष्टता आने से संकल्प-शक्ति विकसित होती है। इस तरह हम देखते हैं कि विश्राम हमारी पकड़ को मजबूत करता है और व्यक्तित्व में निखार लाता है।

विश्राम करने से साधक के तीनों शरीर विकसित होते हैं। इनमें से किसी में भी विकृति हो तो उसका भान होता है, जिससे विकृति का परिमार्जन किया जा सकता है। इस प्रकार तीनों शरीरों में खिलावट आ जाती है। इससे उनमें परस्पर समन्वय व माधुर्य बढ़ता है। तीनों शरीरों में एकीकरण होने से व्यक्तित्व में संतुलन व स्थायित्व आता है। व्यक्तित्व में एकरूपता आती है। साधक के व्यक्तित्व में परस्पर खिंचाव कम होते हैं। चित्त में स्थायित्व आता है। अतः सम्यक् विकास का रथ आगे बढ़ता है। अनेक चित्तता व परस्पर विरोध कम होते जाने से जीवन में सुख-चैन आने लगते हैं।

विश्राम न कर पाने के दुष्परिणाम

विश्राम न कर पाने के कारण व्यक्ति बेहोशी में जीता है। उसकी यांत्रिकता बढ़ती जाती है। व्यक्ति सदैव थका-माँदा-सा जीता है। व्यस्त व्यक्ति जीवन पर विश्वास, स्वयं पर विश्वास, अस्तित्व पर विश्वास नहीं रख पाता है। इससे आत्महीनता एवं

अनेक ग्रंथियों का जन्म होता है। शारीरिक ग्रंथियाँ शरीर में हार्मोंस का स्राव करती हैं। मानसिक गाँठें स्नायु का संतुलन बिगाड़ती हैं। फलस्वरूप अनेक बार व्यक्ति शारीरिक व्याधियों का शिकार होता है।

थका हुआ व्यक्ति श्वास तीव्र व छोटी लेता है। श्वास में समरसता व स्थिरता नहीं रहती है। अत: प्राय: अस्थमा का शिकार हो जाता है। जुकाम-खाँसी के प्रति संवेदनशील हो जाता है। व्यक्ति की रोग प्रतिरोधक क्षमता घट जाती है।

कुछ व्यक्ति पेट के रोगों के शिकार होते हैं। आँतें खिंची रहने से कब्ज, गैस, अपच एवं बवासीर का दु:ख उठाते हैं। ढंग से विश्राम न करनेवाले व्यक्ति स्वाद का शिकार होते भी देखे जा सकते हैं, जो अंतत: पेट की बीमारियों का कारण बनते हैं।

जो व्यक्ति मानसिक रूप से मजबूत नहीं होते, वे मानसिक रोगी हो जाते हैं। प्राय: सभी मनोरोगी गहरी नींद नहीं ले पाते हैं। मनोरोगियों की चिकित्सा का जोर रोगियों को विश्राम देना, नींद की दवा देना है। अवसाद व टूटन का मुख्य कारण थकान ही होता है। थकान से व्यक्ति के जीवन का संतोष समाप्त हो जाता है। व्यक्ति सदैव बेचैन रहता है। जिसको विश्राम करना नहीं आता है, उन्हें कुछ भी अच्छा नहीं लगता है। ऐसे शख्स कुछ पाने को सदैव आतुर रहते हैं। निरंतर कुछ पाने की आकांक्षा मानव को चैन से जीने नहीं देती है।

विश्राम के अभाव में हम अव्यवस्थित रूप से जीते हैं। विश्राम के न होने से मनुष्य का मन स्थिर नहीं होता है। वह अनेक दिशाओं में विभाजित होता है। यही खंड जीवन है। टुकड़ों-टुकड़ों में जीवन जीने से जीने में व्यवस्था नहीं आती है। खंडित मन समग्रता में नहीं जी पाता है। यही अराजकता व्यक्ति को तोड़ती है, स्वयं से दूर ले जाती है और व्यक्ति को थका देती है। थका हुआ व्यक्ति सब जगह परेशानी अनुभव करता है। परेशानियाँ कहीं से खरीदनी नहीं पड़ती हैं, ये अव्यवस्था से उपजती हैं। अव्यवस्थित सोच इसकी जड़ है। इस प्रकार संतुलन की कमी व्यक्ति को भावनात्मक रूप से भी तोड़ देती है। व्यक्ति की सोच सकारात्मक नहीं रहती है, जिससे उसका दृष्टिकोण नकारात्मक बन जाता है।

जीवन में टाल-मटोल की वृत्ति थकान का परिणाम है। थका हुआ मन कार्य से बचना चाहता है। अत: वह कार्य से बचने के बहाने खोजता है। पलायनवाद हवा से नहीं उपजता है। यह एक मन:स्थिति है, जो विश्राम खोजती है। विश्राम को जाननेवाला कभी भी कामचोर नहीं होता है।

सहज होने के चार व्यावहारिक उपाय

सहज होने के अनेक उपाय हैं। प्रत्येक व्यक्ति की अपनी एक विधि होती है।

आप सभी सहज होने की विधि से परिचित हैं। फिर भी, यहाँ पर सहज होने की चार विधियाँ बताई जा रही हैं, जिनसे आप अपनी सहजता को गहरा कर सकें—

1. गहरी नींद लें।
2. कार्य को ध्यान बनाएँ।
3. योग-निद्रा
4. माइंड मशीन द्वारा रिलैक्स होना।

1. गहरी नींद लें—इस विधि से हम सभी परिचित हैं। हम सब इसका उपयोग रोज करते हैं। फिर भी इसकी प्रगाढ़ता बढ़ाने हेतु इसका वर्णन कर रहा हूँ। नींद सबसे बड़ी प्रक्रिया है, जिससे व्यक्ति तरोताजा होता है। गहरी नींद स्वास्थ्य के लिए जरूरी है। एलोपैथी में तो मनोरोगों की चिकित्सा मुख्यत: रोगी को नींद की गोलियाँ देकर ही की जाती है। नींद हमारी खोई ऊर्जा की पुन: प्राप्ति का उपाय है।

नींद के समय दिन भर कार्य में खत्म हो गए मस्तिष्क रसायनों की आपूर्ति होती है। अगर हम पर्याप्त नींद नहीं लें तो मरम्मत एवं पुन: आपूर्ति का कार्य धीमा होगा।

अच्छी नींद के लिए सबसे पहले बिस्तर पर जाते ही स्वयं को शिथिल करें। सभी प्रकार की उलझनों, द्वंद्व व समस्याओं को छोड़ें। अपने पास लौटें। अपने शरीर में होने वाली अकड़न, कड़कपन, खिंचाव को देखें और उसे संतुलित करें। अपने को ढीला छोड़ दें। श्वास की गति को धीमा करें।

ओउम् के धीमे-धीमे उच्चारण से अपना मन केंद्रित करें। श्वास मंद गति से लें और महसूस करें कि शरीर धीरे-धीरे शिथिल हो रहा है। शरीर के सभी जोड़ों को शिथिल करें। सोचें कि आप स्वयं परमात्मा की कृपा के अधीन हैं। दैवी शक्तियों की अनुकंपा आप पर बरस रही है। जैसे माँ की गोद में बच्चा चिपककर सोता है, वैसा ही भाव करें कि प्रकृति मैया की गोद में आप सो रहे हैं। बीच में विचार पकड़ने की कोशिश करें तो ओउम् का उच्चारण करें।

गहरी नींद हेतु अपने श्वसन को शिथिल करें। श्वासों के आने-जाने पर ध्यान करने से कई बार नींद उड़ जाती है। अत: नाक के नथनों की बजाय नाभि पर ध्यान दें। मस्तिष्क तनाव का केंद्र है। ध्यान वहाँ से हटाकर नाभि पर ले जाएँ। नाभि शांति एवं संकल्प का केंद्र है।

सभी समस्याओं से स्वयं को मुक्त कर लें। अभी इस बिस्तर पर लेटे-लेटे तो कोई भी समस्या नहीं सुलझेगी, सुबह उठकर उनका सामना करेंगे। हिमालय को अपने कंधों पर मत उठाओ, न ही हिमालय गिरने वाला है। अभी तो मात्र सोना है। इसमें कोई समस्या नहीं है। गहरी नींद लेकर स्वयं को ऊर्जावान् बनाएँ, ताकि कल समस्याओं का

बेहतर ढंग से सामना कर सकें। नींद की पूर्व शर्त है—समर्पण, किसी भी तरह के प्रयास से मुक्त रहें। अपने आपको सौंप दें। व्यक्ति को पुनः ऊर्जावान् होने में नींद से बड़ी कोई दवा आज तक नहीं खोजी जा सकी है। नींद से बड़ी कोई औषधि नहीं है।

2. कार्य को ध्यान बनाएँ—तनाव-रहित होकर कार्य करने में कुशलता है। शांत-चित्त होकर कार्य करें, तभी कुशलतापूर्वक अच्छा कार्य होता है। तभी तो 'गीता' में 'योगः कर्मुस कौशुल' लिखा है।

उत्तेजना में कार्य ढंग से नहीं किया जा सकता है। उतावलेपन, अनुपस्थित मस्तिष्क, बातें करते हुए, चिढ़ते हुए, उदासी में, अति गंभीरता से कार्य करने पर कई बार कार्य बिगड़ जाता है।

काम को ध्यान बनाएँ। मेरा मानना है—जब काम होश के साथ किया जाता है तो काम ही ध्यान बन जाता है। काम तब तनाव बन जाता है, जब काम के प्रति आपका रवैया नकारात्मक होता है।

एक झेन प्रशिक्षक एवं न्यूरो सर्जन डॉ. मिकू ओजिरो ने लिखा है—"मैं काम के बिना अटेंशन में नहीं होती। जब आप अटेंशन में नहीं होते हैं तो टेंशन में होते हैं।"

कार्य ही पूजा है, नमाज है, आराधना है। यह कैसे है ? कार्य को पूरे मन के साथ, मस्ती के साथ, प्रेमपूर्वक करें। किसी कार्य को छोटा-बड़ा न मानें और पूरी तरह कार्य को महत्त्व दें। शारीरिक श्रम को हीन दृष्टि से न देखें। हमारी संस्कृति की सबसे बड़ी विकृति कामचोरी है। हमारे यहाँ कार्य से बचने की दक्षता का महत्त्व है। अधिकांश व्यक्ति कार्य से जी चुराते हैं। इस वृत्ति से निजात पाएँ और कार्य मस्ती से करें।

कार्य की अधिकता से आज तक कोई नहीं मरा है। लेकिन कार्य न करने से अनेक लोग अपना संतुलन खो चुके हैं।

कार्य को होशपूर्वक करने से थकान नहीं आती है। व्यक्ति की कार्यक्षमता भी बढ़ जाती है। ओशो के पुणे आश्रम में कार्य-ध्यान को बहुत महत्त्व दिया जाता है। कार्य को ध्यानपूर्वक करने से व्यक्ति को मानसिक रूप से शांति मिलती है और प्रेम से करने के कारण हमें भावनात्मक रूप से खुशी व संतोष भी मिलता है। एक बार लक्ष्य तय करने के बाद पूरी निष्ठा से कार्य करें, लक्ष्य को ध्यान में रखते हुए व्यर्थ ऊर्जा न खपाएँ। इसे ही श्रीकृष्ण निष्काम कर्म कहते हैं।

हम भीतर से खालीपन महसूस करते हैं। यह रिक्तता हमारी मानसिक होती है। यह वैचारिक है। हम परिधि के ऊपर नहीं महसूस करते हैं। यह हमारी देह से नहीं उपजती है। लेकिन हम बाह्य संपदा—धन, पद, जमीन, वस्तुओं से भरना चाहते हैं। जो आंतरिक कारण है, वह बाह्य साधनों से भरा ही नहीं जा सकता। बाह्य संपदा का

आकार होता है, अत: मन उसकी तुलना करता जाता है और उसके पास तो इतनी है, मेरे पास तो इतनी सी है, इस कारण से वह और पाने की होड़ में लगा रहता है तथा उसका खालीपन कभी भरता ही नहीं है।

यह खालीपन तो जानने से, स्वीकारने से, पहचानने से भरता है। बनना छोड़ो और होओ। भीतर का शून्य बाहरी चीजों से नहीं भरा जा सकता। बाहरी चीजें तुम्हारे अस्तित्व में प्रवेश नहीं कर सकतीं। तुम्हारा भीतरी खालीपन तभी भर सकता है, जब तुम स्वयं को उपलब्ध हो जाते हो।

करना छोड़ो, होओ

निरंतर करने (Doing) को प्राथमिकता देनेवाला मनुष्य होने (Being) को नहीं जान पाता है। इसलिए करने पर ब्रेक लगाने हेतु विश्रामासन उपयोगी है। विश्रामासन एक आसन नहीं है। यह एक विश्राम की शैली को विकसित करता है। सदैव करने की, पहुँचने की, पाने की जो बेचैनी है, उससे विश्राम/ राहत देता है। अपने होने का, खिलने का भाव विकसित होता है। यह सहजता जीवन में आनंद को जन्म देती है।

रुको, देखो और होओ

एक क्षण को भी यह होने (Being) की दौड़ न हो तो जो है, वह प्रकट हो जाता है। एक क्षण को भी आकाश में बदलियाँ न हों तो सूरज प्रकट हो जाता है।

होने की दौड़ का अभाव ही ध्यान है। स्वयं में आ जाना, स्वयं में स्थित होना ही ध्यान है।

शांति की, परमात्मा की यात्रा बड़ी अजीब है। जब तक कोई इसे पाने के प्रयत्न करता है, वह उतना ही दूर चला जाता है। प्रयत्न में, पाने में, करने में मन भागता जाता है। जितना भागता है वह उतना ही तनावग्रस्त व अशांत हो जाता है। फिर, जैसे ही व्यक्ति खोज बंद कर देता है तो वह उपलब्ध हो जाता है। प्रयत्न करना, होना सबसे दूर हो जाता है। जब व्यक्ति इतना शांत हो जाए कि उसे कहीं नहीं पहुँचना है, तब वह पहुँच जाता है, पा लेता है।

हिमालय में एक फकीर बैठे थे। एक युवक ईश्वर और शांति की खोज में उधर गया। उसने फकीर से कहा कि आप ईश्वर की खोज में नहीं लगे हैं और यहाँ बेकार बैठे हैं। तब फकीर ने कहा कि जब तक हम खोजते थे, वह न मिला। जैसे ही हमने खोजना बंद कर दिया तो पाया कि वह भीतर मौजूद है। खोज रहा था, इसलिए दिखाई नहीं पड़ रहा था।

प्रकृतेः क्रियमाणानि गुणेः कर्माणि सर्वशः अहंकार विमूढात्मा कर्ताऽहं इति मन्यते।

—सभी कर्म प्रकृति की शक्तियों द्वारा किए जाते हैं; परंतु मूर्ख, जिनकी मति अहंकार से ग्रसित है, सोचते हैं कि 'मैं', करता हूँ।

क्या नशीले पदार्थ व्यक्ति को सहज करते हैं?

चाय, सिगरेट, तंबाकू, गुटखा, शराब आदि नशीले पदार्थों के सेवन से कृत्रिम रूप से व्यक्ति को आराम मिलता है। लेकिन इससे वास्तविक विश्राम नहीं मिलता है। नशीले रसायन शरीर में जाकर व्यक्ति की इंद्रियों की ग्राह्य शक्ति को शिथिल करते हैं। इसके कारण स्नायु-तंत्र शिथिल हो जाता है। अतः सूचनाएँ मस्तिष्क तक नहीं पहुँचती हैं। इस कारण व्यक्ति अस्थायी रूप से तनाव को अनुभव नहीं करता है, क्योंकि उसका स्नायु-तंत्र इन सूचनाओं को दबा देता है। व्यसनी को जो तात्कालिक आराम मिलता है, वह वास्तविक रूप से आराम नहीं, एक भुलावा है, एक छलावा है। अतः इन पदार्थों से बचना चाहिए।

नशीले पदार्थों का सेवन जब देह को आराम का आभास देता है, तब वह इसे पाने की तलब करता है। ऐसे में व्यक्ति सोचता है कि इनके उपयोग से उसे आराम मिलता है। जबकि वह शरीर की आवश्यकता हो जाती है, जो अंततः शरीर के लिए हानिकारक है। लेकिन व्यसनी सोचता है कि उसके लिए वह लाभप्रद है। निरंतर नशीले पदार्थों का सेवन करने से नशेड़ी उत्तेजक रसायनों का दास हो जाता है।

बर्ट्रेंड रसेल ने एक जगह लिखा है कि नशा तात्कालिक आत्महत्या है। उसका सुख केवल नकारात्मक है, दुःख की क्षणिक विस्मृति है।

मैं स्वयं को सताऊँ और दूसरा कोई मुझे सहलाए

जब तक आप अपने को थकाने, सताने को तत्पर हैं तो दूसरा कोई आपको कैसे विश्राम पहुँचाए? जब घाव आप ही अपने को दे रहे हो तो दूसरा कोई आपके घावों को कैसे सहलाए। हम जब स्वयं को हराने में रुचि लेते हों तो कोई अन्य हमें कैसे जिता सकता है। स्वयं को सम्मान दो, ताकि दूसरों द्वारा किया गया अपभाव असर न कर सके। कैसी विडंबना है कि मैं तो अपनी इज्जत नहीं करता हूँ और दूसरों से इज्जत चाहता हूँ।

मैं अपनी परवाह नहीं करूँ और आप मुझे प्रेम करें। मैं तो खुद को दुखी करूँ और शिकायत दूसरों से करूँ कि वे मुझे दुःख पहुँचाते हैं।

3. योग-निद्रा—योग-निद्रा का अर्थ है जागते हुए सोना। इसमें व्यक्ति जाग्रत् रहते हुए सोता है। पूर्ण शिथिलन की अवस्था में ही योग-निद्रा संभव है। यह थकान दूर करने में सहायक होती है।

योग-निद्रा की विधि

योग-निद्रा हेतु आठ चरण हैं, जिन्हें निम्नानुसार पूरा करें—

1. **संकल्प**—सर्वप्रथम योग-निद्रा का संकल्प मन में करें कि मैं अपने शरीर को इतने मिनट (निश्चित अवधि) के लिए शिथिल करूँगा। श्रद्धा के साथ संकल्प करें और संकल्प को उसी भाषा में दोहराएँ।
2. **शवासन**—कंबल पर शवासन में लेटकर शरीर को ढीला छोड़ दें। किसी भी प्रकार से शरीर न हिलाएँ। शरीर को शिथिल करते जाना है।
3. **श्वास दर्शन**—श्वास गहरी व धीरे-धीरे लें। प्रत्येक आती-जाती श्वास को महसूस करें और देखें।
4. **शरीर दर्शन**—शरीर पर ध्यान केंद्रित करें और शरीर को रूई की तरह बिलकुल हलका महसूस करें। देह के द्रष्टा बनें। शरीर में होनेवाली संवेदनाओं को देखें। शरीर को स्थिर रखें और शरीर में होनेवाली सूक्ष्म हलचलों को देखें।
5. **चेतना को घुमाना**—शरीर के एक-एक अंग पर चेतना को घुमाएँ—पूरा दायाँ पैर—पूरा बायाँ पैर—दोनों एक साथ। पूरा दायाँ हाथ—पूरा बायाँ हाथ—दोनों हाथ एक साथ। पूरा पीठ का भाग, नितंब, रीढ़, कंधों के पीछे का भाग—पूरा सामने का भाग, पेट, छाती पूरा सामने तथा पीछे का भाग एक साथ। पूरा सिर… । पूरा शरीर एक साथ… । मानसिक रूप से एक-एक अंग को देखें।
6. **विचार दर्शन**—इसी प्रकार दो बार श्वास गति को धीमा करते हुए अपनी आती-जाती श्वास को देखें। साथ ही अपने मन में उठते विचारों को सहज भाव से देखें। विचारों पर कोई टिप्पणी न करें। जैसे विचार आते हैं, उनके द्रष्टा बने रहें।
7. **मानस दर्शन**—प्राकृतिक दृश्य का अवलोकन करें। पूरे दृश्य का चित्र बनाएँ। आप समुद्र के किनारे रेती पर लेटे हुए हैं। चारों तरफ मंद-मंद हवा बह रही है। समुद्र में उठती लहरों की ध्वनि सुनाई दे रही है। यहाँ आप अपने मन-पसंद दृश्य की कल्पना कर सकते हैं। चक्रों का मानस दर्शन भी किया जा सकता है।
8. **समापन**—योग-निद्रा की अवधि समाप्त होने पर बाईं करवट लेटें और दो गहरी श्वास लेकर धीरे-धीरे उठें। उठने में कतई जल्दबाजी न करें।

समयावधि—प्रारंभ में यह 20 मिनट से 30 मिनट करना चाहिए। प्रात:काल या कड़ी मेहनत के बाद कभी भी किया जा सकता है। इसका समय आप अपनी सुविधानुसार घटा-बढ़ा सकते हैं।

योग-निद्रा में विश्राम को प्राप्त करने के लिए हमारे संकल्प का प्रयोग किया जाता है। मनुष्य का शरीर अपनी इच्छा का पालन करता है। जब हम सोने का निर्णय करते हैं तो प्राय: सो जाते हैं और जब जागने का संकल्प करते हैं तब जाग जाते हैं। जब पाँव को चलने के निर्देश देते हैं तो वह चलने लगता है। भोजन को करते वक्त इच्छा पर ही तो हाथ उसे मुँह तक ले जाते हैं। फिर शरीर उसे ग्रहण करता है। इसी इच्छा-शक्ति के द्वारा प्राप्त निर्देशानुसार शरीर के अलग-अलग अंगों को निर्देश देकर ढीला एवं शिथिल करते हैं।

योग-निद्रा शिथिलीकरण का एक ऐसा विज्ञान है, जिसके द्वारा हम अवचेतन मन की गहराई तक पहुँचकर तनावों से मुक्त हो जाते हैं। इससे जीवन में एक लय और सामंजस्य पैदा होता है।

योग-निद्रा मात्र तनाव भगाने तक सीमित नहीं है। इस तकनीक का उपयोग कर व्यक्ति परम तत्त्व को जान सकता है, अस्तित्व का साक्षात्कार कर सकता है। लेकिन प्रारंभिक अवस्था में तनाव भगाने हेतु यह सर्वोत्तम विधि है।

हमने शरीर में, मन में इतनी उत्तेजना, इतना तनाव, इतनी फलाकांक्षा, इतनी आसक्ति, इतनी व्यग्रता भर ली है कि हम अपने अस्तित्व की सहज अनुभूति खो बैठे हैं। योग-निद्रा उस सहज अनुभूति को पा लेने का सरल उपाय है।

राजसमंद के सेवाकाल में वहाँ पर चल रहे साक्षी आश्रम से मुझे सहज होने में काफी मदद मिली। उस आश्रम के वरिष्ठ साथी श्री हरगोविंदजी गौरवा ने शवासन की प्रचलित विधि सुझाई। आश्रम में उनके निर्देशों के कैसेट्स बजाकर विश्राम किया जाता है।

शिथिलीकरण से साधक शांत होता है। साधक को अपनी यांत्रिकता पकड़ में आती है। साधक की वर्षों पुरानी आदत उसे दिखने लगती है, अर्थात् आदत के आवेग में बहते हुए उसे भान होने लगता है। व्यक्ति के होश की मात्रा इससे बढ़ती है। इस तरह हमें शांति का आभास होता है। शांतचित्तता विश्राम का ही परिणाम है।

विश्राम से साधक को अपनी कमजोरियाँ प्रकट रूप से दिखने लगती हैं, ताकि वह उन्हें मिटा सके। अपनी कमजोरियों का परिमार्जन करने का विश्राम से अवसर मिलता है।

साक्षी साधना केंद्र में गौरवाजी ने सन् 2002 तक 70 साधकों पर प्रयोग किए हैं, जिनमें से सभी को लाभ हुआ। श्री दिनेश लोढ़ा को निरंतर विश्रामासन के प्रयोग से माइग्रेन से राहत मिली। सुनीता लोढ़ा, अन्य साधिका, का अस्थमा से पिंड छूटा। जयंती को सदैव कार्यालय से लौटते ही थकान घेर लेती थी, उससे राहत मिली।

गौरवाजी ने व्यायाम, भ्रमण या योग के बाद शवासन करने की प्रेरणा दी है।

गौरवाजी के शवासन संबंधी निर्देशों की सी.डी. पुस्तक के साथ दी जा रही है, जो निम्नानुसार है—सी.डी. में अंकित शवासन हेतु निर्देश—

सभी मित्र आराम से, सुखपूर्वक बैठ जाएँ या लेट जाएँ। बैठनेवाले मित्र बिलकुल सुखपूर्वक बैठें, पैरों को तकलीफ न हो। रीढ़ की हड्डी बिलकुल सीधी रहे, सिर सीधा रहे, गरदन सीधी रहे और विश्राम में रहे। जो मित्र लेटना चाहें, वे लेट जाएँ। जिन्हें तकिया लगाना हो, वे तकिया लगा लें। बिलकुल आराम से सुखपूर्वक लेट जाएँ।

अपने शरीर को बिलकुल ढीला छोड़ दें। सबसे पहले सिर पर ध्यान दें। सिर को बिलकुल ढीला छोड़ दें। ललाट से लेकर गरदन तक, एक कान से लेकर दूसरे कान तक पूरी खोपड़ी को महसूस करें। महसूस करें कि सारी ऊर्जा, सारी थकान सिर से नीचे की तरफ उलट रही है। पूरे सिर को महसूस करें। अंदर मस्तिष्क पूरी गति से चल रहा है, उसे शांत करना है। अत: एक-एक कोशिका को बिलकुल धीमा कर दें। कल्पना करें कि एक-एक कोशिका शांत हो रही है।

ललाट को ढीला छोड़ दें। ललाट पर कोई सलवट न रहे। बिलकुल ढीला छोड़ दें। भौहों को लटका दें। भौहें ऊपर की तरफ खिंची हुई न रहें। पूरे ललाट को ढीला छोड़ना है। आँखों को ढीला छोड़ दें। दोनों पलकों को ढीला छोड़ दें। पलकों को मात्र रख दें। आँखों को बिलकुल लटका दें। आँखें और पलकें बिलकुल ढीली रहें। आँखों से कुछ भी नहीं देखना है। अंदर की आँखों से भी कुछ नहीं देखना है। बिलकुल शांत-शांत आँखें।

पूरे चेहरे को ढीला छोड़ दें। चेहरे के विभिन्न अंगों को शिथिल होते हुए महसूस करें। नाक, गाल, ठुड्डी, मुँह के अंदर के जबड़े, जबड़ों को बिलकुल ढीला छोड़ दें। महसूस करें कि पूरा चेहरा शिथिल हो रहा है। विचार अगर ले जाएँ तो वापस आ जाएँ और चेहरे को महसूस करें।

गरदन को ढीला छोड़ दें। गरदन में तनाव न हो। कहीं एक तरफ झुकी हुई न हो। बिलकुल सहज। दोनों कंधों को ढीला छोड़ दें। बिलकुल लटका दें। विचार आते ही कंधे थोड़े ऊँचे हो जाते हैं। होश में आते ही कंधे लटक जाते हैं। कंधों को बिलकुल ढीला छोड़ दें।

दोनों भुजाएँ महसूस करें कि कहाँ हैं। पहले दाईं भुजा, फिर बाईं भुजा। कुहनी, आगे का हाथ कलाई तक, हथेलियाँ, अंगुलियाँ, अंगुलियों को बिलकुल ढीला छोड़ दें। अंगुलियाँ जैसी रहना चाहें, उन्हें उनकी अवस्था पर छोड़ दें। बिलकुल शिथिल। एक-एक अँगुली को महसूस करें, अँगूठे से लेकर अंतिम अंगुली तक—पहले दाएँ हाथ की, फिर बाएँ हाथ की।

सीना, पीछे पीठ। पूरे ऊपर के हिस्से को महसूस करें। श्वास के आने के साथ

सीना फूलता है, श्वास के बाहर जाने के साथ सीना सिकुड़ता है। नीचे पीठ तक इसे अनुभव करें। फैल रहा है, सिकुड़ रहा है। पीठ जमीन को स्पर्श कर रही है। जमीन का दबाव बढ़ रहा है।

पेट को महसूस करें, नीचे कमर तक। श्वास के साथ फूल रहा है, श्वास के साथ सिकुड़ रहा है। पूरे पेट को महसूस करें, ऊपर से नीचे, दाएँ से बाएँ—कैसे फूल रहा है, कैसे संकुचित हो रहा है—नीचे रानों तक।

कूल्हों को महसूस करें, उन पर पड़ता हुआ शरीर का दबाव। दोनों कूल्हों को एकदम शिथिल कर दें।

दोनों जाँघें, पहले दाईं, फिर बाईं—घुटनों तक। महसूस करें कि ये शिथिल हो रही हैं। पिंडलियाँ, दाईं, फिर बाईं, जमीन से होता हुआ उनका स्पर्श। बिलकुल ढीला छोड़ दें।

दोनों एड़ियाँ, पगतली, पूरी पगतली। महसूस करें, दोनों पगतलियाँ कहाँ हैं? अपनी चेतना को वहाँ पूरा उपस्थित करें।

पैरों की अँगुलियाँ, अँगूठे से लेकर अंतिम अंगुली तक। पहले दायाँ पैर, फिर बायाँ पैर, क्रमशः। क्या अँगूठे का अनुभव होता है? दाईं पैर के अँगूठे को महसूस करें। क्या अनुभूति वहाँ तक पहुँच रही है? फिर बाजू की अंगुली। इस तरह क्रमशः। हो सकता है, किसी अंगुली का अनुभव न हो। धीरे-धीरे होने लगेगा।

अब एक बार पुनः पूरे शरीर को शिथिल कर दें। महसूस करें कि पूरा शरीर शांत हो रहा है। सिर से लेकर पैरों तक। पूरा शरीर शिथिल हो गया है। श्वास बहुत धीमी हो गई है। नथनों के अंदर जाती हुई श्वास, हवा का नथनों की दीवारों से, अंदर की दीवारों से होता हुआ स्पर्श, अंदर गहरे कहाँ तक अनुभव होता है।

गले को अनुभव करें, अंदर से उसका गीलापन। मुँह और उसका गीलापन, ऊपर नाक तक, नीचे सीने तक, गले से होकर श्वास नीचे जा रही है। सीना और पेट ऊपर-नीचे हो रहे हैं। नथनों से लेकर नाभि तक श्वास के साथ ही यात्रा करें।

आपकी चेतना और श्वास साथ-साथ बहें।

सीना और पेट फूल रहे हैं, संकुचित हो रहे हैं। पीछे पीठ और कमर तक इसकी अनुभूति होती है। नीचे कूल्हों तक, पूरा धड़, सीना और पेट फूल रहा है, सिकुड़ रहा है। श्वास की क्रिया स्वतः ही सहज रूप से हो रही है। हमारा कुछ भी करना उसमें शामिल नहीं है। कितनी शांति से यह सारी क्रिया हो रही है।

पूरे शरीर में श्वास के प्रकंपन फैल रहे हैं। पूरे शरीर को एक साथ महसूस करें। चमड़ी के अंदर जितना शरीर है, उस पूरे शरीर का अनुभव करें—सिर से लेकर पैर

तक। यह मेरा शरीर है, अंदर से अनुभव करें। इस चमड़ी के अंदर क्या-क्या हो रहा है? श्वास चल रही है अपने आप, हृदय धड़क रहा है, खून बह रहा है, एक-एक कोशिका काम कर रही है। अपने आप सहज रूप से पूरे शरीर का अनुभव करें। कहाँ तक यह फैला हुआ है? अपने पूरे शरीर को महसूस करें। इस शरीर पर हमारा ध्यान कभी नहीं जाता। अभी अच्छी तरह महसूस करें, यह मेरा शरीर है। इसके होने से मैं हूँ।

पूरा शरीर शिथिल हो चुका है, श्वास शिथिल हो चुकी है। यह आरामदायक स्थिति है। यह मेरा शरीर है। प्यार से इसका अनुभव करें, अपनत्व से इसका अनुभव करें।

स्वयं का अनुभव करें। मैं हूँ।...मैं अपने पास हूँ। मैं पूर्ण चैतन्य आत्मा हूँ। पूरे शरीर को पूर्ण प्रेम से अनुभव कीजिए। इसके होने से आप हैं। स्वयं का अनुभव कीजिए।...मैं हूँ... । अपने होने का अनुभव कीजिए।...मैं हूँ... । यहाँ अपने पास कोई विचार नहीं, कहीं मैं गया हुआ नहीं। मैं अपने ही पास हूँ—स्वयं में, इस शरीर में।

यदि विचार बहकाकर ले जाएँ तो अपने पास लौट आएँ। बेहतर हो, आप नाभि पर आ जाएँ—भीतर से। नाभि पर ध्यान नहीं देना है, अनुभव करना है। स्वयं को वहीं अनुभव करें।

मैं हूँ। मैं अपने पास हूँ। मैं स्वयं में हूँ। चारों तरफ शांति है, शांति का अनुभव करें। कहीं कोई आवाज नहीं, कहीं कोई विचार नहीं, कोई चिंता नहीं। अभी कोई जिम्मेदारी नहीं, कोई काम नहीं। सबसे मुक्त, शांत। मैं अपने पास हूँ—शिथिल, शांत और चेतनापूर्ण। विचार अगर ले जाएँ तो वापस लौट आएँ। चेतना विचारों से हमें वापस लेकर आती है। चेतना आते ही विचार समाप्त हो जाते हैं। अच्छा हो, कभी-कभी अपने विचारों को देख लें। वापस अपने पास आ जाएँ और अपने को शिथिल व शांत छोड़ दें। अपने को पूरा ढीला छोड़ दें। कोई विचार नहीं, कोई काम नहीं। नितांत आराम। छोड़ दें अपने आपको बिलकुल ढीला। अस्तित्व के हाथ में, परमात्मा के हाथ में। निश्चिंत हो जाएँ। शांति-ही-शांति। महसूस करें शांति को। इस शांति में घुल-मिल जाएँ। अंदर भी शांति, बाहर भी शांति। विचारों के सिवाय कोई अशांति नहीं। छोड़ दें सबकुछ। डूबें अपने में ही। नाभि पर आ जाएँ और छोड़ दें अपने को। शांति-ही-शांति।

विचारों से सावधान। पूर्ण शिथिल, निश्चिंत। ध्यान समाप्त।

धीरे-धीरे अपने आसन को छोड़ेंगे, जल्दी कतई नहीं करेंगे। शरीर बिलकुल शिथिल हो चुका है। मन बिलकुल शांत है। अक्रियाशील अवस्था से क्रियाशील अवस्था में बहुत प्रेम से आएँगे, धीरे-धीरे आएँगे, बहुत शांति से आएँगे और शांत बने रहेंगे। इस ध्यान के बाद जितनी देर तक आप शांत बने रह सकें, जितनी देर तक इस अवस्था को

बनाए रख सकें उतना ही अच्छा। चारों तरफ शांति है। धीरे-धीरे अपने शरीर को हिलाएँगे और सामान्य अवस्था में आएँगे।

ओउम् शान्तिः शान्तिः शान्तिः।

गौरवजी के निर्देशों की व्याख्या

'शरीर को शिथिल करें', इसका अभिप्राय है—शरीर को बिलकुल ढीला छोड़ देना है। उसको किसी भी रूप में कड़क नहीं करना है। उसे खींचना नहीं है। उसमें छिपे तनाव को छोड़ देना है। शरीर को आज्ञा देनी है कि वह सुस्त हो जाए। उसको निष्क्रिय कर देना है। उसमें से जैसे जान निकाल देनी है। मुरदे की तरह पड़ा रहे। जैसे शरीर में प्राण ही नहीं हैं। निरंतर मन में भाव करते रहें कि मेरा शरीर शिथिल हो रहा है। जैसे-जैसे मन भाव करेगा, शरीर वैसा ही होता चला जाएगा।

'सारी ऊर्जा, थकान नीचे उतर रही है' का मतलब है कि मस्तिष्क को भूलो। जो आवेग या संवेग महसूस हो रहे हैं, वे खोपड़ी से क्रमशः धीरे-धीरे नीचे की तरफ बढ़ रहे हैं।

'मैं हूँ' का अर्थ स्वयं का स्वीकार है। हम स्वयं को अकसर भूल जाते हैं, अपने को महत्त्व नहीं देते हैं। 'पर' को अधिक महत्त्व देते हैं। इसके विपरीत स्वयं को महत्त्व देने का भाव है। आपके न होने पर जीवन का क्या अर्थ है?

'यह मेरा शरीर है'—प्यार से इसको अनुभव करें। शरीर के प्रति दुर्भावना मिटानी है। यह शरीर पाप की गठरी नहीं, देवालय है। इसमें विराजमान आत्मा की प्राप्ति हेतु इसे स्वीकारें, इसे अपनाएँ। अपनी देह का सम्मान करें। यह है तो आप हैं। अस्तित्व और परमात्मा का दर्शन आप इसके माध्यम से ही कर सकते हैं। अतः इसकी इज्जत करें। परंपरागत धार्मिक मान्यताओं के कारण कभी इसकी उपेक्षा न करें। यह आपका आधार है। शरीर के अभाव में आपका कोई अस्तित्व नहीं है। इस शरीर के ही किन्हीं बिंदुओं में आत्मा बसती है। अतः शरीर को महत्त्व दें। शरीर है तो आप हैं। इसके प्रति सकारात्मक भाव रखें।

'नाभि पर आ जाएँ'—विचार का केंद्र मस्तिष्क है, प्रेम का केंद्र हृदय है, इसी प्रकार संकल्प का केंद्र नाभि है। अतः इच्छा-शक्ति को मजबूत करके नाभि पर आना चाहिए। नाभि ऊर्जा का केंद्र है। उससे जुड़ने हेतु नाभि के आस-पास ध्यान दीजिए। पेट का फैलना व सिकुड़ना अनुभव करें।

'चारों तरफ शांति है' का अर्थ है कि वर्तमान में सर्वत्र शांति है, स्थिरता है, अनुकूलता है। जीवन में किसी प्रकार की प्रतिकूलता नहीं है। अभी फिलहाल यहाँ कोई अवरोध नहीं है। यहाँ किसी प्रकार की बाधा नहीं है, असंतोष या बेचैनी जैसी कोई बात

नहीं है। किसी से कोई शिकायत का भाव नहीं है। जो है, जैसा है, वह स्वीकार है। किसी प्रकार का कोई विरोध, तनाव, उपेक्षा, आशा नहीं है।

'विचारों के अतिरिक्त कुछ अशांति नहीं है' का भावार्थ है कि विचार ही अशांति के जनक एवं स्वयं अशांतिदायक हैं। विचारों को छोड़ जीवन को महसूस करें। अनियंत्रित विचार ही तो मन में उपद्रव खड़ा करते हैं। उन्हीं से तो ऊपर उठना है। विचारों से मुक्त होना है और उनके द्रष्टा बनना है।

'जबड़ों को ढीला छोड़ दें' का मतलब है कि मुँह में दोनों जबड़े क्रोध को संचित किए रहते हैं, अत: उन्हें ढीला करने का भाव करें। यह न कर सकें तो उन्हें महसूस करें।

'आँखों को ढीला छोड़ दें'—आँखों के स्नायुओं का संबंध मस्तिष्क से बहुत ज्यादा है। अत: इन्हें शिथिल करें। आँखों के चारों ओर के तंतुओं को ढीला करें। आँखों के द्वार से ही 80 प्रतिशत संसार जीवन में प्रवेश करता है।

शवासन और जयंती

सामान्यत: हमारा मन विश्राम को ध्यान के रूप में मान्यता नहीं देता है। व्यक्ति अपनी धारणाओं से संचालित है। मैं स्वयं जब पहली बार गौरवाजी से मिला तथा इस पर चर्चा हुई तो मेरे मन ने बिना विश्राम के अभ्यास के इस सिद्धांत को ही अस्वीकार कर दिया। कर्म में आस्था रखनेवाला जयंती विश्राम को महत्त्व न दे पाया। पं. नेहरू के कथन 'आराम हराम है' को माननेवाला जयंती मन-ही-मन सुनता रहा, लेकिन स्वीकार न कर सका। जब मैंने इसका सप्ताह भर प्रयोग किया और जब मुझमें शांति व होश बढ़े, तब मैंने इसको स्वीकारा। किसी भी सांसारिक व्यक्ति का मन यह स्वीकार न कर पाएगा। मित्रो, फिर भी अभ्यास करके देखो। एक सप्ताह आप लेखक के कहने से विश्रामासन व्यायाम या श्रम के बाद 45 मिनट कैसेट के साथ अभ्यास करें। फिर भी लाभ न हो तो यह विधि आपके लिए नहीं है।

तनाव का सामना करने के लिए योग-निद्रा सबसे बड़ा साधन है। योग-निद्रा में जाने हेतु व्यक्ति को शवासन की मुद्रा में लेटकर धीरे-धीरे अपने शरीर के सभी अंगों को शिथिल एवं हलका करते जाना है। श्वास की गति मंद करनी है। विचारने की गति भी कम करनी है। अपने शरीर को ढीला छोड़कर उसे द्रष्टा की तरह देखना है।

योग-निद्रा से तनाव कैसे दूर करें ?

'योग-निद्रा' शब्द संस्कृत के दो शब्दों से मिलकर बना है—योग व निद्रा। योग का अर्थ है—मिलन या एकाग्र सजगता और निद्रा का अर्थ है—नींद। योग-निद्रा के अभ्यास के दौरान ऐसा लगता है कि व्यक्ति सोया हुआ है; परंतु चेतना सजगता के

अधिक गहरे स्तर पर कार्य कर रही होती है। इस कारण से योग-निद्रा प्रायः अतींद्रिय निद्रा या आंतरिक सजगता के साथ गहरी विश्रांति है। क्रियात्मक निद्रा ही योग-निद्रा है।

योग-निद्रा का अर्थ जागते हुए नींद लेने से है। शवासन की मुद्रा में शरीर को स्थिर कर चेतना को शरीर के भिन्न-भिन्न अंगों में ले जाते हुए शरीर को शिथिल करना है। इसमें व्यक्ति नींद नहीं लेता है, लेकिन पूरी तरह विश्रांति को उपलब्ध रहता है। पूर्ण मानसिक, भावनात्मक एवं शारीरिक विश्रांति प्रदान करने की यह पद्धति सभी के लिए उपयुक्त है। इसमें आप चेतन रूप से शिथिल होना सीखते हैं।

स्वामी सत्यानंद सरस्वती ने अपनी पुस्तक 'योग-निद्रा' में लिखा है—"योग-निद्रा एक आनंदपूर्ण विश्रांति है। यह एक पूर्णतः आनंदपूर्ण एवं उच्चतर अवस्था है। जब सजगता वृत्तियों से पृथक् और भिन्न होती है, जब जागृति, स्वप्न और गहरी निद्रा मेघ के समान गुजर जाते हैं, तब भी आत्मा की सजगता रह जाती है। यह संपूर्ण विश्रांति का अनुभव है।"

विश्रांति का अर्थ निद्रा नहीं है। अधिकतर लोग अपने तनावों का निराकरण किए बिना सोते हैं। हम नींद लेते वक्त भी विचार कर रहे हैं तो विश्राम में नहीं हैं। चाय की चुस्की लेते हुए घर में आराम से टी.वी. देखते हुए भी विश्राम में नहीं हैं। तब भी हमारा मन दौड़ रहा होता है। निद्रा का अर्थ है नींद, चाहे कैसे भी हो, किसी भी कारण से हो। परंतु योग-निद्रा का अर्थ है—सभी बोझों को उतारकर सोना। निद्रा एक भिन्न वस्तु है। निद्रा केवल मन और इंद्रियों को विश्रांति प्रदान करती है। आनंद आत्मा को विश्रांति प्रदान करता है। इसलिए तंत्र-शास्त्रों में योग-निद्रा को 'समाधि का द्वार' कहा गया है।

एक घंटे की योग-निद्रा का अभ्यास चार घंटे की साधारण नींद के बराबर विश्रामदायक है।

स्वामी राम द्वारा योग-निद्रा का प्रदर्शन

हिमालयन इंस्टीट्यूट ऑफ योगा के संस्थापक स्वामी राम ने सन् 1977 में मेन्निगर फाउंडेशन, अमेरिका में योग-निद्रा का प्रदर्शन प्रयोगशाला में किया। डॉ. एलमर ग्रीन ने योग-निद्रा की पुष्टि को विद्युत् तरंगों की भाषा में पहली बार प्रमाणित किया है। स्वामी राम के मस्तिष्क का जाग्रत् अवस्था में इलेक्ट्रो इनसेफेलो ग्राफ (ई.ई.जी.) किया गया। उस समय 75 प्रतिशत तरंगें बीटा श्रेणी की विकीर्ण हो रही थीं, जिनकी आवृत्ति 13-20 चक्र प्रति सेकंड थी। इसके बाद उन्होंने योग-निद्रा में प्रवेश किया और फिर बादलों व नीले आकाश को देखा। इससे उनके मस्तिष्क से अल्फा तरंगें 8-12 च.प्र. से. सृजित हुईं। फिर वे स्वप्नमय निद्रा में गए, तब उनसे थीटा तरंगें 4-7 च.प्र.से. पाई गईं। इस अवस्था को छोड़ स्वामी राम ने गहरी नींद में प्रवेश किया, जहाँ व्यक्तिगत

चेतना समष्टि चेतना से एक हो जाती है। तब ई.ई.जी. पर डेल्टा तरंगें 0–04 च.प्र.से. पाई गईं, जो तरंगें ब्रह्मांड के आधारभूत कंपन की आवृत्ति हैं। इसी को मुक्ति या आत्म-साक्षात्कार कहते हैं। स्वामी राम ने प्रत्येक अवस्था में पाँच-पाँच मिनट तक प्रदर्शन किया।

यह विश्व में पहली बार चारों अवस्थाओं का चेतन प्रयास द्वारा परीक्षण था। इनका सारांश तथा विद्युत् तरंगों एवं मन की अवस्थाओं से संबंध नीचे तालिका में दिया जा रहा है।

चेतना की अवस्थाएँ

स्थिति	*चेतना की अवस्था*	*मनोवैज्ञानिक आयाम*	*मस्तिष्क तरंगों का प्रारूप*	*अनुभव का क्षेत्र*
1.	जाग्रत्	चेतन मन	बीटा (13–20 च.प्र.से.)	इंद्रियानुभव बाह्य अनुभवों के प्रति सजगता
2.	योग-निद्रा	पराचेतन मन (तुरीय), जाग्रत् एवं निद्रा के बीच की सीमा रेखा	अल्फा (8–12 च.प्र.से.)	गहन शिथिलीकरण, कल्पित अवस्थाएँ, चेतन स्वप्नावस्था, मूल प्रारूप संबंधी चित्रण
3.	स्वप्न के साथ निद्रा	पराचेतन मन	थीटा (4–7 च.प्र.से.)	दम्ति इच्छाओं, भय
4.	गहन निद्रा	अचेतन मन	डेल्टा (0–04 च.प्र.से.)	मूल प्रवृत्तियों एवं इच्छाओं की जागृति

तनावों से मुक्ति पाने हेतु योग-निद्रा का अभ्यास एक वैज्ञानिक विधि है।

4. माइंड मशीन द्वारा रिलैक्स होना—यदि आप अपने प्रयत्नों द्वारा रिलैक्स नहीं हो पाते हैं तो निराश होने की जरूरत नहीं है। आपके मस्तिष्क को शांत (अल्फा लेवल) करने हेतु बाजार में रिलैक्स होने हेतु माइंड मशीन उपलब्ध है।

यह अत्याधुनिक मशीन है, जो राज बापना (प्रसिद्ध वैज्ञानिक एवं लेखक) ने डिजाइन की है। इसका प्रयोग मैंने स्वयं किया है। कार्यालय से थककर घर पहुँचने पर प्रतिदिन माइंड मशीन का सार्थक प्रयोग किया गया है।

इस माइंड मशीन में एक इलेक्ट्रॉनिक बोक्स ब्रेन बूस्टर माइंड ग्लसेस, जिसमें लेशिग लाइट्स, विशेष सी.डी. और हेडफोन होते हैं। माइंड मशीन के प्रयोग से हमारी मस्तिष्क तरंगें बदलती हैं। इन सी.डी. में ऐसी ध्वनियाँ, संगीत व संदेश के रिकॉर्ड बजते हैं, जिनसे हमारा मस्तिष्क शांत हो जाता है। इन सी.डी. को इयरफोन लगाकर आराम से लेटकर सुनने

की जरूरत है। इनको सुनने पर आपका मस्तिष्क अल्फा वेब उत्पन्न करने लगता है।

माइंड मशीन की कार्य-प्रणाली का आधार अचेतन मस्तिष्क को गुप्त संदेश देना, प्राकृतिक ध्वनियों का उपयोग, दाएँ व बाएँ मस्तिष्क का उपयोग है। यह मशीन कृत्रिम रूप से आपके मस्तिष्क को शांत करने हेतु अल्फा, थीटा व डेल्टा वेब प्रेषित करती है।

माइंड मशीन की पूरी सूचना निम्न पते पर मुफ्त उपलब्ध है। आप एक पोस्टकार्ड लिखें—

माइंड मशीन लैब, माइंड पावर चेंबर, सेक्टर-4, उदयपुर 313002 (राजस्थान) इनकी वेबसाइट से भी विस्तृत जानकारी प्राप्त की जा सकती है—

www.mindpowerindia.com, oa www.mindmachinelab.co

थके हुए एवं विश्राम को प्राप्त व्यक्ति में अंतर

थके हुए व्यक्ति के लक्षण	*विश्राम को प्राप्त व्यक्ति के लक्षण*
मैं, मेरा, तू, तेरा, वह, उसका	अपने होने का अनुभव
अकड़, अहं, असंतोष	अत्यंत शांत, संयमित
असहजता	सहजता
एकदेशीयता	सर्वव्यापकता
स्वयं के बारे में सोचना	स्वयं को महसूस करना
दूसरों पर निर्भर	आत्मनिर्भर
मस्तिष्क खिंचाव में रहता है।	मस्तिष्क शांत रहता है।
आँखें ऊपर की ओर चढ़ी हुई रहती हैं।	आँखें नीचे की ओर आराम की अवस्था में रहती हैं।
विचार-मन की प्रधानता	अस्तित्व की अनुभूति, अस्तित्व की प्रधानता
बौद्धिक विश्लेषण	हार्दिक अनुभव
भटकना	लक्ष्य-केंद्रित
कर्म करना पड़ता है—अनिश्चय की अवस्था में	कर्म स्वतः होते हैं—देखरेख में
पीड़ादायक स्थिति	पूर्ण विश्रामासन
ऊर्जा-नाशक	ऊर्जा पोषक

अधिक शक्ति जगाने के लिए सहज होने के 10 सूत्र—

1. अपने को तनावग्रस्त मत करो। अपने को अधिक गंभीर मत बनाओ। परेशान होने

की जरूरत नहीं है, हिमालय गिरने वाला नहीं है।

2. अपने कार्य को पसंद करो। तब यह भार नहीं, आनंद होगा। तब शायद तुम्हें अपना व्यवसाय नहीं बदलना पड़े। स्वयं को बदलो, दृष्टि बदलेगी; तब व्यवसाय बदला हुआ नजर आएगा।
3. कार्य की योजना बनाओ। योजना पर कार्य करो। 'मैं थक-हार गया हूँ' की सोच बताती है कि आपके कार्य करने की शैली ठीक नहीं है। उसमें सुधार की जरूरत है।
4. बहुत से कार्यों को एक समय में एक साथ मत करो, इससे तनाव होता है। ऐसे में तत्क्षण निर्णय करो कि यह एक काम मैं अभी करता हूँ।
5. कार्य के प्रति सकारात्मक नजरिया रखें। कार्य को खराब और अच्छा हमारी सोच बनाती है। कार्य के विरुद्ध सोचें तो कार्य कठिन हो जाता है। कार्य को सहज मानें तो वह सरल हो जाता है।
6. अपने कार्य में प्रवीण बनो। अपने व्यवसाय के बारे में ज्ञान बढ़ाओ। ज्ञान ही शक्ति है। तब कार्य को सही करना आसान होता है।
7. सहज रहने का अभ्यास करें। कार्य से जी न चुराएँ, न उसे टालें। निर्णय लेकर चरणबद्ध तरीके से कार्य करते जाएँ।
8. जिस कार्य को आज किया जा सकता है, उसे कल के लिए न टालें। बचे हुए कार्य आपके कार्य एवं लक्ष्य को कठिन बनाते हैं। प्राथमिकता के अनुसार उन्हें निपटाते चलें।
9. कार्य हेतु प्रार्थना करें। कार्य पूरा होने पर शांति व सुकून का अनुभव करें।
10. अपने कार्य में 'अदृश्य भागीदार' यानी परमात्मा पर विश्वास करें। वह आपके सकारात्मक बोझ को आश्चर्यजनक ढंग से कम कर देगा। परमात्मा जैसा वह मंदिर में है, वैसा ही घर, दुकान, कार्यालय, फैक्टरी व रसोईघर में भी है। वह आपके कार्य के बारे में आपसे ज्यादा जानता है। उसकी सहायता आपके कार्य को सहज बनाती है।

□

6

अपनी मनःस्थिति को अपने पक्ष में कैसे रखें

मनःस्थिति की जड़ में क्या है?

आपका महसूस करना आपकी आंतरिक मनोदशा एवं आंतरिक व्यवस्था पर निर्भर करता है। व्यक्ति या वस्तु का कैसा चित्र मन में ग्रहण करते हैं? आप दृश्य चित्रों को महत्त्व देते हैं, ध्वनि तरंगों को महत्त्व देते हैं या गतिक ऊर्जा तरंगों को महत्त्व देते हैं? वैसे प्रत्येक इंद्रिय अपने-अपने हिसाब से तरंगें ग्रहण करती है। लेकिन हमारा मस्तिष्क इन सभी तरंगों को मिलाकर उनका एक प्रतिरूप तैयार करता है। इस प्रतिरूप को तैयार करने में व्यक्ति के संस्कारों, आदतों के अनुसार तरंगों को प्राथमिकता मिलती है। तभी तो कोई व्यक्ति दृश्य तरंगों को अधिक महत्त्व देता है तो कोई ध्वनि तरंगों से अधिक प्रभावित होता है, तो कोई गतिक ऊर्जा तरंगों को महत्त्व देता है। कोई व्यक्ति स्पर्श इंद्रिय की तरंगों को खास मानकर एक नया प्रतिरूप मन में तैयार करता है। इस प्रतिरूप के आधार पर मस्तिष्क निष्कर्ष निकालता है। इसे ही हम 'घटना को जानना' कहते हैं। इसी के आधार पर मनुष्य अपने स्नायु तंत्र की प्रत्येक कोशिका को संदेश भेजता है, जिनकी प्रतिक्रिया-स्वरूप एक अवस्था का निर्माण होता है। इसी का नाम 'जानना-समझना' है। इसी से हमारे मन की अवस्था बनती है।

हमारी खराब मनःस्थिति क्या है? इसे हम बदल सकते हैं। हमारा मिजाज कोई बाह्य शक्ति नहीं बनाती है। हम ही इसके लिए जिम्मेदार हैं।

सामान्यतः हमारी मनःस्थिति हमारी तत्क्षण की अनुभूति को दरशाती है। हम उस समय कैसा महसूस कर रहे हैं? हम अपने संस्कारों, विचारों व आदतों के अनुरूप सोचते जाते हैं। यह सोचना स्वतः भी चलता है और अनेक बार हम निर्णय कर सोचते हैं। इन सबके परिणामस्वरूप हमारी तत्समय जो भाव-दशा बनती है, उसे हम मनोदशा

कहते हैं। यह हमारे स्नायु-तंत्र में घटनेवाले करोड़ों उत्तेजकों का परिणाम है। यह एक अवस्था है। इस समय हमारे मस्तिष्क में एक विशेष प्रकार के रसायन बनते हैं, जो विशेष प्रकार की सोच को प्रेरित करते हैं। इस प्रकार यह अवस्था आकार लेती है।

मुख्यत: हम मन:स्थिति को दो भागों में बाँट सकते हैं—

1. उत्साहवर्धक मन:स्थिति
2. निराशावर्धक मन:स्थिति।

उत्साहवर्धक मन:स्थिति—उत्साह बढ़ानेवाली मन:स्थिति हमारे जीवन में प्रेरणा का संचार करती है। इस तरह की मन:स्थिति में व्यक्ति प्रसन्न होता है। व्यक्ति स्वत: ही सकारात्मक सोचता है। ऐसे मूड में जीवनी शक्ति, आत्मविश्वास, मनोबल, साहस आदि बढ़ जाते हैं। व्यक्ति अपने पर भरोसा करता है। अच्छे मूड में हमारी प्रतिक्रिया भी अच्छी होती है। इस तरह के मूड के होने पर तनाव पास नहीं फटकते हैं। जो तनाव हैं, वे भी भागने लगते हैं।

निराशावर्धक मन:स्थिति—निराशाजनक मन:स्थिति व्यक्ति को दु:खी करती है। व्यक्ति हिम्मत हार जाता है और उसका स्वयं पर से विश्वास टूट जाता है। ऐसी भाव-दशा में व्यक्ति नकारात्मक हो जाता है। उसे कुछ भी अच्छा नहीं लगता है। उसकी कार्यक्षमता घट जाती है और कार्य करने का मन नहीं होता है। ऐसे में तनावों को बढ़ने का अवसर मिलता है।

हताश व्यक्ति सबको हतोत्साहित करता है। अधिक समय तक ऐसी मन:स्थिति बनी रहे तो व्यक्ति कभी-कभी मनोरोगी हो जाता है। ऐसे समय में जब व्यक्ति का जीवन अधिक प्रभावित होने लगता है तो उसे मनोचिकित्सक से अपना इलाज कराना चाहिए।

मानसिक अनुभव

बाह्य जगत् आपके आंतरिक अनुभव की अभिव्यक्ति है और आप अपने इस अनुभव को किसी भी हद तक आंतरिक अनुभव के आधार पर बढ़ा या घटा सकते हैं।

मन:स्थिति को परिवर्तित करने के छह व्यावहारिक उपाय—

1. शरीर विज्ञान द्वारा—हम अपनी भावनाओं को बदलकर स्वत: ही चेहरे में परिवर्तन पाते हैं। इसका विपरीत भी सत्य होता है। हम अपने चेहरे की अभिव्यक्ति बदलकर अपनी भाव-दशा बदल सकते हैं। आंतरिक प्रतिरूपण व फिजियोलॉजी साथ-साथ चलते हैं। वे एक-दूसरे से जुड़े हुए हैं। जब अंतर्दशा बदलती है तो स्वत: ही शरीर अपनी स्थिति बदलता है। श्वसन की गति भी स्वत: ही बदलती है। हम अपनी भंगिमा

एवं बैठने का आसन आदि बदलकर अपनी मन:स्थिति बदल सकते हैं।

2. सही प्रश्न पूछें—प्रश्नों की सामर्थ्य बहुत है। हम अपने से प्रश्न पूछकर समस्त अवचेतन को कार्य में लगा देते हैं। हमारी स्मृति एवं अनुभव से उत्तर खोजा जाता है, अर्थात् प्रश्न एक लेजर किरण की तरह मस्तिष्क में जाकर हमें जगाता है। इसलिए सकारात्मक व सार्थक प्रश्न पूछकर आप अपनी मनोदशा ठीक कर सकते हैं। जब कभी आपकी मन:स्थिति खराब होने लगे तो निम्न प्रश्न स्वयं से पूछें—

—हँसने के लिए अभी मैं क्या कर सकता हूँ?

—आज का इस्तेमाल भविष्य के लिए कैसे किया जाए?

3. आराम करें—पूर्व के सातवें पाठ में सहज रहने के बारे में आप बहुत जान चुके हैं। वहीं से आप आराम करना सीखें तथा योग-निद्रा करें, जिससे स्वत: ही आपकी मन:स्थिति ठीक हो जाएगी। आराम की अवस्था में आप स्वत: ही तनाव-मुक्त होते हैं। तनावग्रस्त व्यक्ति आराम से नहीं रह पाता है।

4. भौंरे की तरह गुंजार करें—जब कभी मन खराब हो तो तत्क्षण ओंकार या अपना कोई मंत्र हो, उसका उच्चारण करें या भौंरे की तरह दो-चार मिनट तक गुंजार करें। आप स्वयं की मन:स्थिति में परिवर्तन पाएँगे।

5. अपनी सराहना करना सीखिए—तनाव में डूबने का प्रमुख कारण यह है कि हमें अपनी क्षमता में विश्वास नहीं होता। पूर्णता के बारे में सोचते-सोचते जब हम स्वयं को पूर्णता की कसौटी पर कसते हैं, तब हमें अपनी अपूर्णताओं का भान होता है। हम उन अपूर्णताओं के कारण तनावग्रस्त हो जाते हैं। यह सिलसिला कहीं तो रोकना होगा। यह ठीक है कि हमारे भीतर कुछ दोष हैं, लेकिन कुछ गुण भी तो हैं। अपने आपको इतना कम करके मत आँकिए, अपने चरित्र की विशेषताओं को पहचानिए। अपनी सराहना करना सीखिए।

सारा संसार जिस समय आपकी निंदा कर रहा हो, उस समय आप अपेक्षा करते हैं कि आपके सबसे घनिष्ठ मित्र को आपके साथ खड़ा होना चाहिए। ऐसा कीजिए कि आप स्वयं अपने घनिष्ठ मित्र बन जाइए और अपने साथ खड़े हो जाइए। अपनी निंदा और आत्महीनता की वृत्ति छोड़कर अपना समर्थन कीजिए। अपना पक्ष सँभालिए। संसार का काम आपके बिना चल जाएगा। वह आपको छोड़ सकता है; परंतु आपको अपने साथ तो जीना ही होगा। अपनी दुर्बलता और कमियों को ढोना होगा। आप स्वयं को छोड़कर कहीं नहीं जा सकते, अत: पूरे मनोयोग से अपना साथ दीजिए। अपने आपको भरोसा दिलाइए कि (1) भविष्य में आप अपनी दुर्बलताओं को दूर कर लेंगे। (2) आप तनाव में उलझकर दम तोड़ने की बजाय तनाव के कारणों का विश्लेषण और निराकरण करेंगे।

स्वयं को प्यार करने का विज्ञान

हमारे पूर्व राष्ट्रपति डॉ. ए.पी.जे. अब्दुल कलाम वापस विश्वविद्यालय में पढ़ाने में व्यस्त हैं। वहाँ पर उन्हें 'पूर्व राष्ट्रपति' के रूप में संबोधित किया जाता है। उन्होंने इसे पसंद नहीं किया। डॉ. कलाम ऐसा कर सके, क्योंकि उनकी आत्म-छवि उनके मन में ठीक है।

प्रत्येक व्यक्ति की अपने मन में स्वयं की गढ़ी हुई तसवीर होती है। यह तसवीर हम अपनी इच्छाओं, सपनों और दूसरों से चर्चा के आधार पर बुनते हैं। उक्त छवि के अनुकूल आचरण होने पर व्यक्ति स्वयं को पसंद करता है, क्योंकि तब छवि व वास्तविकता में अंतर कम होता है। जब व्यक्ति अपनी छवि के विपरीत आचरण करता है तो दोनों छवियों में दूरियाँ बढ़ती हैं। ऐसे में व्यक्ति स्वयं से दूर हो जाता है। ऐसे में वह स्वयं से प्यार नहीं कर सकता है। तब वह बाहर से प्रसिद्धि, पद, प्यार एवं पैसा खोजता है। वह स्वयं से संघर्ष करता है। यह संघर्ष तनाव का ही एक रूप है।

यदि हमारे संबंध स्वयं के साथ ठीक नहीं हैं तो दूसरों के साथ संबंध ठीक नहीं हो सकते हैं। जब मेरी छवि के अनुरूप मैं नहीं हूँ तो दूसरा मेरी छवि के अनुरूप कैसे हो सकता है? और जब दूसरा मेरी छवि के अनुरूप नहीं होता है तो मैं उससे शिकायतें करता हूँ। अस्वीकृति हमारे दुःख की जड़ में है। छवि के अनुरूप आचरण करने पर हम स्वयं को पसंद करते एवं प्यार करते हैं।

अपने को प्यार न करना स्वयं की किलेबंदी करना है, जिससे दूसरे का प्यार आप तक नहीं पहुँच पाता है।

अपने मन में बसी स्वयं की छवि आपके लिए आदर्श होती है। आप उस छवि को अपनी धारणाओं से गढ़ते हैं। वह आपकी ही देन है। फिर, जब आपकी करनी के परिणाम आते हैं तो वह छवि कसौटी की तरह कार्य करती है। आप अपनी प्राप्तियों का छवि के अनुसार मूल्यांकन करते हैं। वह छवि आपका पैमाना बन जाती है।

अपना मूल्यांकन दूसरों से क्यों प्रमाणित करवाना चाहते हो? दूसरा आपकी हैसियत प्रमाणित करता है, इसका अर्थ यह है कि दूसरा मूल्यवान् है। आप तो बेकार हैं। आपकी सार्थकता दूसरा तय नहीं कर सकता। आपको किसी दूसरे के प्रमाण-पत्रों की, व्याख्या की, वर्णन की जरूरत नहीं है। स्वयं का निर्धारण अपने व्यवहार एवं भावनाओं से मत करो। ये तो आपके उत्पादन (Product) हैं। सह-उत्पादन किसी मूल वस्तु का मूल्यांकन तय नहीं करते। इसलिए प्यार बाजार में न खोजें। वह वहाँ मिलता भी नहीं है। धोखा एवं स्वार्थ जरूर प्यार के वेश में मिल सकते हैं।

6. अपने तनावों को किसी के समक्ष अभिव्यक्त करें—अपनी मनःस्थिति को ठीक करने का सरल मार्ग यह है कि आप तनावों को लिख डालें और देखें कि वे सब

निराधार हैं। दूसरा उपाय यह है कि आप अपने निकटतम मित्र के पास बैठिए, भले ही वह पत्नी हो, पति हो, माँ हो, बेटा हो, पड़ोसी हो। उसे अपने मन की उलझनों को कह डालिए। यह मत सोचिए कि जिसको आप बता रहे हैं, वह आपकी खिल्ली उड़ाएगा। खिल्ली भले ही उड़े, पर तनाव मत पालिए।

अकेलेपन से तनावों का अंबार लग जाता है। वे तीखे और पैने हो जाते हैं; क्योंकि मन उनमें ही उलझा और खोया रहता है। जिस व्यक्ति की ओर से तनाव है, उसे ही कह डालिए, जिससे उसकी जड़ ही कट जाए।

कोई सुननेवाला नहीं मिलता है तो मंदिर, मसजिद, गुरुद्वारे में जाइए और एकांत खोजकर, जो आपको देवालय की पिछली दीवार के आस-पास जरूर मिल जाएगा, बैठ जाइए या खड़े-खड़े धीमे स्वर में भगवान् को अपने सारे तनावों को सुना दीजिए। यह संभव न हो तो अपने घर पर पूजा घर में बैठकर सारे तनावों का वर्णन कर दीजिए। कोई और न मिले तथा एकांत भी न मिले तो अपने कुत्ते, गाय, तोते, बिल्ली, पेड़, छोटे बच्चे : किसी के भी सामने अपनी व्यथा सुना दीजिए।

ज्यों ही आप अपना दर्द सुनाएँगे, आप स्वतः ही तनाव-मुक्त हो जाएँगे। प्रकृति पीड़ाहारी है, अंधे को आँख देती है, बहरे को कान देती है और लँगड़े को पहाड़ पर चढ़ा देती है, यह सुनाना आपकी मन:स्थिति को ठीक कर देगा।

□

भाग-3

तनाव जीतने के रामबाण नुस्खे

तनाव जीतने के कुछ आम प्रचलित उपाय हैं,
जिन्हें आप अपनाना चाहेंगे।

7

खाली दिमाग शैतान का घर

तनाव के निराकरण का प्रथम उपाय—सक्रियता

मनुष्य एक समय में एक साथ दो कार्य नहीं कर सकता है। हमारे मन की प्रकृति कुछ ऐसी है कि वह एक समय पर एक जगह ही रहता है। यद्यपि वह चंचल कहलाता है। जब तक कार्य में व्यस्त है, तनाव नहीं पाल सकता। अक्रिया अर्थात् खाली रहने की अवस्था में मस्तिष्क व्यर्थ के विचारों की शृंखला एवं व्यर्थ के तनाव को बढ़ाता है।

जैसा कि पूर्व के पाठ में सहज रहने की कला बताई गई है, जबकि यहाँ पर आपको कहा जा रहा है कि कर्म में डूब जाओ, ताकि तनाव न हो। मोटे तौर पर देखने में दोनों में विरोधाभास दिखाई देता है, लेकिन दोनों बातें अपनी-अपनी जगह पर समीचीन हैं। जब आपका विश्राम आपको नकारात्मक विचारों में ले जाए, तब डटकर कार्य करें। जब कार्य से थकान लगे तो रिचार्ज होने के लिए विश्राम करें। विश्राम की स्थिति में मस्तिष्क को इतना शिथिल करें कि निर्विचार की स्थिति बन जाए। दोनों कार्य जीवन के अंग हैं। दोनों एक ही सिक्के के अलग-अलग पहलू हैं; जैसे एक पन्ने के दो पृष्ठ।

रुचिकर कार्य करें

तत्कालीन रूप से, शौकियाना तौर पर मन-बहलाव के कार्य करने से तनाव मिटता है। अपने शौक को पहचानें एवं विकसित करें और उसे महत्त्व दें। अपनी रुचि को विकसित करें। इससे आप सृजनशील बनेंगे। इससे आपको जीने का मकसद मिलेगा, आप अपने निकट आएँगे। आपका यह शौक उत्पादक होने पर अतिरिक्त आय एवं नाम कमाएगा; जैसे कि मेरी लिखने की रुचि का परिणाम ही यह कृति है। रुचिकर कार्य करने में थकान नहीं होती है। रुचिकर कार्य के संपादन से प्रसन्नता भी मिलती है। इससे तनाव से लड़ने में मदद मिलती है। मनपसंद कार्य करते समय आप व्यर्थ की बात सोच

नहीं पाते और संतोष मिलता है। इससे स्वयं का आत्मगौरव बढ़ता है।

खुशी एक मानसिक स्थिति है। खुशी मन की एक अवस्था है। इसका वास्तव में शारीरिक स्थिति या वातावरण से कोई संबंध नहीं है तो इससे तनाव मिट जाएँगे। ऐसा कार्य करिए और सोचिए, जिससे आपका ध्यान दूसरी तरफ हो जाए। जैसे किसी रुचिकर कार्य के लिए स्कूल में दाखिला ले लीजिए। याद रखिए, व्यस्त रहने से तनाव स्वतः मिट जाते हैं। इतना व्यस्त हो जाइए कि तनाव पालने के लिए समय ही न हो।

अपने शौक को पहचानें, विकसित करें और उसे महत्त्व दें। ओढ़ी हुई रुचि को बंद करें। रुचि से आपको जीने का मकसद मिलेगा, आप अपने निकट आएँगे।

प्रमुख शौक—पढ़ना-लिखना, सिलाई-बुनाई, भोजन बनाना, फोटोग्राफी, चित्रकारी करना, मूर्ति बनाना, गीत गाना, समाज-सेवा, राजनीति, नाचना, खेलना। बिल गेट्स की रुचि कंप्यूटर प्रोग्रामिंग थी, जिससे वे धनकुबेर बने। प्रमोद बत्रा लिखने की रुचि से बड़े लेखक बने।

खुश रहना और तनावग्रस्त रहने का फैसला करना एक साधारण सिक्के को उछालने के समान है। यह इस बात पर निर्भर करता है कि आपने कौन सा सिक्का जेब में रखा है। मैंने यह फैसला किया है कि वह सिक्का अपनी जेब में रखूँगा, जिसके दोनों और खुशी खुदी हो।

तनाव मन की व्याधि है। दिमाग में बार-बार आशंकाएँ, भय, अनिष्ट के विचार का आना ही तनाव है। जब आपके पास फालतू समय हो, तभी ऐसे विचार आ सकते हैं। यदि आप कार्य में डूबे हुए हों तो इस तरह के विचार नहीं आ सकते हैं। कार्य को करते हुए आप व्यर्थ के विचार नहीं कर सकते, अर्थात् इतने समय आप तनाव के शिकार होने से बच जाते हैं। यद्यपि यह समस्या का समाधान नहीं है, फिर भी उस समय तो तनाव को बढ़ने का अवसर नहीं मिलेगा। इस तरह आप सक्रिय होकर तनाव को अपने दिमाग से बाहर खदेड़ने में सफल हो जाते हैं। तभी तो रुचिकर कार्य को करने में तनाव कम होते हैं। दूसरा तरीका यह भी है कि रुचिकर कार्य न मिले तो जिस कार्य को आप कर रहे हैं, उसमें रुचि पैदा कर दीजिए। हम अपने कार्य को प्रेम करके कार्य के तनाव से बच जाते हैं। तभी तो किसी ने कहा है—''मुझे दिन-रात कार्य करते रहना चाहिए।'' श्रीकृष्ण ने 'गीता' में कहा है ''कर्म ही पूजा है।''

बेबी हालदार, जो कामवाली बाई से बेस्ट सेलर किताब की लेखिका बनी

जिंदगी के तनावों से लोहा लेनेवाली, हार नहीं माननेवाली बेबी हालदार का जन्म पश्चिम बंगाल के एक गरीब परिवार में हुआ। सात वर्ष की उम्र में पिता की शराबखोरी

एवं अत्याचारों से तंग आकर बेबी की माँ ने घर छोड़ दिया। उधर पिता ने दूसरी शादी कर ली। घर की हालत इतनी खराब थी कि रोटी के लिए कई दिनों तक इंतजार करना पड़ता था। बारह वर्ष की उम्र में सातवीं पास बेबी हालदार की शादी उसकी अपनी उम्र से दुगुनी उम्र के व्यक्ति से कर दी गई। रोजाना शराब पीकर पति बेवजह पीटता था। इस दौरान उन्हीं अत्याचारों को सहते-सहते वह तीन बच्चों की माँ वनी। वह पति के अत्याचारों से तंग आकर एक दिन सदा के लिए घर छोड़कर दिल्लो आ गई। घरों में झाड़ू-पोंछा कर, खाना बनाकर पेट पालने लगी। तभी प्रोफेसर प्रबोध कुमार के वहाँ काम करने लगी। उन्होंने उसे अपनी जीवनी लिखने के लिए प्रेरित किया, जो 'आलो अंधारी' (अँधेरे से उजाले की ओर) के नाम से प्रकाशित हुई, जिसका अंग्रेजी अनुवाद 'ए लाइफ लेस ऑर्डिनरी' के नाम से प्रकाशित हुआ है। यह पुस्तक सन् 2006 में सर्वाधिक बिकनेवाली पुस्तकों में से एक है। अपने तनाव से बेबी हालदार भागती नहीं है, बल्कि लड़ती है। बेहद संघर्ष व तनाव के होते हुए वह एक बेस्ट सेलर पुस्तक की लेखिका बनती है।

बेबी ने वर्तमान को स्वीकार कर तनाव-मुक्त जीवन जिया। अपनी नाराजगी, अपने क्रोध, स्वयं के साथ हुए अन्याय एवं अपनी पीड़ा को वरदान बनाया। बेबी हालदार ने लिखा है कि मुश्किलें और मुसीबतें क्या होती हैं, मुझसे बेहतर शायद ही कोई उन्हें जान सके।

सक्रिय रहने के बारह व्यावहारिक उपाय

1. ज्ञान बढ़ाने हेतु अच्छी पुस्तकें पढ़ें

अध्ययन से सस्ता कोई मनोरंजन नहीं और न उसकी खुशी जैसी कोई खुशी स्थायी होती है।

—मांटेग्यू

मांटेग्यू ने लिखा है कि अध्ययन के प्रति प्रेम जीवन में आनेवाले विषाद और क्लांति के क्षणों को आनंद व प्रसन्नता के क्षणों में परिवर्तित करने की क्षमता प्रदान करता है।

अच्छा साहित्य व्यक्ति को प्रेरित करता है। स्वयं का प्रबंधन करने में भी साहित्य मदद करता है। किताबें नरक को भी स्वर्ग बना देती हैं। अत: पढ़ना जारी रखें। सत्साहित्य का वाचन तनावों को मिटा देता है। स्वेट मार्डन, डेल कारनेगी, स्टीवन कू, एंथनी रॉबिंस की कुछ पुस्तकें पढ़ें। आप ओशो की चार पुस्तकें पढ़कर अपने विश्वास तंत्र को

झकझोर सकते हैं, उसे स्पष्ट कर सकते हैं।

जीवन के कुरुक्षेत्र में अच्छी पुस्तकों से बड़ा कोई हथियार नहीं है। लेखक एक ऐसे गाँव में पैदा हुआ, जिसकी जनसंख्या 400 से कम थी। तब किसने उसको आगे बढ़ाया? दोस्तो! मुझको पुस्तकों से ही मदद मिली। जब मैं अपनी बहन के घर कल्याणपुर छठी कक्षा में पढ़ने हेतु आया, तब वहाँ पर 400-500 पुस्तकोंवाला एक छोटा सा पुस्तकालय था। मैंने वहाँ लगभग सारी पुस्तकें दो वर्षों में पढ़ लीं। इन्हीं के सहारे मुझे शेष विश्व का ज्ञान हुआ, जीवन का महत्त्व समझ में आया। फ्रांसिस बेकन ने एक जगह लिखा है कि अध्ययन हमें आनंद प्रदान करता है, अलंकृत करता है और योग्यता प्रदान करता है।

2. मधुर संगीत सुनें

संगीत जीवन की औषधि है। महात्मा गांधी ने एक जगह कहा था कि मधुर संगीत आत्मा के ताप को शांत कर सकता है। संगीत टूटे हुए हृदय की औषधि है। संगीत को देवदूतों की भाषा ठीक ही कहा गया है। संगीत मानव की विश्वव्यापी भाषा है। अनेक लोग संगीत सुनकर अपने तनाव मिटाते हैं। संगीत से मन को भावनात्मक संतोष मिलता है। इसमें व्यक्ति की दबी इच्छाओं का प्रकटीकरण होता है। इससे श्रोता को प्रसन्नता मिलती है।

मेरी बेटी सर्वज्ञा तो पढ़ते वक्त धीमा संगीत सुनती है। यद्यपि मैं इसे पढ़ाई में विक्षेप मानता हूँ; लेकिन उसके अनुसार, इससे पढ़ाई में मन को बाँधे रखने में मदद मिलती है। नीरस विषय पढ़ते समय संगीत उसमें रुचि पैदा कर देता है। संगीत सुनने से जीवन में रस की निष्पत्ति होती है। यह रस व्यक्ति के तनावों को मिटाता है।

आजकल हम संगीत को शराब की तरह आत्म-विस्मरण के लिए उपयोग करने लगे हैं। जबकि इसका उपयोग स्वयं के प्रति जागने के लिए किया जाना चाहिए।

तनावों को घटाने के लिए शास्त्रीय संगीत सुनना अच्छा उपाय है। शास्त्रीय संगीत का आनंद उठाने के लिए उसकी तकनीकी जानकारी होना, यानी रागों का ध्यान होना जरूरी नहीं है। उतावलेपन से त्रस्त व्यक्ति को हंस-ध्वनि राग से लाभ हो सकता है। निराश व्यक्ति को भूप राग सहायता करता है। रक्तचाप में अहीर भैरव मदद कर सकता है। 'मदर इंडिया' के फिल्मकार महबूब खान लंदन में इलाज करा रहे थे। अर्द्धरात्रि तक उन्हें नींद नहीं आ रही थी। तब उन्होंने लता मंगेशकर से फिल्म 'चोरी-चोरी' का गाना 'रसिक बलमा' टेलीफोन पर सुना। तब उन्हें नींद आ गई।

संगीत चिकित्सा

जब कभी आपका मन व्यथित हो तब संगीत सुनकर आप अपने तनावों को उसी

वक्त कम कर सकते हैं। गायों तक को संगीत सुनाकर अधिक दूध प्राप्त करने के प्रयोग हो चुके हैं।

20 मिनट लेटे-लेटे अपना मनपसंद संगीत सुनें।

संगीत की लय धीमी हो। करीब 72 बीट्स प्रति मिनट से कम हो, यानी आपकी धड़कन से संगीत के बीट्स की लय कम होनी चाहिए।

रात्रि में तेज गति से संगीत सुनना लाभदायक है।

3. बच्चों के साथ बच्चे बनें

बच्चों के साथ खेलते वक्त हमें बच्चों जैसे बनना पड़ता है। इस तरह बाल-वृत्ति को पुनर्जीवित कर हम अपनी अनेक प्रकार की अकड़ को मिटा सकते हैं। बच्चों के साथ उनके अनुरूप बनें, अपनी समझ छोड़कर बाल सुलभ कार्य करें। बिना आशा-प्रत्याशा से संवाद करें। बच्चों को उनके प्रश्नों के जवाब दें। अपने बच्चों को घुमाने ले जाएँ, उनसे वार्त्ता करें, उनको टॉफियाँ दिलाएँ। इन सबको करने से तनाव में राहत मिलती है।

बच्चों के साथ खेलना सीखिए। उन्हें बदलने की कोशिश मत कीजिए। अपनी इच्छाओं व आकांक्षाओं का बोझ उन पर न लादें; बल्कि उन्हें समझाने की कोशिश करें तथा स्वयं को उनके अनुकूल ढालने की कोशिश करें।

अपने दिल में अपने बचपन को जिंदा रखिए। फिर आप कभी बूढ़े नहीं होंगे। यह बात हृदय विशेषज्ञ भी मानते हैं।

क्या बच्चे जितने सरल होने में लाभ नहीं है ? अपने पूर्वग्रहों को दफना दो। छोटे बच्चे जितनी जिज्ञासा को जन्म लेने दो। उनके जितनी समता भाव से दुनिया को देखो। उनकी सहजता व सरलता का आनंद लो।

हमेशा बड़े बने रहने में लाभ नहीं है। स्वयं को कुचलना जिंदगी नहीं है। बच्चों के साथ खेलें, हँसें, दौड़ें और वार्त्ता करें। उनको समय दें। आपको वे तरोताजा बनाएँगे। दादा-दादी, नाना-नानी अपने बेटे-बेटियों से अधिक नाती-पोतों के साथ खुश रहते हैं। बच्चे भी उनको पसंद करते हैं। तभी तो चाचा नेहरू एवं ए.पी.जे. अब्दुल कलाम बच्चों को अत्यधिक प्यार करते हैं।

क्या कभी आपने सोचा है कि आखिर आपको अपना बचपन अच्छा क्यों लगता है ?

4. ध्यान हटाने हेतु वीडियो एवं कंप्यूटर गेम खेलें

प्रारंभ में ये आपको अनुपयोगी लगते हैं, लेकिन इनका बहुत महत्त्व है। ये आपको बहुत सी नई बातें सिखाते हैं। आजकल तो साहित्य एवं ज्ञान पर आधारित गेम्स

खेले जाते हैं। हैरी पोटर गेम में आपको हैरी पोटर बनने का आनंद मिलता है। यह कृति बिना पढ़े आप अप्रत्यक्ष रूप से गेम खेलते हुए पढ़ लेते हैं।

मेरे एक मित्र कुणावत सा. का बेटा अनेकांत तो इस तरह के गेम्स को खेलकर अपनी बौद्धिक प्रतिभा (आईक्यू) बहुत बढ़ा चुका है।

अपने जीवन की एकरसता तोड़कर कभी-कभी वीडियो गेम खेलना भी तनाव घटाता है। कंप्यूटर पर गेम खेलना भी आपके भीतरी दबाव को कम करता है। हाँ, अधिक गेम खेलना और अपने लक्ष्य को भूलना हानिकारक है।

5. प्रसन्न रहने हेतु प्रकृति के सन्निकट रहें

प्राकृतिक वातावरण में अधिक रहें, ताकि जीवंतता बनी रहे। प्रकृति के फैलाव को देखें, आकाश के विस्तार को महसूस करें। पक्षियों की आवाजें सुनें। इन ध्वनियों को सुनने से आप हलके व सहज होते हैं। हवा के स्पर्श को महसूस करें। आकाश की ऊँचाई, बादलों का आवागमन, क्षितिज तक का अवलोकन करें। यह सब आपके भीतर खुशी बढ़ाएँगे। अगर जल का किनारा है तो जल में भीगें। प्रकृति का सौंदर्य आपका सौंदर्य बढ़ाएगा।

घर में पौधे लगाकर उनकी देखभाल करना, उनको बढ़ते हुए देखना, उन पर फलों-फूलों का आना आपको प्रसन्नता देता है। पौधे आपके घर को सजीव एवं सुंदर बनाते हैं। हरियाली आपको अपनी तरह से खुशी देती है।

मेरे मित्र दिनेश लोढ़ा तो अपने घर आनेवाले मित्रों को पौधे उपहार में देते हैं। उन्होंने अपने घर पर बहुत से पौधे तैयार कर रखे हैं। वे सायं बैंक से आते ही पौधों को पानी पिलाने और उनकी गुड़ाई आदि में लग जाते हैं। इस तरह वे अपने कार्यालय की थकान एवं तनाव मिटाते हैं।

बागबानी कार्य करने में श्रम लगता है। मानसिक थकान का सामना परिश्रम से किया जाना उत्तम है। घर में खिलनेवाले फूल आपको ताजा रखेंगे।

प्राकृतिक स्थान, झील, नदी के किनारे व पहाड़ों पर पिकनिक करें।

6. यादों का आनंद लेने हेतु पुराने फोटोग्राफ्स देखें

पुराने फोटोग्राफ्स देखने से व्यक्ति को प्रसन्नता होती है। पुरानी यादें ताजा करने का मौका मिलता है। इससे हमको ऊर्जा मिलती है। पुराने फोटो देखते-देखते व्यक्ति अपनी पीड़ा को कम कर सकता है। खुद को फोटो में देखने का एक सुख है, जिससे तनाव पिघलते हैं।

7. तपन प्राप्त करने हेतु सूर्य-स्नान करें

सूर्य-स्नान विलासिता नहीं है। यह पश्चिम से आयातित भी नहीं है। यह प्राकृतिक चिकित्सा का एक अंग है। इससे हमारे शरीर में जमा विष बाहर निकलते हैं।

धूप-सेवन हमें प्रकृति के निकट ले जाता है।

धूप का सेवन करने से विटामिन डी मिलता है। धूप में बैठकर पसीना बहाने से हमारे शरीर के रोम छिद्र खुल जाते हैं, जिससे जीवन में ताजगी मिलती है।

8. संबंधों को प्रगाढ़ बनाने हेतु मित्रों एवं रिश्तेदारों के घर जाएँ

रिश्तेदार या मित्र के घर जाने से व्यक्ति को नयापन मिलता है। अपनों के घर जाकर आप अपने संबंधों को प्रगाढ़ बनाते हैं। उनसे गपशप करने से दबी व्यथाएँ एवं दबी प्रसन्नता याद आती है। कभी-कभी दूसरों के घर भोजन पर जाने से भी मन हलका होता है, उबाऊ जिंदगी से छुटकारा मिलता है।

कई बार रिश्तेदारों के घर पर जाने से पुरानी नकारात्मक बातें याद आ जाती हैं। इससे व्यक्ति के तनाव बढ़ भी सकते हैं। अतः सोच-समझकर, जहाँ आपका मन माने, वहाँ जाना चाहिए।

सकारात्मक नजरिएवालों के यहाँ जाएँ। इससे परस्पर संवाद बढ़ता है और एक-दूसरे को समझने में मदद मिलती है। इससे अपने सुख-दुःखों की चर्चा होती है। इससे सहज अंतरंगता बढ़ती है। इस तरह की चर्चा से स्वयं को स्पष्टता एवं समझ मिलती है।

मनुष्य अकेला जीवन-यापन नहीं कर सकता। अपनों के यहाँ जाना सहजीवन को बढ़ाता है।

9. कभी-कभी थोड़ी देर बातें करें

अपने दोस्तों या परिवारजनों के साथ आधे घंटे तक गपशप करने से भी तनाव कम होता है। लेकिन गपशप में अधिक समय नहीं गँवाना चाहिए। गपशप की बजाय सार्थक वार्त्ता करना ज्यादा श्रेष्ठ है। वार्त्ता करते समय किसी की हँसी न उड़ाएँ न ही आलोचना करें, वरना दोनों ही बातें तनाव पैदा करेंगी।

तनाव की स्थिति में मौन रहना अच्छी बात नहीं है। अपनी बात कह देने से व्यक्ति हलका हो जाता है। ऐसे में अपना ध्यान बँटाने के लिए बातें करें। इससे आप सृजनशील बनेंगे।

10. आस्था बढ़ाने हेतु पूजा-पाठ करें

भारत के प्राचीन ऋषियों ने प्रातः एवं सायं पूजा-आरती करने की प्रेरणा दी है।

पूजा-पाठ स्वयं को जानने के, प्रकृति से जुड़ने के, सत्य से अवगत होने के साधन हैं। इनको करने से व्यक्ति को आध्यात्मिक शक्तियाँ प्राप्त होती हैं।

पूजा-पाठ आत्मविश्वास बढ़ाते हैं, भक्ति को निरंतर बढ़ाते हैं, व्यक्ति को नियमित बनाते हैं। संयम का पाठ भी इन्हीं से सीखने को मिलता है। व्यक्ति को नियमित पूजा-पाठ करने से बल मिलता है एवं उससे तनाव कम होता है।

पूजा-पाठ को मशीन की तरह न करें। धीरे-धीरे जो भी आप पूजा-पाठ करते हैं, उसको समझने का प्रयास करें। पाठ के भावों को ग्रहण करें। वे आपको जीवन में नई राह दिखाते हैं, आपके नजरिए को बदलते हैं और आपको धैर्य, साहस व प्रेम का सबक सिखाते हैं, आपको संतुलित एवं सबल बनाते हैं।

कुछ कर्मकांडों का वैज्ञानिक आधार भी है। उनको करने की प्रक्रिया में आनेवाले चरणों के पीछे छिपे कारणों को जानें। इन सब कार्यों के पीछे एक बड़ा रहस्य होता है। ये सब प्रतीकात्मक हैं। इन प्रतीकों का अर्थ आपको बहुत कुछ कहता है; जैसे—दीपक जलाना, अगरबत्ती जलाना, भोग लगाना, माला जपना—सबके पीछे बड़े-बड़े कारण हैं। इन्हीं छोटे-छोटे कार्यों के पीछे बड़े-बड़े सिद्धांत छिपे हैं। इन सबका अर्थ व कारण जानना हो तो पांडुरंग शास्त्री रचित पुस्तक 'संस्कृति पूजन' पढ़ें।

हर मंत्र का गहरा अर्थ है। बिना अर्थ को जाने उसे जपने से वांछित लाभ नहीं होगा। इसलिए उसके अर्थ को पूरी तरह समझें।

भक्ति की शक्ति को महसूस करें।

पूजा-पाठ को कर्मकांड न बताएँ। यदि धार्मिक पाठ को समझेंगे तो आपको प्रेरणा मिलेगी। गोस्वामी तुलसीदास रचित 'श्रीरामचरितमानस' के सुंदरकांड का पाठ आत्मविश्वास को बढ़ा सकता है। ये खुद को जगाने व प्रेरित करने के साधन हैं।

11. पालतू जानवर पालें

आपके चेहरे को चाटनेवाला पिल्ला सरीखा कोई दूसरा मनोचिकित्सक इस दुनिया में नहीं है।

—बेन विलियम्स

तनाव मिटाने के लिए, घर में प्रसन्नता का संचार करने के लिए कुत्ता, बिल्ली, तोता, खरगोश, कछुआ आदि पालें। उनके साथ खेलने में आप व्यस्त हो जाते हैं। पालतू जानवर बिना विरोध किए आपकी बात सुनते हैं। कुत्ता वफादार प्राणी होता है, क्योंकि वह जबान की जगह दुम हिलाता है। पालतू जानवर आपको धोखा नहीं देते हैं। वे आपसे घृणा नहीं करते हैं, आपके अहंकार को चुनौती नहीं देते हैं, आपके रहस्यों को

किसी अन्य व्यक्ति को बताते नहीं हैं। पालतू जानवर आपके घर के सभी सदस्यों को व्यस्त भी रखेंगे और उनमें प्रेम बढ़ाएँगे। वे प्रेरणा व प्रोत्साहन भी देते हैं।

सामान्यत: कुत्ता मनुष्य का अच्छा दोस्त माना जाता है। एक कुत्ता अपना 80 प्रतिशत जीवन मालिक के लिए बिताता है। कुत्ता घर के सदस्यों को प्रेरित व प्रोत्साहित करता है।

अगर आपने पालतू जानवर पाला है तो आपको अनुभव होगा कि आपके घर आते ही आपका सबसे बढ़िया स्वागत वही करता है। ये जानवर आपके घर पहुँचते ही सबसे अधिक प्रसन्न होते हैं। वे आपको प्यार करने की शर्त नहीं थोपते हैं। वे बिना शर्त आपको प्यार करते हैं। वे आपसे नाराज भी कम ही होते हैं और आप भी उनसे कम नाराज होते हैं, क्योंकि वे आपसे बहस नहीं कर सकते।

12. मालिश का आनंद लें

यह पश्चिम से आयातित विलासिता नहीं है। यह हमारी त्वचा में छिपे तनावों को कम करने की क्रिया है। मालिश से व्यक्ति स्वयं को तरोताजा महसूस करता है। आयुर्वेद साहित्य में इसका विस्तार से वर्णन देखा जा सकता है।

□

8

सकारात्मक रवैया नया जन्म देता है

दो आदमी एक ही खिड़की से झाँकते हैं। एक व्यक्ति कीचड़ देखता है तो दूसरा सितारे।

—फ्रेडरिक लॉन्गब्रिज (अंग्रेज कवि)

सकारात्मकता क्या है, इस पर मुझे एक कहानी याद आती है। किसी दूधवाले की दूध की केन में एक नटखट बालक ने दुःखीराम नामक मेढक को पकड़कर डाल दिया। केन में बंद होते ही मेढक घबरा गया। केन का ढक्कन बंद था और उसके बाहर निकलने का कोई रास्ता नहीं था। नाम से ही नहीं, वह सोच से भी दुःखीराम था। अतः उस मेढक ने पहले तो उसे केन में डालनेवाले उस बच्चे को तथा उसके खानदान को अपशब्द कहे, फिर केन निर्माता को गालियाँ दीं। उसके बाद प्रभु को कोसने लगा कि उसने मुझे इतनी शक्ति क्यों नहीं दी। इस प्रकार अपनी कमजोरियों को याद कर स्वयं का जीवन खतरे में डालता रहा। अपनी शक्तियों का उसने तनिक भी विचार नहीं किया। फलस्वरूप दोष देते-देते वह थोड़ी देर में डूबकर मर गया।

दूसरे दिन एक नटखट बालक ने सुखीराम नामक मेढक को पकड़कर फिर चुपके से दूध के केन में डालकर ढक्कन बंद कर दिया। तब सुखीराम ने अपना विश्लेषण स्वोट पद्धति के आधार पर किया। स्वोट पद्धति की मान्यता है कि अपनी शक्तियों (Strength) को याद करो, कोई-न-कोई अवसर (Opportunity) जरूर निकलेगा। ऐसे में उसे याद आया कि मेढक की सबसे बड़ी क्षमता किसी भी द्रव में तैरने की है। अतः वह तीव्र गति से दूध में तैरने लगा। 10-15 मिनट निरंतर मेढक के तैरने से दूध का मंथन हो गया और उसमें मक्खन का एक ढेर बन गया, जिस पर सुखीराम बैठ गया। कुछ देर बाद ज्यों ही

दूधवाले ने केन का ढक्कन खोला, वह कूदकर बाहर निकल गया।

देखो दोस्तो! समान परिस्थिति में सुखीराम मेढक सकारात्मक वृत्ति के कारण बच जाता है और दु:खीराम डूब मरता है। हम सबको स्वयं का परीक्षण करना चाहिए कि हम किस वर्ग से हैं? हमारा दृष्टिकोण सकारात्मक है या नहीं?

ब्रह्मांड विकासमान है। क्या किसी प्राकृतिक आपदा—भूकंप, बाढ़ या महामारी से हमारी गति रुकी है? सृष्टि चल रही है। इसकी गति सकारात्मक है। क्या हम इससे सकारात्मकता का सबक नहीं सीख सकते हैं? वैदिक ऋषियों ने भी कहा है, 'चरैवेति, चरैवेति'। निरंतर सकारात्मक भाव से चलते रहो, चलते रहो।

नकारात्मकता क्या है? इसे समझने के लिए हम अपने महाकाव्यों में झाँकते हैं। रामायण के युद्ध के पीछे क्या कारण है? लक्ष्मण द्वारा शूर्पणखा की नाक काटना। नाक काटना अर्थात् किसी प्रकार की शारीरिक हिंसा सकारात्मक नहीं हो सकती। सारा जगत् रावण को दोष देता है, लेकिन लक्ष्मण की नकारात्मकता को हम नहीं देख पाते हैं। आपके समक्ष अगर कोई महिला शादी का प्रस्ताव रखे या प्रेम क स्वाँग रचे तो क्या आप उसकी नाक काट देंगे?

इसी तरह महाभारत के मूल में भी नकारात्मकता ही है। इंद्रप्रस्थ के पांडवों के राजभवन में दुर्योधन के फिसलने पर द्रौपदी का हँसना नकारात्मकता है। व्यंग्य मारना कि अंधे का बेटा अंधा ही होता है, नकारात्मकता है। क्या दुर्योधन ने साड़ी इसलिए नहीं खींची थी? हँसने की बजाय द्रौपदी को क्षमा माँगते हुए अपने जेठ की मदद को दौड़ना था। यह होती सकारात्मकता।

किसी की बुराई करना, आलोचना करना नकारात्मकता है। दूसरों की कमजोरियाँ खोजना, उनका अहित चाहना, भय, शक, संदेह करना भी नकारात्मकता की श्रेणी में आते हैं। स्वयं को हीन समझना, स्वयं को धिक्कारना, पछताना व रोना नकारात्मकता है।

अपने जीवन से सभी प्रकार की नकारात्मकता को समाप्त करना होगा। नकारात्मकता हमारे विकास में बाधक है। नकारात्मकता की मात्रा ज्यों-ज्यों घटती है, त्यों-त्यों सकारात्मकता की मात्रा बढ़ती जाती है। हमारे सोच, बोली एवं व्यवहार में सकारात्मकता होनी चाहिए। अपनी सोच को रचनात्मक बनाएँ। अपनी ऊर्जा को उपयोग की दिशा में लगाएँ।

भारत के पूर्व प्रधानमंत्री मोरारजी देसाई सकारात्मक वृत्ति रखते थे। यह एक घटना से देखा जा सकता है। लोक सेवा आयोग, बंबई को दिए साक्षात्कार में उनसे पूछा गया, ''यदि आपका चयन पी.एस.सी. परीक्षा के लिए नहीं होता है तो आप क्या करेंगे?''

उन्होंने तत्काल उत्तर दिया, ''तब मैं आई.सी.एस. बनूँगा।''

एक गिलास आधा भरा है। एक सही एवं सकारात्मक सोचवाला व्यक्ति उसे

आधा भरा कहता है और नकारात्मक सोचवाला उसे आधा खाली कहता है। गिलास में भरे पानी की मात्रा दोनों स्थितियों में समान है। परंतु दोनों व्यक्ति उसे अलग-अलग नजरिए से देखते हैं। पहले व्यक्ति का संतोष है कि कम-से-कम गिलास में पानी तो है, जबकि दूसरा व्यक्ति उसके खाली होने से असंतुष्ट है।

अमेरिकन लेखक विक्टर फ्रेंकल ने एक जगह लिखा है कि विद्यमान परिस्थिति में अपनी मनोवृत्ति को चुनना व्यक्ति की सबसे बड़ी स्वतंत्रता है।

एक ही खिड़की से झाँकनेवाले दो व्यक्ति अलग-अलग दृश्य देखते हैं। एक आकाश में झिलमिलाते तारों को देखता है, जबकि दूसरा कीचड़ और मच्छरों को देखता है। पहला सौंदर्य का आनंद ले रहा है तो दूसरा दुःखी हो रहा है।

सकारात्मक बनने के 15 व्यावहारिक उपाय

स्वीकार-भाव रखें

होनी को स्वीकार कीजिए। होने का आनंद लें। जो है वह कम है क्या? क्या आपने कभी उसका आनंद लिया है, जो आपके पास है? ईश्वर ने आपको मनुष्य बनाया, अभी तक जीवन है। क्या यह उत्सव मनाने लायक बात नहीं है?

गूँगे को मालूम है बोलने का महत्त्व, अंधे से पूछो आँख का महत्त्व, लँगड़े से पूछो पाँव के होने का मतलब। लकवा होने पर शरीर के हलन-चलन की क्षमता का महत्त्व समझ में आता है।

स्वीकार में उपलब्धि का जादू है। 'श्रीरामचरितमानस' में तुलसीदास ने ठीक ही लिखा है—"जाहि बिधि राखे राम ताहि बिधि रहिए।"

सुखी होने का सर्वोत्तम उपाय होनी को स्वीकार करना है। होनी को स्वीकारने का अर्थ योजनाबद्ध तरीके से उसका विरोध करना नहीं है; वरन् होनी की चिंता करने एवं उससे होनेवाली आकुलता से बचने से है। होनी की स्वीकारोक्ति हमें वर्तमान में जीना सिखाती है। वर्तमान में जीवन से अनावश्यक तनाव स्वतः ही कम होते हैं।

सोच-विचारों एवं धारणाओं को सकारात्मक बनाएँ

हिंदी फिल्म जगत् के महानायक अमिताभ बच्चन कुछ वर्ष पूर्व 90 करोड़ के कर्ज में डूबे थे। वे बरबादी के कगार पर थे। उनका रहने का घर तक नीलाम होने वाला था। तब अमिताभ ने अपनी समस्या का सामना कैसे किया? स्वयं अमिताभ ने यह बात पुष्पा भारती को एक साक्षात्कार में बताई है—

वह सदैव अपने पिताजी के आदर्शों पर चले हैं। बुरे दिनों में भी उन्हीं से राह पाते थे। एक दिन वह बहुत बेचैन थे। रात भर उन्हें नींद नहीं आई। प्रातः 5 बजे ही उठकर

बैठ गए। अपने पिता श्री हरिवंशराय बच्चन के एक प्रसिद्ध कथन पर वह मंथन करते रहे, "मन का हो तो अच्छा है और न हो तो और भी अच्छा है।" अमिताभ ने सोचा, वह कर्ज में डूबा है, इसमें क्या अच्छा है ? प्रकृति मुझे मेरा कर्म व्यवस्थित रूप से नहीं चलाने देना चाहती है तो मैं क्या करूँ ? मेरी फिल्में ठीक नहीं चल रही हैं। हो सकता है, व्यवसाय में व्यस्त रहने के कारण अभिनय पर ध्यान नहीं दे पाया हूँ। अभिनय में भी मुझे आजकल आनंद नहीं आ रहा है। अतः मुझे सिर्फ अभिनय पर ही ध्यान देना है। रोल सोच-समझकर करने हैं। अच्छी फिल्में करूँगा। मैं पान की दुकान तो कर नहीं सकता। यह तय करते ही अमिताभ बच्चन प्रातः ही अपने डायरेक्टर यश चोपड़ा के घर जा पहुँचे।

'चोपड़ा साहब, काम चाहिए।' उन्होंने कहा, 'मैं तो अब वृद्ध हो चुका हूँ। बेटे से कह देता हूँ। मैं उससे बात कर लेता हूँ।' तब उससे संपर्क कर काम लिया और आत्मावलोकन किया कि अभिनय में आनंद क्यों नहीं आ रहा ? उसमें कहाँ सुधार अपेक्षित है ?

उन्हीं दिनों एक दिन वे पिताजी से चर्चा कर रहे थे कि पिताजी, जीवन बड़ा संघर्षमय है। तब पिता ने कहा, 'बेटा, जीवन का नाम ही संघर्ष है। अर्थात् जीवन की अनुपस्थिति में संघर्ष नहीं रहता है। इसमें सकारात्मक बात जीवन की उपस्थिति को क्यों नहीं देखते हो ?'

व्यक्ति को अपने सोचने के बिंदु, अनुभव करने के बिंदु और कर्म करने के विषय बदलकर अपना ध्यान सकारात्मकता पर केंद्रित करना चाहिए। व्यक्ति अपनो मनःस्थिति बदले बिना अपनी सकारात्मकता को नहीं बढ़ा सकता है। इस हेतु अपनी सकारात्मक तसवीर बनाएँ। तुलसीदासजी ने ठीक ही कहा है—हम जैसे होते हैं, संसार को वैसा ही देखते हैं। 'जाकी रही भावना जैसी, प्रभु मूरत देखी तिन तैसी', अतः अपने में सकारात्मक दृष्टिकोण पैदा करें। सकारात्मक छवि विकसित करने की तकनीक का निम्न प्रकार से अभ्यास करें—

जिम्मेदारियों को स्वीकार करें, टाल-मटोल की वृत्ति त्यागें।

आशावादी बनें, भय को भगाएँ। कृतज्ञ बनें, कृतघ्न न बनें।

प्रसन्न रहें। कटु अनुभवों को छोड़ें।

अच्छी घटनाएँ याद रखें, बुरी घटनाएँ भूलें।

आध्यात्मिक बनें। कुरीतियों का त्याग करें।

अपने सद्गुणों की सूची बनाएँ, अपने दुर्गुणों को भूलें।

पिछली सफलताओं की सूची बनाएँ, पिछली असफलताओं से सबक लें।

'मैं पूर्ण नहीं हूँ, पर मैं स्वयं को चाहता हूँ', इस मनोवृत्ति का निर्माण करें। आप

निश्चय ही कुछ मायनों में विशेष व अलग हैं। सदैव अपनी आलोचना न करें। आप अनूठे एवं अद्वितीय हैं। हम किसी की नकल या कॉपी नहीं हैं।

लीक से हटकर सोचें

धारणाओं से हटकर विचार करें। अपने सोच के दरवाजे खुले रखें। मुक्त होकर सोचें। अपनी धारणा प्रणाली से बाहर निकलकर सोचें। सीता जैसी गलती न करें। सीता वनवास के दौरान छद्म वेशधारी साधु रावण के हाथों धोखा खाती हैं। वह एक धारणा का शिकार हुईं—घर आए साधु को भिक्षा देनी चाहिए। देवर लक्ष्मण द्वारा खींची रेखा भी वह पार कर भिक्षा देने लगीं। उनका अपहरण हो गया, क्योंकि वह भिक्षा देना धर्म मानती थीं। वह लीक से हटकर सोच न पाईं कि ऐसे समय में उन्हें लक्ष्मण रेखा से बाहर कदम नहीं रखना चाहिए था।

विविध दृष्टिकोण रखें

जैन धर्म की प्रसिद्ध कहानी है कि पाँच अंधों को एक हाथी का निरीक्षण करने भेजा गया। एक अंधे ने हाथी की सूँड पकड़ी। उसके अनुसार, हाथी तने जैसा है। दूसरे अंधे ने हाथी के पाँव पकड़े। उसके अनुसार, हाथी खंभे जैसा होता है। तीसरे अंधे ने हाथी के कान पकड़े। उसके अनुसार, हाथी सूप जैसा होता है। चौथे ने हाथी का पेट पकड़ा। उसके अनुसार, हाथी पखाल जैसा होता है। पाँचवें अंधे ने हाथी की पूँछ पकड़ी, जिसके अनुसार, हाथी रस्सी जैसा होता है। सभी अंधे अपनी-अपनी जगह पर सही होते हुए भी गलत हैं। दृष्टिवाला व्यक्ति सभी अंधों के वर्णन को स्वीकार करते हुए बताता है कि हाथी इससे भिन्न भी होता है। अर्थात् एक वस्तु को देखने के कई दृष्टिकोण हो सकते हैं। सभी पहलू अपनी-अपनी जगह पर सही होते हैं। इसको अपनाने से व्यक्ति में समन्वय भाव का जन्म होता है।

स्वयं को सकारात्मक सुझाव दें

आपकी दृष्टि आपके चिंतन पर निर्भर करती है। अत: अपने नकारात्मक दृष्टिकोण को सकारात्मक बनाएँ। निम्नांकित उपाय इसमें आपके लिए सहायक होंगे—

इन शब्दों को पूर्णतया छोड़ दीजिए	इन शब्दों को अपने जीवन का हिस्सा बनाइए
मैं नहीं कर सकता	मैं कर सकता हूँ
यदि	मैं निश्चय ही करूँगा
संदेह	अच्छे की आशा

मैं नहीं सोचता	मैं जानता हूँ
मेरे पास समय नहीं	मैं समय निकालूँगा
संभवत:	निश्चय ही
मुझे डर है कि	मुझे पूर्ण विश्वास है
मैं विश्वास नहीं करता	मुझे पक्का विश्वास है
'मैं' का प्रयोग कम-से-कम करें	'आप' का प्रयोग अधिक-से-अधिक करें
यह असंभव है	ईश्वर सक्षम है

नकारात्मक वृत्ति छोड़ें

नकारात्मक सोच आपकी महत्त्वाकांक्षा, ऊर्जा एवं सफलता-प्राप्ति की चाह को अशक्त बनाता है। अत: निम्न क्रिया-कलाप स्थगित करें—

नकारात्मक सोच छोड़ें।

नकारात्मक बातें छोड़ें।

नकारात्मक व्यवहार छोड़ें।

नकारात्मक लेखन छोड़ें।

नकारात्मक गतिविधि छोड़ें।

नकारात्मक सोचवाले मित्रों को छोड़ें।

नकारात्मक आलोचना छोड़ें।

चिंता एवं अपराध-बोध से बचें। ये दोनों भावनाएँ बेकार हैं। चिंता बिना लकड़ियों की धीमी चिता है। अपराध-बोध आपके आत्म-गौरव को ठेस पहुँचाता है।

धोबी की मनोवृत्ति से बचें

रामायण के अनुसार, एक मामूली धोबी द्वारा सीता पर कटाक्ष करने से राम ने गर्भवती सीता को छोड़ दिया। महाराज राम ने अपने राजधर्म की रक्षार्थ अपनी महारानी को त्याग दिया। इस तरह किसी धारणा के कारण सकारात्मकता को छोड़ना उचित नहीं है। अपनी धारणाओं को परखें, उनके शिकार न हों।

नकारात्मक व्यक्तियों पर ध्यान न दें

नकारात्मक व्यक्तियों को पहचानकर उनकी बातों को महत्त्व न दें। यह उनकी नकारात्मकता की समस्या है। उसका आपसे कोई लेना-देना नहीं। उनकी टिप्पणियों से आपको आहत नहीं होना चाहिए। यह उनकी बीमारी है, जिसकी सजा वे स्वयं भोग रहे हैं। इसलिए उनके द्वारा की गई टिप्पणियों, विचारों व कर्मों को तूल न दें। वे क्षमा के योग्य हैं।

अपने निर्णय स्वयं लें। अपनी जिम्मेदारी से नहीं बचें। क्या एक अदना सा धोबी प्रभु राम से ज्यादा समझता था? लेकिन वे भी एक धारणा के शिकार हो गए। धोबी ने सीता मैया को गलत बताया था। धोबी को दंडित करना चाहिए था। उसके बजाय उन्होंने अपनी गर्भवती सुलक्षणा सीता को निर्वासित कर दिया। ऐसी सोच से बचें।

क्षमता मस्तिष्क की एक स्थिति है। जैसे ही आप अपने विचारों को सीमित करते हैं, आप मस्तिष्क की क्षमता को सीमित कर देते हैं। जब आप नकारात्मक सोचते हैं, आप स्वयं को सीमित करते हैं।

साँप के काटे का इलाज हो सकता है, परंतु नकारात्मक सोच का कोई निदान नहीं है। केवल आप ही सकारात्मक दृष्टिकोण विकसित कर स्वयं को बदल सकते हैं। नकारात्मक सोच जीवन के अँधेरे पक्ष को ही देखता है। अपने पर भरोसा न करना सबसे अधिक नुकसानदायक है। यदि आप सोचते हैं कि आप कुछ नहीं कर सकते तो कोई आपको कैसे सहयोग कर सकता है? किसी ने ठीक ही कहा है—मरे बिना स्वर्ग नहीं मिलता।

जीवन में नकारात्मकता का मुकाबला सकारात्मक बनकर किया जा सकता है। किसी भी परिवर्तन को सकारात्मक नजरिए से देखना चाहिए, क्योंकि दृष्टि ही सृष्टि है। अतः नजरिया बदलकर आप तनावों को दूसरे दृष्टिकोण से देख सकते हैं।

संयत प्रतिक्रिया करें

किसी भी अवांछित स्थिति में हमें प्रतिक्रिया बढ़ा-चढ़ाकर नहीं करनी चाहिए, क्योंकि प्रतिक्रिया हमारे सोच को आगे बढ़ाती है। अतः गलत प्रतिक्रिया गलत सोच बढ़ाएगी। इससे हानि होने की संभावना अधिक है। अतः जितनी आवश्यकता हो उतनी ही टिप्पणी करना उचित है। अनेक बार गलत प्रतिक्रिया कर हम एक नया तनाव पाल लेते हैं। ऐसे में समीचीन प्रतिक्रिया ही सार्थक एवं उचित है। प्रायः सकारात्मक प्रतिक्रिया ही करें।

यदि आज आपसे कोई प्रेम का प्रस्ताव करे तो आप उसके नाक-कान तो नहीं काटेंगे? पंचवटी में शूर्पणखा ने लक्ष्मण को प्रणय निवेदन किया तो लक्ष्मण को उसके नाक-कान काटने की जरूरत नहीं थी। यह प्रतिक्रिया गलत थी। यही गलती रावण ने की, जब शूर्पणखा ने लक्ष्मण को दोषी बताया। रावण को पूछना चाहिए था कि बहन, आप वहाँ अकेली क्यों गईं? हमें कहतीं, हम राजदूत द्वारा प्रेम प्रस्ताव भेजते। लेकिन नहीं, उसने भी सीता-हरण की गलती की, जिसका परिणाम क्या हुआ—हम सब को विदित है। इस तरह बढ़-चढ़कर प्रतिक्रिया न करें। परिस्थिति के अनुसार क्रिया करें, कर्म करें, तीव्र प्रतिक्रिया न करें। सहज होकर, शांत होकर व्यवहार करें। वह स्वतः ही संतुलित होगा।

अपनी तुलना केवल अपने साथ कीजिए

दूसरों से स्पर्धा करना एक आवश्यक तथ्य है, परंतु दूसरों से ईर्ष्या करना आवश्यक नहीं है। आप स्वयं से ही स्पर्धा कीजिए। मैं अपने पुत्र की अंक तालिका की उसके पिछले वर्ष की अंक तालिका से तुलना करता हूँ। इस वर्ष उसने कितनी प्रगति की? तुलना नरक का दूसरा नाम है। तुलना दु:ख पैदा करती है।

समाज के साथ बदलें, समय के साथ बदलें

परिवर्तन प्रकृति का नियम है। जगत् में परिवर्तन को छोड़कर कुछ भी स्थायी नहीं है। जो समय के साथ बदल जाता है, वह जीवित रहता है। समय के साथ नहीं चलनेवाले भीमकाय डायनासोर का आज अस्तित्व नहीं है; जबकि समय के साथ बदलनेवाला नन्हा कॉकरोच आज भी अस्तित्व में है। अत: हमें समय के साथ, परिस्थिति के अनुसार बदलते हुए नई अनुकूलता विकसित करनी चाहिए।

आत्म-निरीक्षण करें

सकारात्मक बनने हेतु स्वयं के प्रति जागरूकता जरूरी है। स्वयं को जानकर, अपने सामर्थ्य को पहचानकर ही आप रचनात्मक बन सकते हैं। अपने को भूलकर या खोकर कुछ भी पाना निरर्थक है। धन कमाने की प्रक्रिया में आपने अपने आनंद को खो दिया तो धन के क्या मायने हैं? धन कमाने की अंधी दौड़ में भागना मूर्च्छित होना है। सजग व्यक्ति अपने शरीर, अपने विचार, अपने मन एवं अपनी भावनाओं को जानता है। शांत एवं स्थिर व्यक्ति ही मन की चंचलता पर काबू पा सकता है। अपनी ऊर्जा के पक्षों के प्रति जागना ही स्वयं को जीतना-समझना है।

स्वयं के प्रति जागने के लिए हमें अपनी आदतों की प्रक्रिया (Habitpattern) को समझकर उसे तोड़ना होगा। कोई उतावला है तो किसी को कार्य को टालने की, किसी को अधिक बोलने की तो किसी को चुपचाप सुनने की, भयग्रस्त होने की आदत हो या दूसरों में दोष देखने की, सिगरेट पीने की आदत हो या मदिरापान की, हमें अपनी इन आदतों की प्रक्रिया के प्रति सजग होना पड़ेगा। इससे हमारी मूर्च्छा टूटेगी और सजगता बढ़ेगी। सजगता का आना स्वयं में सकारात्मकता है।

आप जो स्वयं हैं, वह सत्य है। अपने को जानना आत्म-निरीक्षण है।

आपने अपने बारे में एक धारणा बना रखी है। जैसा मान रखा है—अपने विचारों से, प्रयत्नों से, सपनों से, सफलताओं से, असफलताओं से—वह तसवीर भी आप प्रतिक्षण अपेक्षानुसार परिवर्तित करते रहते हैं। कभी आप स्वयं को सफल मानते हैं,

कभी असफल मानते हैं, वह सब झूठ है। इस झूठ की यथार्थता को जान लेना भी एक कदम है। इस मानी हुई तसवीर को छोड़कर सत्य के पास आना अध्यात्म है।

अध्याय 17 में आप इसे विस्तार से पाएँगे।

जीत पर ध्यान दें

व्यक्ति को अपने उद्देश्य पर ध्यान देना चाहिए। अपना उद्देश्य सफल होने पर दूसरे प्रपंच में नहीं पड़ना चाहिए। व्यक्ति के हर कर्म में, हर विचार में कहीं-न-कहीं जीत होती ही है। हमें सदैव अपने सकारात्मक पक्ष पर ध्यान देना चाहिए।

शकअभ (SWOT)—विश्लेषण करें

स्वोट पद्धति की मान्यता है कि अपनी शक्तियों (Strengths) को याद करें, कोई-न-कोई अवसर (Opportunities) जरूर निकलेगा। अपनी कमजोरियों (Weaknesses) को याद करने से व्यक्ति को भय (Threats) होता है। सकारात्मक व्यक्ति अपनी अच्छाइयों पर ध्यान देता है। कमजोरियों को याद करने से नकारात्मकता बढ़ती है।

1. श (S)
   शक्तियाँ
2. क (W)
   कमजोरियाँ
3. अ (O)
   अवसर
4. भ (T)
   भय

माफ कीजिए

'क्षमा वीरस्य भूषणम्।'—भगवान् महावीर

क्षमा एक व्यवहार-कुशलता ही नहीं बल्कि एक सद्गुण भी है। क्षमा एक धर्म भी है। क्षमा कर आप बड़प्पन दिखाते हैं और स्वयं के लिए शांति खरीदते हैं। क्षमा करने में कोई धन नहीं लगता है। क्षमा भविष्य के संबंधों का द्वार है। इसी से संबंध बनते हैं। क्षमा कर कभी भी पछताने की आवश्यकता नहीं पड़ती है।

क्षमा करना हमारी मनोवृति होनी चाहिए। दिल से माफ करना चाहिए और दिल से क्षमा माँगनी चाहिए। जब आप शब्दों से क्षमा माँगते हैं, वह मात्र 10 प्रतिशत है, आँखों से क्षमा माँगना 20 प्रतिशत है, दिमाग से माँगना 30 प्रतिशत है और 40 प्रतिशत माँगना दिल से होता है। सामनेवाला व्यक्ति आपकी देह भाषा को पढ़ लेता है। इसलिए क्षमा मन, वचन एवं कर्म से माँगनी चाहिए। मात्र शब्दों से क्षमा न माँगें। माफ कर आप अपने तनावों को मिटाते हैं।

जैन धर्म में क्षमा का बड़ा महत्त्व बताया है। पर्युषण पर्व की समाप्ति पर जैनी

परस्पर क्षमा माँगते हैं। ईसाई धर्म में भी क्षमा हेतु चर्च में एक कक्ष होता है, जहाँ जाकर व्यक्ति अपने कृत्यों पर प्रभु से क्षमा माँगता है।

स्वयं को क्षमा करना सबसे बड़ी व पहली क्षमा है। माफी से माफ करनेवाला भी हलका होता है। उसे लगता है जैसे क्षमा करने से उसके सिर से कोई बोझ उतर गया है। क्षमा में दूसरा व्यक्ति इतना महत्त्वपूर्ण नहीं है। क्षमा आप अपने से प्रारंभ करें और सबको क्षमा करें। दुश्मन के लिए भट्ठी इतनी गरम न करें कि आप भी उसमें जलने लगें।

क्षमा कमजोरों का हथियार नहीं है। क्षमा करने से दुर्जनों को बल मिलता है। क्षमा करना दंड-व्यवस्था के विपरीत है। स्वाभिमान भी जैसे के साथ तैसा व्यवहार करने को कहता है। मेरे मन का एक अंश क्षमा के विरुद्ध है। मुझे भी तो सभी क्षमा नहीं करते। फिर मैं क्यों क्षमा करूँ? माफ करने में मुझे मूर्खता, बेवकूफी, दुश्मनों को प्रोत्साहन देने जैसा लगता है।

यदि मैं दिल से क्षमा नहीं माँगता हूँ तो मुझे भी क्षमा नहीं मिलती है। प्रकृति या आत्मा या मन एक कल्पवृक्ष है। हम सब यहाँ जैसा जितनी गहराई से माँगते हैं, वैसा ही परिणाम पाते हैं। इसलिए दिल से क्षमा माँगना जरूरी है। माफी माँगने के पूर्व स्वयं के मन की एकरूपता व सच्चाई पूर्णतया आवश्यक है।

भगवान् बुद्ध अपने पर थूकनेवाले को क्षमा कर देते हैं। भगवान् महावीर काटने पर चंडकौशिक को क्षमा कर देते हैं। भगवान् ईसा ने तो स्वयं को सूली पर चढ़ानेवालों के लिए कहा था, ''हे प्रभु! इन्हें क्षमा करना। ये नहीं जानते कि ये क्या कर रहे हैं।''

तनाव से बचें

यद्यपि यह उपाय उपर्युक्त विधि से एकदम विपरीत है। यह स्वीकार करने की बजाय लड़ना सिखाती है। जब कभी तनाव को स्वीकार करना वश नें न हो तो स्वीकारने की बजाय तत्क्षण जड़-मूल से इसका विरोध कर उसको नकारना भी उचित है। दूसरे व्यक्तियों को अपनी सीमाओं से, पसंद से अवगत कराएँ, ताकि वे वैसा व्यवहार न करें, जिनसे तनाव होता हो।

जब बच्चे को कुछ पसंद नहीं आता है तो वह विरोध-स्वरूप चीखता है, रोता है, चिल्लाता है। आप भी इसी तरह अपनी अस्वीकृति को दिखाएँ।

अनेक बार गलत प्रतिक्रिया नए तनाव को आमंत्रण देती है। उससे बचने की जरूरत है। जहाँ तक हो सके, तनाव को अपनी तरफ से आगे न बढ़ाएँ। ईर्ष्या, प्रतिद्वंद्विता दूसरों को नीचा दिखाने के क्रम में तनाव न बढ़ाएँ। काल्पनिक भय से बचें। बर्ट्रेंड रसेल ने दस वर्षों तक अपनी चिंताओं को लिखा। उसके बाद उसे ज्ञात हुआ कि उसकी 10

प्रतिशत चिंताएँ भी वाजिब नहीं थीं। 90 प्रतिशत आशंकाएँ, जो उसने लिखी थीं, वे कभी नहीं घटीं। अपनी चिंताएँ लिखने से 90 प्रतिशत चिंताएँ अपने आप कम हो जाएँगी।

क्या आपने कभी क्षमा करके सुख नहीं पाया है ? अपने उस समय के अनुभव को याद कर क्षमा का महत्त्व जानें।

मैं पाँव में जूते नहीं होने से निराश हूँ; लेकिन तभी मैं गली के छोर पर ऐसे व्यक्ति को देखता हूँ, जिसके पाँव ही नहीं हैं।

कंप्यूटर के क्षेत्र में एक प्रसिद्ध कहावत है—

बुरे विचार अंदर, बुरे विचार बाहर।
अच्छे विचार अंदर, अच्छे विचार बाहर॥

हम उजाले के प्रति भी नकारात्मक हैं तो उसमें अँधेरा ही दिखाई देगा और अगर अँधेरे के प्रति रचनात्मक हैं तो उसमें भी एक उजाला दिखाई देगा।

□

9

तनाव जीतने की पातंजल-विधि

योग एवं प्राणायाम व्यस्त जीवन में तनाव को कम करने के सर्वश्रेष्ठ प्राचीन साधन हैं। योग का यहाँ अर्थ आसन करने से है। इससे शरीर में व्याप्त विषाक्त पदार्थ कम हो जाते हैं। प्राणायाम मुख्यतः प्राणों का व्यायाम है। इससे प्राण ऊर्जा मजबूत होती है।

इसके लिए आप किसी योग प्रशिक्षक की सहायता ले सकते हैं। स्वामी रामदेव का एक सप्ताह का शिविर करना भी अच्छा रहेगा। यह न कर सकें तो कैवल्यधाम, लोनावाला जिला पुणे या बिहार योग विद्यालय, मुंगेर से प्रकाशित पुस्तकों को पढ़कर योग प्रारंभ करें। प्रतिदिन इसे कम-से-कम आधा घंटा जरूर करें।

महर्षि पतंजलि ने योग से आत्म-साक्षात्कार का पथ दिखाया। आज यह सभी प्रकार के तनावों का निराकरण करनेवाला विज्ञान है।

योग से तनाव कैसे कम होते हैं

तनाव मन की व्याधि है और योग संतुलन का विज्ञान। आसन एवं प्राणायाम से शारीरिक और मानसिक तनाव दूर होते हैं। मोटे रूप में भावानात्मक तनाव ध्यान से कम होते हैं। समग्र तनाव योग-निद्रा से मिट सकते हैं।

वैज्ञानिक दृष्टिकोण योग पर शोध

योगासनादि प्रक्रियाओं का शरीर व मन पर क्या प्रभाव पड़ता है ? योग के प्रभाव के कारणों का वैज्ञानिक अध्ययन अब प्रारंभ हो चुका है। यौगिक क्रियाओं एवं शरीर विज्ञान के बीच क्या संबंध है और इन क्रियाओं से शरीर के जैव रसायन व जैव भौतिकी

में क्या फर्क पड़ता है ? किस आसन के करने से कौन से हारमोंस का स्राव होता है ? वैज्ञानिक दृष्टिकोण इस शोध को समाज में प्रभावी रूप से मान्यता दिलाता है। तभी तो आज योग का विधिवत् प्रशिक्षण दिया जाता है। महाविद्यालयों तक में अनेक पाठ्यक्रम शुरू हुए हैं।

शरीर रचना-शास्त्र और शरीर क्रिया-विज्ञान (फिजिओलॉजी) को योग कैसे प्रभावित करता है, इस पर आजकल बहुत शोध-कार्य हो रहे हैं। योग से व्यक्ति की मानसिकता पर पड़नेवाले प्रभावों का आकलन भी हो रहा है।

आजकल योग पर अनुसंधान चल रहा है। कैवल्यधाम, लोनावाला एवं पतंजलि योगपीठ, हरिद्वार में इस दिशा में काफी कार्य हो रहा है। इनसे यह प्रमाणित हो गया है कि योगाभ्यास करने से हमारी प्रतिरोध क्षमता बढ़ती है और अनेक रोगों का उपचार होता है। विश्रांतिकारक आसन से उच्च रक्तचाप कम होता है। पवन मुक्तासन से गैस व अपच की व्याधि दूर होती है। प्राणायाम से थकान, तनाव एवं निराशा घटती है और प्राण-ऊर्जा बढ़ती है।

योगासन करें

सुखपूर्वक बैठने की स्थिति को बोलचाल की भाषा में आसन कहते हैं, जबकि योग-शास्त्र में आसन उस स्थिति को कहते हैं, जिस स्थिति में दूसरी कोई भी हलचल या कार्य अपेक्षित नहीं है। आसन पूर्ण विचार से, जाग्रत् अवस्था में लक्ष्यपूर्वक लगाया जाता है। वह स्थिर एवं सुखदायी भी होता है।

आसन के दो प्रमुख अंग हैं—

1. हलचल—आसन लगाने व छोड़ने के पूर्व कुछ-न-कुछ हलचल जरूर करनी पड़ती है। यह हलचल धीरे-धीरे और सहजता से करने पर थकान नहीं लगती है।

2. स्थिरता—इस अवस्था में कुछ देर तक कोई हलचल नहीं करनी है। इस अवस्था में कुछ देर तक रहना है। श्वासों पर ध्यान देने से विचार घटते हैं। तभी आसन का लाभ शारीरिक, मानसिक ही न होकर आध्यात्मिक तक हो जाता है।

हमारा देह-मंदिर कोशिका रूपी ईंटों से बनता है। कोशिकाओं का समूह मिलकर ऊतक एवं धातु बनाता है। इन ऊतकों से हमारे अंग बनते हैं और संबंधित अंग मिलकर एक संस्थान का निर्माण करते हैं। मनुष्य ऐसे ही नौ संस्थानों का समुच्चय है, जिससे हम बने हैं। हमारा स्वास्थ्य इन ऊतकों के स्वास्थ्य पर निर्भर है। सभी ऊतकों के स्वास्थ्य हेतु तीन शर्तें हैं—

1. अंत:स्रावी ग्रंथियों का स्रावों तथा पोषक द्रव्यों का निरंतर प्रदाय।

2. मल द्रव्यों का नि:शेष उत्सर्जन।

3. नाड़ी संस्थान का स्वास्थ्य कार्य।

योगासन एवं प्राणायाम द्वारा हम समस्त क्रियाओं को मजबूत कर स्वयं को स्वस्थ रखते हैं।

पाचन-तंत्र पोषक द्रव्यों को शरीर की प्रत्येक कोशिका तक पहुँचाता है। श्वसन तंत्र ऑक्सीजन पहुँचाता है और अंत:स्रावी ग्रंथियाँ अपने रसायनों को शरीर में पहुँचाती हैं। इस हेतु सीधा बैठना, पवन मुक्तासन, सर्वांगासन, वज्रासन, पेट के आसन आदि सहायक हैं।

आसनों का उद्देश्य

1. स्वास्थ्य में सुधार करना और उसे बनाए रखना।
2. शरीर की अस्थिरता को कम करना, उसे लचीला बनाना एवं उसकी प्रतिरोधक क्षमता बढ़ाना।
3. मन को शांत करना, विचारों को कम करना एवं संतुलित विचारों को जन्म देना।
4. भावनाओं को संतुलित करना एवं उनमें समन्वय बैठाना।
5. चक्र एवं कुंडलिनी शक्ति को जगाना।
6. शरीर, मन और आत्मा—तीनों का विकास करना।

आसन और व्यायाम

घूमना, कसरत करना, जिम में जाना, एरोबिक्स आदि व्यायाम हैं।

	व्यायाम	*आसन*
उद्देश्य	शारीरिक श्रम शारीरिक सौष्ठव और बल-वृद्धि	शारीरिक स्थिरता और मन पर नियंत्रण एवं आत्मविकास।
तकनीक	हलचल	धीरे-धीरे सहजता से।
शारीरिक अंग	हाथ, पैरों एवं सीने का ज्यादा महत्त्व, पेशियों का संवर्धन	मेरुदंड, पेट के साथ पूरे शरीर पर जोर, लचीलापन
वृद्धावस्था	व्यक्ति थककर परेशान हो जाता है।	बुढ़ापा शांत एवं सहज हो जाता है।
नींद	नींद अधिक आती है।	मात्रा घट जाती है।
जीवन	जीवन स्पर्द्धात्मक	संतोष, समर्पण एवं सहजीवन
मानसिक परिवर्तन	क्रोध, चिड़चिड़ापन एवं तनाव	प्रसन्नता, स्फूर्ति, शांति और लगन में वृद्धि।

आसनों का वर्गीकरण

1. **शरीर संवर्धनात्मक आसन**—वे आसन, जिनके करने से स्वास्थ्य में सुधार होता है या बीमारी में लाभ होता है। पवनमुक्तासन, हलासन, सर्वांगासन आदि आसनों से शरीर स्वस्थ होता है।
2. **विश्रांतिकारक आसन**—वे आसन, जिनके करने से व्यक्ति विश्राम को प्राप्त कर सकता है। प्रमुखतः शवासन, बाल्यासन एवं मकरासन शांति देनेवाले आसन हैं। इन आसनों को करने से सिर्फ शरीर को ही नहीं, मन और चित्त को भी विश्राम मिलता है।
3. **ध्यानोपयोगी आसन**—जिन आसनों को करने से ध्यान में सहायता मिलती है, उनको ध्यानोपयोगी आसन कहते हैं। पद्मासन, सिद्धासन एवं स्वस्तिकासन जैसे आसनों में शक्ति का व्यय कम-से-कम होता है और ये ध्यान हेतु बैठने में सहायक होते हैं।

सावधानियाँ

शरीर विज्ञान की दृष्टि से आसन करने से पहले, करते समय तथा आसन के बाद कुछ सावधानियाँ बरतनी जरूरी हैं—

आसन करने से पहले—

1. सूर्योदय से पूर्व उठकर कम-से-कम एक गिलास पानी पीएँ।
2. शौच और स्नान के बाद योगाभ्यास करें।
3. स्नान के लिए पानी न अधिक गरम, न अधिक ठंडा हो। शरीर के तापमान के समान पानी का तापमान होना चाहिए।
4. आसन करते समय ढीले कपड़े पहनें।
5. खुले में या हवादार कमरे में आसन करें। प्रतिदिन एक नियत स्थान पर अभ्यास करना चाहिए।
6. पंखा न चलाएँ तो अच्छा है। प्राकृतिक वातावरण ठीक रहता है।
7. जमीन पर चटाई, कंबल या चादर बिछाकर उस पर आसन करें।
8. आसन करने से पहले कुछ न खाएँ। भरपूर भोजन के चार घंटे बाद या अल्पाहार के दो घंटे बाद या भारी पेय लेने के एक घंटे बाद तथा पानी पीने के आधा घंटे बाद आसन करने चाहिए। आसन करते वक्त पेट खाली होना चाहिए।
9. आसनों का क्रम एवं प्रकार किसी प्रशिक्षक से जानें।
10. महिलाएँ मासिक धर्म के दिनों में आसन न करें। सिर्फ शवासन, अनुलोम-

विलोम, प्राणायाम एवं ध्यान कर सकती हैं। गर्भावस्था के छठे महीने बाद भद्रासन, शवासन, वज्रासन, पर्वतासन और प्राणायाम ही करें।

11. आसन करने से पहले पूजा-पाठ किया जा सकता है।
12. यदि शरीर में कोई रोग या चोट लगी हो तो प्रशिक्षक को बताकर उसके निर्देशानुसार आसन करें।

आसन करते समय—

1. शांत और प्रसन्न होकर आसन करें। गुस्से में, चिढ़ते हुए, टी.वी. देखते हुए आसन न करें। आसन करते समय बिना ताल का हलका संगीत सुन सकते हैं।
2. पेशाब, शौच, गैस, जम्हाई आदि प्राकृतिक आवेग को रोकना नहीं चाहिए।
3. तीव्र बुखार, तीव्र दमा एवं तेज खाँसी होने पर आसन न करें या योग प्रशिक्षक से पूछकर करें।
4. आसन करते समय जल्दबाजी ठीक नहीं है। आसन करते समय ज्यादा जोर न लगाएँ।
5. आसन करते समय किसी अन्य साथी से प्रतिस्पर्द्धा नहीं करनी चाहिए। अपनी शक्ति की सीमा से बाहर न जाएँ।
6. वृद्धजन कठिन आसन न करें, क्योंकि उनकी हड्डियाँ और जोड़ कमजोर होते हैं।
7. यदि शरीर में कोई रोग या चोट लगी हो तो प्रशिक्षक को बताकर उसके निर्देशानुसार आसन करें।
8 आसन करते समय आँखें बंद रखना बेहतर है, क्योंकि ऐसे में ध्यान नहीं बँटेगा और लाभ गहरा होगा।
9. आसनों के अंत में शवासन करना चाहिए।
10. आसनों को होने दें, करें कम; अर्थात् आसन सहजता से करें।
11. सोलह वर्ष से कम उम्र में बंध न लगाएँ।
12. श्वासों की गति असामान्य होने पर कुछ पल का विश्राम कर श्वासों को सामान्य कर आगे के आसन करें।

आसन करने के बाद—

1. आसनाभ्यास के बाद शवासन करें, तत्पश्चात् कपालभाति, प्राणायाम और बाद में नादब्रह्म की साधना करनी चाहिए।
2. यदि आसन के बाद स्नान करना है तो आधे घंटे बाद कीजिए। आसन करने के बाद कम-से-कम आधे घंटे तक कुछ न खाएँ।

3. नीचे बिछाई हुई चादर, कंबल आदि अच्छी तरह तह करके दूसरे दिन के अभ्यास के लिए ठीक तरह से रखिए। इनको किसी अन्य काम, जैसे—सोने के लिए प्रयोग में नहीं लेने चाहिए।
4. आसन करने के बाद अपने अनुभवों को याद कीजिए कि इससे आपको आनंद एवं खुशी मिल रही है या नहीं। हमेशा मन व शरीर पर आसनों के होनेवाले प्रभावों को महसूस करें।

आसन अपनी शारीरिक क्षमता एवं उम्र को ध्यान में रखकर करने चाहिए।

रीढ़ की हड्डी में दर्द एवं किसी भी प्रकार की समस्या हो तो आगे झुककर करनेवाला कोई आसन न करें, वरना समस्या बढ़ सकती है। नाभिगत हर्नियावाले व्यक्ति पीछे झुकने से संबंधित आसन न करें। महिलाएँ गर्भावस्था के तीन माह बाद आसन करने से पूर्व चिकित्सक से सलाह लें।

प्रारंभ में योग प्रशिक्षक के निर्देशन में आसन करने चाहिए। थोड़ी कुशलता हासिल करने के बाद स्वयं आसनाभ्यास करें, ताकि हानि न हो।

मैं पहले योग क्यों नहीं करता था ?

बहानासाइटिस—मेरे बहाने

- मुझे योग से होनेवाले लाभों का ज्ञान नहीं था, क्योंकि मेरी समस्त धारणाएँ, ज्ञान एवं निर्णय योग के खिलाफ थे, अतः योग पर भरोसा नहीं था। इसलिए मैं योग नहीं करता था।
- मेरे परिवार व गाँव में कोई योग नहीं करता था, अर्थात् योग के संस्कार मुझे नहीं मिले।
- सदैव भ्रम में रहा कि योगाभ्यास करूँ या न करूँ। एक मन कहता, योग करना चाहिए; दूसरा मन मना करता। इस तरह समय निकलता रहा।
- मेरा किसी योग प्रशिक्षक से संपर्क नहीं था और मैं उन्हें बाजारवाद का प्रतिनिधि मानता था कि वे अपने लाभार्थ योग के गुण गाते हैं।
- मैंने कभी योग पर अच्छा साहित्य नहीं पढ़ा। कभी एकाध किताब पढ़ी तो बात जँची नहीं।
- मैंने किसी रोगी को योग से ठीक होते नहीं देखा, इसलिए मैंने भरोसा नहीं किया।
- मैं आलस्य के कारण सदैव कुछ करने से बचना चाहता था, अतः आलस्यवश योग नहीं किया।
- समय का प्रबंधन न करने के कारण सदैव सोचता रहा कि योग करने के लिए मेरे पास समय नहीं है।

- मुझे योगासन–प्राणायाम झंझट लगते थे, क्योंकि इसमें श्रम लगता था, जिससे मैं बचना चाहता था।
- मेरे पूर्वग्रह योग नहीं करने के पक्ष में थे, अतः मैं उन पर विश्वास नहीं करता था और योग मुझे अच्छा नहीं लगता था।
- मैं देर से उठता था। सुबह बढ़िया नींद आती थी, इसलिए योग नहीं करता था।
- मैं कई बार अपनी धार्मिक क्रियाओं में व्यस्त रहा। इस कारण योग के लिए समय नहीं मिला।

मैं अब योग क्यों करता हूँ ?

- योग द्वारा शारीरिक, मानसिक एवं आध्यात्मिक स्वास्थ्य ठीक रहता है।
- शरीर मेरा सबसे निकटतम दोस्त है। उसको योग से तनाव–मुक्ति मिलती है। शरीर के सभी संस्थान सुचारु रूप से कार्य करते हैं। शरीर में सामंजस्य, समन्वय व लचीलापन बढ़ता है।
- इससे रोग प्रतिरोधक क्षमता बढ़ती है।
- प्राणायाम द्वारा मन शांत होता है, दमित व नकारात्मक भावनाएँ मिटती हैं।
- मन शुद्ध एवं भावनाएँ पवित्र होते हुए प्राण–ऊर्जा बढ़ती है।

मन के नियंत्रण की सीढ़ी—प्राणायाम

'प्राणायाम' शब्द 'प्राण' और 'आयाम'—इन दो शब्दों से बना है। 'प्राण' हमारी जीवन–शक्ति एवं जीवन है, जिसके कारण मन से लेकर सभी इंद्रियों को कार्य करने की शक्ति एवं प्रेरणा मिलती है। प्राण शुद्धतम ऊर्जा है, प्राण ही औषधि है, प्राण ही ब्रह्म एवं अस्तित्व का कारण है। रक्ताभिसरण, श्वसन आदि कार्य इसी प्राण–शक्ति के कारण चलते रहते हैं। 'आयाम' शब्द का अर्थ प्राण–शक्ति पर ऐच्छिक नियंत्रण लाना और उसका विस्तार करना होता है। यह एक यौगिक श्वसनाभ्यास है।

प्राणायाम का उद्देश्य

विशेष कौशलपूर्वक कार्य करने हेतु शरीर स्थिर एवं मन शांत होना चाहिए। शरीर एवं मन श्वसन द्वारा जुड़े हुए हैं। उदाहरण के लिए, जब हम सुई में धागा डालते हैं तब हमारा श्वास कुछ क्षणों के लिए रुक जाता है। जब हम पूरी ताकत से किसी को धक्का लगाते हैं तो स्वतः ही कुंभक लग जाता है, यहाँ तक कि हमारा विचार–प्रवाह रुक जाता है। इसका मतलब यह हुआ कि हमारा ध्यान लगना या मन का केंद्रित होना और श्वसन का आपस में संबंध है। हमारे श्वसन के एक छोर पर प्राण है तो दूसरे पर मन

है। तभी तो प्राणायाम द्वारा मन को जीता जा सकता है।

भावनाओं का परिणाम मानसिक स्थिति पर होता है और इससे हमारा नाड़ी संस्थान भी प्रभावित होता है, जिसके फलस्वरूप श्वसन भी बदल जाता है। इसका अर्थ यह हुआ कि यदि हमने अपनी श्वसन क्रिया को योग्य तरीके से बदल दिया और नियमित पालन किया तो हम अपनी भावनाओं एवं मन पर निश्चित रूप से नियंत्रण कर सकेंगे।

प्राणायाम का एकमात्र और महत्त्वपूर्ण उद्देश्य मन पर नियंत्रण पाना है; क्योंकि जब मानसिक स्थिरता, शांति व एकाग्रता विकसित होगी तभी हम प्रत्याहार, धारणा, ध्यान एवं समाधि की ओर अग्रसर हो सकेंगे। हमारे ज्ञान पर जो आवरण है, वह हट जाता है। हमारी आकलन शक्ति बढ़ती है। सत्य का ज्ञान होता है।

प्राणायाम में हम जब नियमित रूप से, ध्यानपूर्वक, विशेष अनुपात रखकर श्वसन करते हैं तो इससे मन का शिथिलीकरण होता है, अहंकार का लोप होता है। फलस्वरूप वासनाएँ व इच्छाएँ कम हो जाती हैं। अंत:करण शुद्ध, निर्मल एवं उदात्त होता है। व्यक्तित्व का विकास होता है।

प्राणायाम की विशेषताएँ

प्राणायाम में 1:4:2 या 1:4:2 के अनुपात में पूरक, कुंभक व रेचक क्रिया होती है। श्वास भरने को पूरक, रोकने को कुंभक एवं श्वास छोड़ने को रेचक कहते हैं। मन का वहाँ रहना बहुत आवश्यक है। हठयोग ने प्राणायाम में कुंभक की स्थिति में तीनों 'बंध' लगाने के लिए कहा है। प्राणायाम के कम-से-कम 10 आवर्तन बताए गए हैं। प्राणायाम करने के लिए ध्यानात्मक आसन में बैठना लाभप्रद है। मेरुदंड को सीधा रखने से गुरुत्वाकर्षण की भूमिका घटेगी और साधक की स्थिरता बढ़ेगी।

सावधानियाँ

- आसन के उपरांत तथा ध्यान से पूर्व प्राणायाम करें।
- प्राणायाम शांत व हवादार जगह पर करें।
- प्राणायाम करते वक्त आँखें बंद रखिए, ताकि मन भटके नहीं।
- प्राणायाम के समय शरीर को अधिक-से-अधिक शिथिल रखें।
- पूरक के लिए श्वास लेना या रेचक में श्वास छोड़ना—ये क्रियाएँ शांति से, धीरे-धीरे किसी प्रकार की जल्दबाजी किए बिना करनी चाहिए।
- पूरक-कुंभक-रेचक का सुयोग अनुपात तथा तालमेल साध्य होने के लिए हवा का मार्ग सुयोग्य रीति से नियंत्रित करना जरूरी है।
- प्राणायाम में मूल बंध, जालंधर बंध व उड्डियान बंध लगाने चाहिए।

- कम-से-कम 10 से 20 आवर्तन किसी भी प्राणायाम के सुबह-शाम होने चाहिए।
- दीर्घ श्वसन प्राणायाम नहीं है। प्राणायाम एक आसन में बैठकर शांत चित्त से किया जाता है।
- प्राणायाम का अधिकता से अभ्यास करनेवालों को धूम्रपान, तंबाकू, मांस, शराब जैसी उत्तेजक वस्तुओं का सेवन नहीं करना चाहिए।
- किसी प्रकार की शारीरिक समस्या या बीमारी की अवस्था में चिकित्सक की सलाह से ही प्राणायाम करें।

प्राणायाम के लाभ

भाव सहित करे या प्राणायाम, रोग-मुक्ति ताहि को होय।

- प्राणायाम से साधक को ऊर्जा, शांति एवं आनंद प्राप्त होता है। इससे थकान, तनाव एवं निराशा मिटती है।
- सही प्राणायाम करने से ध्यान और गहरा होता है।
- मानसिक व्याधियाँ मिटती हैं, चिंतन शक्ति का विकास होता है।
- साधक प्राणायाम से अनंत का साक्षात्कार कर सकता है।
- यह हमें प्रत्याहार की ओर अग्रसर करता है और राजयोग की ओर बढ़ाता है।
- प्राणायाम से सभी शरीरस्थ व्याधियाँ जड़-मूल से समाप्त होती हैं।
- स्वयं को स्वस्थ रखने में सहायक है।

योग के अनुसार, जो व्यक्ति पतला एवं कांति-युक्त नहीं है, उसकी नाड़ियाँ शुद्ध नहीं हैं, अर्थात् शरीर से उसके त्याज्य पदार्थों को बराबर बाहर नहीं फेंका जाता है। उसका तंत्र ठीक काम नहीं कर रहा है। अत: उसे धौति, बस्ति, नेति, त्राटक, नौलि एवं कपालभाति नामक शोधन क्रियाएँ करनी चाहिए, ताकि वह स्वस्थ हो सके।

ध्यान करें

ध्यान क्या है ?

स्वयं को जानना ही ध्यान है। ध्यान को अनेक रूपों में जाना जाना है। आत्म-तत्त्व का साक्षात्कार ध्यान है। आत्मज्ञान प्राप्त करना ध्यान है। स्थितप्रज्ञता ध्यान है। ध्यान का अर्थ स्व में स्थित हो जाना है। निज पर आ जाना ध्यान है। अपनी चेतना में रमण करना ध्यान है। चेतन मन को इस तरह मोड़ना कि वह अपने में सिमट जाए। अपनी चेतना को विकसित कर उसमें समा जाना एवं सब बाह्य व्यवहार को मौन कर देना ध्यान है। ध्यान से व्यक्ति अपनी अंतर्यात्रा करता है। अपने को जान लेना, आत्मज्ञान प्राप्त करना, स्वयं को समझ लेना ध्यान है। सत्, चित्, आनंद को उपलब्ध हो जाना ध्यान है।

तनाव और ध्यान

आज का मनुष्य तनाव एवं कुंठा से ग्रस्त है। आशाओं एवं अपेक्षाओं से घिरा मन संतुलित नहीं रहता है। विचारों की उधेड़-बुन में वह स्पष्ट सोच तक नहीं पाता है। विचारों ने उसे घेर लिया है, जिससे उसका संतुलन गड़बड़ा गया है। प्रत्येक व्यक्ति व्यथित है, अपने को उलीचना चाहता है, कहीं कुछ पाना चाहता है। लेकिन उसकी कहीं कोई सुनता नहीं है। अपनों से घिरा होकर भी वह सदैव अकेला है। उसके पास भौतिक सुविधा है, लेकिन उसका रस लेने की सामर्थ्य उसमें नहीं रही। जीवन में प्राप्त सारी सफलताएँ भी अनेक बार उसे निरर्थक लगती हैं। कुछ बनकर भी असहाय है। परिवार से घिरा हुआ है, लेकिन उस तक प्यार नहीं पहुँच रहा है। आंतरिक बेचैनी से निजात पाने का वह प्रयत्न करता है, लेकिन उसे सारे सुख तुच्छ लगते हैं।

ऐसे में व्यक्ति को सुखी होने हेतु अपने आवरण उतारने पड़ते हैं, मुखौटे खोने पड़ते हैं। उसके लिए उसे अपने दमित आवेगों, आवेशों एवं भावनाओं का रेचन करना जरूरी है। दमित व्यक्तित्व तथ्यों को अपने सही स्वरूप में समझ नहीं पाता है। अत: उसका निकास करने के लिए ध्यान अति आवश्यक है। इसलिए वर्तमान में निष्क्रिय ध्यान, जैसे—विपश्यना, त्राटक, मंत्र साधना कम उपयोगी हैं। व्यक्ति के भीतर छिपे उपद्रवों को ऐसे ध्यान निकाल नहीं पाते हैं। इसलिए आज एक सक्रिय ध्यान की जरूरत है। ओशो ने एक सक्रिय ध्यान बताया है, जो आज के युग में अधिक उपयोगी प्रतीत होता है।

मनुष्य मात्र देह नहीं है। मनुष्य मात्र मन यानी विचारनेवाला भी नहीं है। मनुष्य मात्र मन और देह का संयोजन भी नहीं है। हमारा जीवन देह, मन के साथ चेतना का जोड़ है।

अंतर्यात्रा

ध्यान को प्राप्त व्यक्ति अपनी बाह्य यात्रा कम कर देता है। सांसारिक कामनाएँ एवं वासनाएँ ध्यान से स्वत: छूट जाती हैं। इच्छा, काम, अहंकार, वासना आदि अपनी चमक खो देते हैं। ध्यान को प्राप्त व्यक्ति अपनी भौतिक उपलब्धियों को गौण बना देता है। वह 'पर' को पहचानकर उसकी अनदेखी करता है, जिसको 'स्व' की, अपनी आत्मा की, चेतनता की महिमा समझ में आ जाती है और 'पर' से, अहं से, पदार्थों से अपना मन हटा लेता है। ध्यान को उपलब्ध व्यक्ति सांसारिक दौड़ से हट जाता है। हीरे को प्राप्त व्यक्ति कोयले के फेर में नहीं पड़ता है।

बाह्य यात्रा के कम होते ही भीतर के द्वार खुल जाते हैं। व्यक्ति स्वयं की थाह पाता है। अपने मन में चलते विचारों व कार्यों को देखता है। अपने मंतव्यों को समझने

लगता है। ध्यान स्वयं के कार्यों एवं विचारों की जड़ में ले जाता है।

ध्यान का अर्थ यहाँ एकाग्रता नहीं है, व्यक्ति का स्वयं में रमना व जमना है। ध्यान कोई शारीरिक क्रिया व विचारों के साथ तादात्म्य करना नहीं है। यह स्वयं का स्वयं के प्रति साक्षी होना है। साक्षी-भाव उत्पन्न करने हेतु साधक को अपनी गतिविधियों के प्रति सजग होना पड़ता है। श्वासप्रेक्षा, भावप्रेक्षा व विचारप्रेक्षा द्वारा स्वयं के प्रति सजग हुआ जा सकता है। प्रत्येक व्यक्ति के लिए ध्यान की अलग पद्धति होती है। ओशो ने ध्यान की 112 विधियों की चर्चा की है। पूरे विश्व में एक ही ध्यान है और वह है साक्षीत्व की कला, जिसमें ध्यान के 3 अंग हैं—

विश्राम—मन के साथ कोई संघर्ष नहीं, मन पर कोई नियंत्रण नहीं, कोई एकाग्रता नहीं। पूर्ण विश्राम में रहकर प्रत्येक कार्य करें।

साक्षीत्व—जो भी चल रहा है, उसे बिना किसी हस्तक्षेप के बस शांत सजगता से देखो भर। शांत होकर द्रष्टा होकर मात्र देखना है।

अनिर्णय—बिना किसी निर्णय और मूल्यांकन के बस विचारों, श्वासों को देखते रहो। अपनी राय मत बनाओ, भले-बुरे का परीक्षण मत करो, बस स्वीकार भाव में रहो। यही निष्काम भाव है। इसी अवस्था में निर्विवेचनात्मक दृष्टिकोण का जन्म होता है।

इन तीनों का पालन जीवन के किसी कार्य-संपादन में करें तो वह कार्य स्वतः ध्यान हो जाता है। पूर्ण शरीर, मन एवं भावदशा को विश्राम में रखते हुए साक्षीपूर्वक कोई भी कार्य करें और तत्समय किसी का मूल्यांकन न करें। बस, जानने-देखनेवाले होकर शांति से बिना टीका-टिप्पणी के, विचार के कार्य करें तो ऐसा प्रत्येक कार्य स्वतः ही ध्यान बन जाता है। ध्यान की अवस्था में किए गए कर्म को ही निष्काम कर्म कहते हैं। वीतरागी भरत के कार्य ऐसे ही थे। महाराज जनक कार्यों को ऐसे ही करते थे। तभी तो उनके कार्य, कार्य न होकर ध्यान हो जाते थे। श्रीकृष्ण ने अर्जुन को इसी तरह के कार्यों को निष्काम कर्म कहकर बताया है।

ओंकार उच्चार

नादब्रह्म : संपूर्ण योग साधना

दुनिया की सबसे लोकप्रिय ध्यान विधि नाद ब्रह्म : ओंकार का जप है। तभी तो सभी धर्मों ने इसे अपनी तकनीकी भिन्नता के साथ अपनाया हुआ है। जब व्यक्ति अपने दिव्य कर्ण की सहायता से संसार की अनादि मौलिक ध्वनि यानी अनहद नाद सुनता है तो उसकी ध्वनि ओम जैसी होती है। हिंदू संस्कृति में इसे ईश्वर के रूप में समझते हैं।

'ओम' का उच्चारण हमारी चेतना को फैलाता है। यह गुंजार हमें अनंत से जोड़ता है। इसमें व्यक्ति की चेतना ब्रह्मांड की चेतना से मिलती है। व्यक्ति अपने शरीर

को भूलकर समष्टि से एकाकार होता है, स्वयं को अपनी सीमाओं से परे अनुभव करता है। ओम जगत् की बुनियादी मूल ध्वनि है, जिसे 'अनहद नाद' कहते हैं। यह ध्वनि निरंतर बज रही है। हम उसे स्थूल कानों से सुन नहीं सकते हैं। उसे सुनना ही उससे जुड़ना—एक रूप होना है। यही नादब्रह्म है।

'ओम' का व्याकरण-दृष्टया कोई अर्थ नहीं निकलता, फिर भी उसके कई अर्थ हैं। पतंजलि मुनि ने कहा है कि 'तस्य वाचकः प्रणवः'। ॐकार जप से कुंडलिनी शक्ति जाग्रत् हो सकती है। ओम याने नादब्रह्म। यह नादब्रह्म हमें आनंद प्रदान करता है, शांति प्रदान करता है।

विधि

सुखासन, पद्मासन, अर्धपद्मासन या सामान्यतः जैसे बैठते हैं वैसे ही बैठिए, लेकिन रीढ़ सीधी रखिए। 'ॐ' के लिए शरीर और मन को स्थिर रखिए। 'ओ' को उच्चारित करने हेतु होंठों को खुल्ला रखें तथा होंठों को गोल करें और 'म' के लिए होंठों को बंद रखते हुए बोलें। होंठों को बंद करने के बाद 'म्' के लिए थोड़ा समय दीजिए। प्रारंभ में 'ओं' का उच्चारण मूलाधार व मणिपूर चक्र तक ध्यान लगाते हुए करें। 'म' का उच्चारण अनहद से आज्ञाचक्र की ओर ध्यान लगाते हुए करें। पहले तीन माह तक निरंतर सुबह-शाम रोज आधा-आधा घंटा सुमधुर ध्वनि से उच्चारण करें। फिर तीन माह तक मन में बोलें। इसके बाद स्वतः ही जाप अनहद नाद सुनाई देगा। इसी को 'अजपा जाप' कहते हैं।

लाभ

ॐ का उच्चारण उचित ढंग से होना चाहिए। कैवल्यधाम योग संस्थान में किए गए अनुसंधान के अनुसार, निचले स्वर में 10 बार ॐ का उच्चार करने से मन जल्दी अंदर की ओर मुड़ता है, मस्तिष्क में शांति प्राप्त होती है तथा ध्यान की प्रक्रिया आसान होती है। ऊँचे स्वर में ॐ का उच्चारण करने से अनुकंपी स्वायत्त नाड़ी संस्थान का प्रभाव थोड़ा अधिक उत्साह से बढ़ता है। वैसे शांति और शिथिलीकरण दोनों में होता है। ॐ का जाप करने से उच्च रक्तचाप कम होकर उचित स्तर पर रहता है, तनाव कम हो जाते हैं। हृदय का कार्य अच्छा चलता है। मानसिक विकारों में 'ॐ' से बहुत लाभ है। इससे भावनात्मक संतुलन बढ़ता है, स्मरण-शक्ति बढ़ती है। ॐ कार जप से सभी ज्ञान-तंतु व नाड़ियाँ शुद्ध हो जाती हैं, बुद्धि कुशाग्र होती है, आकलन शक्ति और स्मरण-शक्ति बढ़ती है, व्यक्तित्व तेजस्वी और सात्त्विक होता है। ॐ कार उपासक सदैव आनंदी, सुखी व पूर्ण संतुष्ट रहता है; क्योंकि उसे सभी प्रकार से सुख, समृद्धि

और वैभव प्राप्त होते हैं। इससे जीवन में संतुलन व मधुरता आती है, व्यक्ति का जीवन सात्त्विक एवं पवित्र होता है।

ध्यातव्य

- 'ॐ' का जप करते समय श्वास में अकारण अवरोध या जल्दबाजी नहीं होनी चाहिए। उच्चारण में लयबद्धता होनी चाहिए।
- उच्चारण के समय माथे पर सलवटें या तनाव न हो।
- अपनी प्रश्वास की क्षमता देखकर उतना ही ॐ का उच्चारण कीजिए। उच्चारण तनावग्रस्त न हो, इसका ध्यान रखें।
- किसी प्रकार की जल्दबाजी न हो। ॐ जप के बाद मन में शांति व प्रसन्नता प्रकट होनी चाहिए।
- 'ॐ' की ध्वनि सजग रहते हुए करें। अपना सारा ध्यान भ्रू-मध्य पर रखें शरीर की अवस्था के प्रति सजग रहें।

ओंकार ध्वनि का उच्चारण करने से तनाव स्वतः ही समाप्त होता है। यह सदियों पुरानी एक धार्मिक विधि है। हिंदू पद्धति में परमात्मा की प्राप्ति तक के लिए प्रतिदिन प्रातः योग-प्राणायाम करने के दिशा-निर्देश दिए गए हैं। इससे दैनिक जीवन में तनाव नहीं होते हैं। भौंरे की तरह गुंजन करने पर भी तनाव कम होते हैं। इसके लिए भ्रामरी प्राणायाम की सलाह दी जाती है।

□

10

कैलोरी खर्चो, तनाव जीतो

स्वास्थ्य परिश्रम में वास करता है और उस तक पहुँचने का श्रम को छोड़कर अन्य कोई मार्ग नहीं।

—बैंडेल फिलिप्स

शारीरिक श्रम का महत्त्व

आधुनिक जीवन-शैली में शारीरिक श्रम कम हो गया है। बढ़ते मशीनीकरण से श्रम के अवसर कम हो गए हैं। वर्तमान में शारीरिक श्रम को निम्न स्तर का माना जाता है; क्योंकि आधुनिक शिक्षा ने व्हाइट कॉलर जॉब को महत्त्व दिया है। अतः हमारे जीवन में श्रम घट गया है। शारीरिक श्रम के घटने से हम विचारों में जीने लगे हैं, जिससे तनाव बढ़ रहे हैं।

मानसिक रूप से श्रम करनेवाले लोगों की थकान शारीरिक श्रम कर मिटाई जा सकती है। शारीरिक मेहनत उत्साह पैदा करती है, जबकि बौद्धिक श्रम ऊब व थकान लाता है। तभी तो आपने देखा होगा कि पिकनिक की थकान मीठी लगती है। इसमें मानस कार्य नहीं करता है। सारी ऊर्जा शरीर ले लेता है तो सोचने से विराम मिलता है। इस कारण शारीरिक मेहनत बुद्धिजीवियों के लिए बहुत महत्त्वपूर्ण है।

पुराने समय में व्यक्ति को अपने कार्य खुद करने की प्रेरणा क्यों दी जाती थी? जब हम बच्चे थे तो श्रुतलेख लिखवाते थे कि अपना काम स्वयं करें। वह हमें श्रम में लगाने की प्रेरणा थी। जब व्यक्ति श्रम कर रहा होता है तो उसका मस्तिष्क व्यर्थ के विचार नहीं कर सकता है। कहा भी जाता है कि खाली दिमाग शैतान का घर।

जो लोग शारीरिक श्रम नहीं करते हैं, वे प्रायः तनाव का शिकार हो जाते हैं। जो

लोग श्रम में आकंठ डूबे रहते हैं, उनका तनाव कुछ नहीं बिगाड़ सकता है। इसको पुष्टि हेतु मैं अपने परिवार से ही दो महिलाओं के उदाहरण देना चाहता हूँ। मेरी बड़ी भाभी श्रीमती बसंती देवी बचपन में बड़ी मेहनती थीं। तब उनकी काया छरहरी थी और वे स्वस्थ थीं। धीरे-धीरे उन्होंने मेहनत करना कम कर दिया। आज उनका वजन 85 कि.ग्रा. हो गया है। आजकल वह तनाव से ग्रस्त हैं, सदैव गोलियाँ लेती हैं और डॉक्टरों के चक्कर लगाती रहती हैं।

दूसरी तरफ, मेरी बड़ी बहन श्रीमती चंचल देवी संयुक्त परिवार की मुखिया होने से दौड़-दौड़कर मेहनत करती थीं, कठोर श्रम करती थीं, फलतः वह स्वस्थ बनी रहीं। यद्यपि घर में उनके तनाव का माहौल था; लेकिन मेहनत में डूबे रहने के कारण वे तनाव से बच गईं।

पश्चिम के एक विचारक आल्वेयर कामू ने अपने एक पत्र में मजाक में लिखा है कि एक जमाना ऐसा भी आएगा कि लोग अपना प्रेम भी नौकर के द्वारा करवा लेंगे। अगर किसी को किसी से प्रेम हो जाएगा तो एक नौकर लगा देगा बीच में कि तू मेरी तरफ से प्रेम कर। यह संभावना किसी दिन घट सकती है, क्योंकि और सब तो हमने दूसरों से करवाना शुरू कर दिया है, सिर्फ प्रेम भर एक बात रह गई है, जो हम खुद ही करते हैं।

जीवन के साथ हमारे सीधे संबंध श्रम के संबंध हैं। प्रकृति के साथ हमारे सीधे संबंध श्रम के संबंध हैं। लगभग तीन हजार वर्ष पहले कन्फ्यूशियस एक गाँव में घूमने गया था। उसने एक बगीचे में एक माली को देखा। एक बूढ़ा माली कुएँ से पानी खींच रहा है। बूढ़े माली द्वारा कुएँ से पानी खींचना बड़ा कष्टपूर्ण था। जहाँ बैल लगाए जाते हैं, वहाँ बूढ़ा लगा हुआ है और उसका जवान लड़का लगा हुआ है। वे दोनों पानी खींच रहे हैं। वह व्यक्ति बहुत बूढ़ा है।

कन्फ्यूशियस ने सोचा कि क्या इस बूढ़े को अब तक पता नहीं है कि बैलों या घोड़ों से पानी खींचा जाने लगा है। यह खुद ही लगा हुआ खींच रहा है। यह कहाँ के पुराने ढंग को अख्तियार किए हुए है। कन्फ्यूशियस बूढ़े आदमी के पास गया और उससे बोला कि "मेरे मित्र, क्या तुम्हें पता नहीं है कि नई ईजाद हो गई है। लोग घोड़े और बैलों को जोतकर पानी खींचते हैं और तुम खुद लगे हुए हो?"

उस बूढ़े ने कहा, "धीरे बोलो! क्योंकि मुझे तो कुछ खतरा नहीं है, लेकिन मेरा जवान लड़का न सुन ले।"

कन्फ्यूशियस ने कहा, "तुम्हारा मतलब?"

"मुझे सब ईजाद का पता है, लेकिन सब ईजाद आदमी को श्रम से दूर करने वाली है। और मैं नहीं चाहता कि मेरा लड़का श्रम से दूर हो जाए; क्योंकि जिस दिन वह श्रम से दूर होगा, उसी दिन जीवन से भी दूर हो जाएगा।"

श्रम से तनाव कैसे घटते हैं ?

श्रम एवं तनाव के बीच गहरा संबंध है। श्रमरत व्यक्ति श्रम करते वक्त सोच नहीं पाता है। जब व्यक्ति की सारी ऊर्जा श्रम में खर्च हो रही हो तो मस्तिष्क को सोचने के लिए पर्याप्त ऊर्जा नहीं मिलती है। महात्मा गांधी व विनोबा भावे के आश्रम में श्रम को सदैव प्राथमिकता दी जाती थी। अपने श्रम से अर्जित रोटी को ही वे लोग सच्ची कमाई मानते थे।

जॉर्ज बर्नार्ड शॉ ने एक जगह लिखा है कि फालतू बैठने से अच्छा है, मक्खी मारिए। इससे शरीर में रक्त का प्रभाव बढ़ेगा, ऑक्सीजन अधिक खर्च होगी और आप तरोताजा रहेंगे। व्यर्थ के विचारों में पड़ने से बच जाएँगे।

नाचें और मस्त रहें

भारतीय लोक कला मंडल, उदयपुर के संस्थापक श्री देवीलाल सामर से किसी ने एक बार नृत्य व संगीत का महत्त्व पूछा। इस पर उन्होंने बताया कि प्रत्येक व्यक्ति नाचता-गाता हुआ पैदा होता है और नाचता-गाता ही विदा होता है। जनमते वक्त पाँव का हलन-चलन और मरते वक्त भी व्यक्ति हाथ-पाँव पटकते हुए रोता रहता है। दोनों समय में नृत्य व गायन चलते हैं। इससे इसका महत्त्व स्पष्ट है। हम सब अचेतन से इसको करते ही हैं तो चेतन मन से करने में क्यों झिझकते हैं ?

आपके मन में नाचने के प्रति झिझक बनी हुई है। जब तक आपने नाचने को व्यर्थ की क्रिया मान रखा है तब तक आप चाहते हुए भी झिझक महसूस करेंगे। इसके लिए आपको अपने मस्तिष्क में बैठी धारणाएँ बदलनी पड़ेंगी। नाचना एक चिकित्सा-पद्धति है, थैरेपी है, विरेचन की कला है।

लोककलाएँ नृत्य-प्रधान क्यों हैं ? उत्सव पर हम क्यों नाचते हैं ? नवरात्र, गणेश उत्सव, होली पर्व एवं शादी में नृत्य क्यों चलता है ? नाचना एक संपूर्ण कला है। इसमें गीत, संगीत व व्यायाम सभी आ जाते हैं। भगवान् शिव का तांडव नृत्य कौन नहीं जानता है। नृत्य स्वयं को अभिव्यक्त करनेवाली एक श्रेष्ठतम कला है। नाचने में मानसिक, भावनात्मक एवं शारीरिक तीनों प्रकार की ऊर्जाओं का मिलन होने से उनका विकास होता है और इससे जीवन में मधुरता पनपती है।

नर्तक अहंकार के केंद्र को भूल जाओ, नृत्य रत रहे, यही ध्यान है। इतनी गहनता से नाचो कि तुम यह बिलकुल भूल जाओ कि तुम नाच रहे हो और यह महसूस होने लगे कि तुम नृत्य ही हो। यह द्वैत का भेद मिट जाना चाहिए, फिर वह ध्यान बन जाता है। यदि भेद बना रहे तो फिर वह एक व्यायाम ही है। अच्छा है, स्वास्थ्यकर है, लेकिन

उसे आध्यात्मिक नहीं कहा जा सकता। वह बस एक साधारण नृत्य ही हुआ। नृत्य स्वयं में अच्छा है—जहाँ तक चलता है, अच्छा ही है, उसके बाद तुम ताजे और युवा महसूस करोगे। परंतु वह अभी ध्यान नहीं बना है। नर्तक को विदा करना होगा, जब तक कि केवल नृत्य ही न बचे। इस तरह नृत्य एक ध्यान बन जाता है।

डांस थेरैपी

दरअसल हमारा शरीर ऊर्जा तंत्र से बना हुआ है। हमारी भावनाएँ और चेतना भी ऊर्जा से बनी हुई हैं और इसलिए उसमें गति है। नृत्य एक ऐसा माध्यम है, जिसके जरिए भावनात्मक ऊर्जा को एक जगह से दूसरी जगह ले जाया जाता है। डांस थेरैपी इसी पर आधारित है। इसे गति का एक ऐसा प्रयोग कह सकते हैं, जो न सिर्फ हमें शारीरिक रूप से स्वस्थ रखता है, बल्कि हमें मानसिक रूप से भी मजबूत बनाता है। कई शोधों से यह पता चलता है कि डांस थेरैपी हमारे आत्मविश्वास को बढ़ाती है और तनाव को कम करती है। कैंसर जैसी बीमारियों से लड़ने में यह कारगर साबित हुई है। इसके अलावा यह एक बहुत अच्छा व्यायाम भी है।

'80 के दशक की हिंदी फिल्म जगत् की प्रसिद्ध नृत्यांगना हेलन ने बताया कि वह अपने तनावों को नृत्य से ही जीतती रही हैं। कथक सम्राट् पं. बिरजू महाराज कहते हैं कि नृत्य महज मनोरंजन नहीं है। यह मनोरंजन के मार्ग से होता हुआ अध्यात्म की ओर जाता है। शायद यही कारण रहा है कि ओशो ने अपनी साधना में परमात्मा तक पहुँचने के लिए नृत्य को साधन बनाया है। नृत्य हमारी नब्ज एवं दिल की धड़कन है।

खेलें और उत्साही बनें

भारत के विद्यार्थियों को 'गीता' से अधिक फुटबॉल के मैदान की आवश्यकता है।

—स्वामी विवेकानंद

मानसिक श्रम करनेवाले व्यक्तियों के लिए खेलना बहुत जरूरी है। इससे रक्त-संचार बढ़ता है और ऑक्सीजन की खपत बढ़ती है। इससे व्यक्ति की प्रतिरोधक क्षमता बढ़ती है। खेलने से टीम भावना विकसित होती है। व्यक्ति नेतृत्व करना सीखता है और लक्ष्य के प्रति सजग रहना सीखता है। खेलते वक्त खेल पर ध्यान दें। हार-जीत की बजाय खेल-भावना से खेलें, अन्यथा खेलना भी तनाव बढ़ाने का कारण हो सकता है। खेल को युद्ध का मैदान न बनाएँ, अन्यथा तनाव बढ़ सकते हैं; जैसे भारत-पाकिस्तान के क्रिकेट मैच को युद्ध न समझें। खेल को भारतीय बनकर नहीं, खेल-प्रेमी बनकर देखें।

वही खेल खेलें, जिसमें श्रम की प्रधानता हो। ताश व जुआ न खेलें। बैठकर

खेलनेवाले खेल न खेलें। क्रिकेट कमेंट्री देखना या सुनना खेलना नहीं है। स्वयं खेलकर पसीना बहाएँ तो खेलने से तनाव घटते हैं।

तैरें और मन को धोएँ

तैरना एक सर्वश्रेष्ठ व्यायाम है। तैरने से व्यक्तित्व का विकास होता है। फेफड़े मजबूत होते हैं। पानी में डूबकर तैरने से आई.क्यू. बढ़ता है।

स्नान करने का अपना एक मजा है। इससे सारे बदन का वजन घट जाता है तथा पानी की खुशबू से वातावरण महक जाता है। नहाते वक्त मन नाचने लगता है। तब तरह-तरह की बातें याद आती हैं। संसार अच्छा लगता है। नहाने से सारे दु:ख-दर्द दूर भाग जाते हैं। नहाने के बाद कभी पश्चात्ताप नहीं होता है। विचारों का झुकाव आशावाद की तरफ हो जाता है। एक संतोष और उपलब्धि की प्रतीति होती है।

पानी की नन्ही-नन्ही बूँदें मन को शांति देती हैं। तन की सारी गंदगी धुल जाती है। जब पानी शरीर पर नाचता है तो सारे तनाव गायब हो जाते हैं। पानी के शरीर पर पड़नेवाले थपेड़े जीवन को खुशियों से भर देते हैं।

घूमें और ऊर्जावान् बनें

जब नाचना, खेलना व तैरना न हो सके तो पैदल घूमें। प्रतिदिन 4 से 7 कि.मी. तक प्रात:कालीन भ्रमण करना चाहिए। भ्रमण करने से मानसिक शांति मिलती है। इससे शरीर के भीतर के अवयवों की कसरत हो जाती है। डॉक्टरों के अनुसार, 45 वर्ष की उम्र के बाद भोजन के तत्काल बाद भ्रमण नहीं करना चाहिए। 40 वर्ष की उम्र के बाद भोजन के दो घंटे बाद सायंकालीन भ्रमण करें। प्रात:कालीन भ्रमण सिर्फ श्रम ही नहीं है, बल्कि वह आपका प्रकृति से साक्षात्कार कराता है। घूमते वक्त बातें नहीं करना श्रेष्ठ है। बिना विचारे सजग होकर घूमना ध्यान की श्रेणी में आता है। आधुनिक शोध के अनुसार, सप्ताह में पाँच दिन घूमना जरूरी है। कम-से-कम 30 मिनट निरंतर घूमने पर ही घूमने का लाभ मिल सकता है।

□

भाग-4

तनाव-मुक्ति के अचूक नुस्खे

हँसने, मित्र बनाने, प्रार्थना करने, वर्तमान में जीने से आप तनाव-मुक्त रहेंगे। ये उपाय आपको सदा के लिए तनावों से मुक्त रखेंगे।

11

हास्य : तनाव का शत्रु

'मुझ पर दिन-रात इतना तनाव रहता है कि यदि मैं न हँसूँ तो मर जाऊँगा।'

—अब्राहम लिंकन

हँसने की विशेषता सिर्फ मनुष्यों में है। जानवर व पेड़-पौधे हँस नहीं सकते हैं हँसना स्वयं का खिलना है। स्वयं का विस्तार हँसी में है।

हँसी केवल भौतिक समस्याओं का समाधान ही नहीं है, बल्कि यह शारीरिक व मानसिक समस्याओं एवं बीमारियों से मुक्ति का अमोघ उपाय भी है। हास्य लाखों दु:खों की अचूक औषधि है। यह स्वास्थ्य का अनोखा मंत्र है। जैसा कि गांधीजी ने एक बार कहा था, "मुझमें विनोद का भाव न होता तो मैंने बहुत पहले ही आत्महत्या कर ली होती।" हमारे संतों ने भी लिखा है कि यदि दु:ख में भी सुख की अनुभूति चाहते हो तो हँसमुख बनो। एक विक्रेता की मोहक मुसकान वह कर जाती है, जो किसी जेबकतरे की कैंची नहीं कर पाती है।

हँसने से तनाव कैसे कम होते हैं ?

अब तो वैज्ञानिक ढंग से यह प्रमाणित हो गया है कि मानव शरीर स्वयं ही दर्द-निवारक एवं तनाव को कम करनेवाले हारमोंस पैदा करता है। हँसने से ईडॉर्फिन नामक हारमोन सक्रिय होता है, जो एक प्रभावशाली पेनकिलर है।

लोर्ना लिंडा स्कूल ऑफ पब्लिक हेल्थ, कैलिफोर्निया ने हमारी प्रतिरोधक प्रणाली पर हास्य के प्रभाव को मापा। उन्होंने पाया कि हँसने की अवधि के बाद शरीर की श्वेत रक्त कोशिकाओं, टी-कोशिकाओं और शरीर के स्वतंत्र अंगों सहित सुरक्षा से संबंधित

सभी हिस्सों में बढ़ी हुई गतिशीलता के संकेत दिखाई दिए।

न्यूजर्सी के ऑस्टियोपैथिक मेडिसिन स्कूल के डॉ. मार्विन ई. हैरिंग का कहना है कि एक दिल खोलकर अट्टहास करना, मध्य पटल, वक्ष, पेट, हृदय, फेफड़ों और जिगर तक की मालिश कर देता है; जैसे कोई अंदर ही दौड़ लिया हो। मुंबई के लाफ्टर क्लब के संस्थापक डॉ. मदन कटारिया कहते हैं, ''जोरदार हँसी आपके फेफड़ों से बची हुई वायु को निकाल देती है और उसे ज्यादा ऑक्सीजनवाली ताजा वायु से भर देती है।'' उन्मुक्त हँसी तनाव को समाप्त कर देती है। आधुनिक शोधों से यह भी प्रमाणित हुआ है कि शरीर में किसी भी प्रकार की सूजन हँसने से घटती है और हँसने से रक्तचाप भी घटता है। एक शोध के अनुसार, हँसने से शारीरिक व्यायाम भी हो जाता है। 20 सेकंड की हँसी 10 मिनट के नौकायन के बराबर है। एक शोध के अनुसार, बच्चा एक दिन में 400 बार हँसता है; जबकि बड़े एक दिन में सिर्फ 17 बार हँसते हैं। हमें मुसकराने हेतु 9 मांसपेशियाँ चाहिए, जबकि क्रोध व्यक्त करने हेतु 19 मांसपेशियाँ उपयोग में आती हैं।

जब हम हँसते हैं तो एक ध्यानपूर्ण अवस्था में होते हैं, विचार प्रक्रिया रुक जाती है। हँसने के साथ-साथ विचार करना मुश्किल है। दो बातें विपरीत हैं—या तो तुम हँस सकते हो या विचार ही कर सकते हो। यदि तुम वास्तव में हँसो तो विचार रुक जाएगा। यदि तुम हँसते हुए विचार कर रहे हो तो तुम्हारा विचार कमजोर होगा और हँसी अपंग होगी। हास्य लोगों को अपनी ओर आकर्षित करनेवाले चुंबक की तरह है। लोग हमेशा ऐसे आदमी के आस-पास रहना पसंद करते हैं, जो हँसने-मुसकराने और जीवन का आनंद लेने में उनकी मदद करता है।

हँसते हुए बुद्ध

जापान में हँसते हुए बुद्ध होतेई की एक कहानी है। उसका पूरा उपदेश बस हँसना था। वह एक स्थान से दूसरे स्थान, एक बाजार से दूसरे बाजार घूमता रहता। वह बाजार के बीचोबीच खड़ा हो जाता और हँसने लगता। यही उसका प्रवचन था। उसकी हँसी सम्मोहक थी, संक्रामक थी—एक वास्तविक हँसी, जिससे पूरा पेट स्पंदित हो जाता, तरंगायित हो जाता। वह हँसते-हँसते जमीन पर लोटने लगता। जो लोग जमा होते, वे भी हँसने लगते और फिर तो हँसी फैल जाती। हँसी की तूफानी लहरें उठतीं और पूरा गाँव हँसी से आप्लावित हो जाता।

लोग राह देखते कि कब होतेई उनके गाँव में आए, क्योंकि वह अद्भुत आनंद और आशीष लेकर आता था। उसने कभी भी एक शब्द नहीं बोला—कभी भी नहीं। तुम

बुद्ध के बारे में पूछो और वह हँसने लगता, तुम बुद्धत्व के बारे में पूछो और वह हँसने लगता, तुम सत्य के बारे में पूछते कि वह हँसने लगता। हँसना ही उसका एकमात्र संदेश था।

हँसी से व्यक्ति के भीतर दबी हुई ऊर्जा बाहर आती है। हँसना मानसिक ही नहीं, शारीरिक व्यायाम भी है। हँसने से इंडॉर्फिन नामक हारमोंस बनता है। बेवजह गंभीरता एक रोग है। हँसना एक अच्छी आदत है।

हँसने के हालात पैदा करने के सात उपाय

एक शोध के अनुसार, 86 प्रतिशत लोग हँसने के तरीके को नहीं अपनाते और न ही अपने तनाव कम करते हैं। हँसने के लिए कोई कारण ढूँढ़ने की आवश्यकता नहीं है। हँसने में कोई पैसा थोड़े ही लगता है। अभी तक तो सरकार ने भी हँसने पर कोई टैक्स नहीं लगाया है। फिर हम हँसने में कंजूस क्यों हैं? हँसना फूहड़ता नहीं है। सामाजिक मर्यादा के नाम पर हँसी को रोकना सदैव सही नहीं है। हमेशा गंभीर रहना कोई बुद्धिमत्ता नहीं है और हँसना छिछोरापन नहीं है। हमारी आदतें हँसने के विरुद्ध हैं। इनको बदलने की जरूरत है।

1. हँसने की ओशो विधि—इस युग के महान् रहस्यदर्शी आचार्य रजनीश (ओशो) ने प्रात:कालीन हँसने की विधि बताई। हर सुबह जब हम जागें तो अपनी आँखें खोलने से पहले शरीर को बिल्ली की तरह तानें। तीन या चार मिनट बाद आँखें बंद रखे हुए ही हँसना शुरू करें। पाँच मिनट के लिए बस हँसें ही। पहले-पहल तो आप इसे सप्रयास करेंगे, लेकिन शीघ्र ही आपके प्रयास से पैदा की गई ध्वनि प्रामाणिक हँसी को जगा देगी। स्वयं को हँसी में खो दें। शायद इस घटना को वास्तव में घटने में कई दिन लग जाएँ, क्योंकि हम इससे अपरिचित हैं। परंतु शीघ्र ही यह सहज हो जाएगा और आपके पूरे दिन की गुणवत्ता ही बदल जाएगी। अपने शरीर को हलके-फुलके ढंग से, अपने अंदर छिपे बच्चे की निर्दोषता एवं सहजता में लौटने दें, लुढ़कने दें और अपनी पूरी समग्रता से हँसें।

कभी-कभी आप शायद कोई अवरोध महसूस कर सकते हैं, जो कि सदियों से वहाँ है, आपके हास्य को अवरुद्ध किए हुए है। जब ऐसा हो तो 'या-हू!' का उद्घोष करें या जिबरिश (अनर्गल ध्वनियाँ) करना शुरू कर दें, जब तक हास्य पुन: प्रारंभ न हो जाए। अपने पर हँसना सीखिए। अपने दोहरे चरित्र को याद करें, शायद हँसी आ जाए। कभी-कभी नकली हँसी भी असली हँसी का आधार बन सकती है।

"हँसने से शक्ति आती है। अब चिकित्सा विज्ञान भी कहता है कि हँसी प्रकृति के द्वारा मनुष्य को दी गई दवाइयों में से सबसे अधिक गहरा प्रभाव डालनेवाली दवाई है।"

—ओशो

2. हँसानेवाला साहित्य पढ़ें—मैं अपने विद्यार्थी जीवन के बुरे दिनों में स्वेट मार्डन की लिखी पुस्तक 'हँसते-हँसते कैसे जीएँ' अपनी टेबल पर रखता था। जब भी हताश होता तो उसमें से एक-दो पृष्ठ पढ़कर ताजा हो जाता था। चुटकुले सुनें, हास्य-व्यंग्य की कविताएँ एवं अन्य रचनाएँ पढ़ें। काका हाथरसी की हास्य कविताएँ, अकबर-बीरबल के चुटकुले, आर.के. लक्ष्मण की कार्टून बुक 'यू सेड इट', खुशवंत सिंह के जोक्स और रीडर्स डाइजेस्ट की 'बेडसाइट बुक ऑफ लाफ्टर' जैसी पुस्तकें पढ़नी चाहिए।

3. हास्य-प्रधान कार्यक्रम देखें—टी.वी. और सिनेमा पर चलनेवाले कॉमेडी शो, लाफ्टर चैलेंज, हास्य कवि सम्मेलन, हास्य फिल्म जैसे कार्यक्रम जरूर देखें।

4. हँसने के अवसर खोजें—हँसने के लिए विनोद के क्षणों को पकड़ें, मौके को न जाने दें। प्रतिदिन सोते समय अपने से पूछिए कि आज आप दिन में कितनी बार मुसकराए? हँसने के अवसर न गँवाएँ। जब कभी मजाकिया मित्र मिल जाएँ, उसका लाभ लें। हँसने के बहाने दूसरों का मजाक न बनाएँ। किसी और की हँसी न उड़ाएँ। कोई बुरा मान जाए तो तनाव बढ़ सकता है।

5. परिवार के साथ हँसें—परिवार के साथ हँसने का बहाना जरूर खोजें। परिवार में संवाद बढ़ाने के लिए हँसना जरूरी है। इस तरह की हँसी पारिवारिक मतभेदों और दूरियों को घटाती है।

6. सीटी बजाएँ—जब भी आप तनावग्रस्त हों, कुछ सूझ न रहा हो तब सीटी बजाना शुरू कर दीजिए, आप अपने आप खुश हो जाएँगे। अपने मस्तिष्क को चिंताओं पर हँसने के लिए तैयार कर लीजिए और आपका तनाव गायब हो जाएगा। प्रामाणिक हास्य किसी विषय-वस्तु के प्रति नहीं होता, यह हमारे अंदर से वैसे ही उठता है जैसे किसी वृक्ष में कोई फूल खिलता है। बाथरूम में गुनगुनाना भी तनाव को कम करता है।

7. बच्चों के साथ हँसें—बच्चे हँसना जानते हैं। उनको गंभीरता का रोग नहीं होता है। सहज हँसना हो तो बच्चों से मिलिए। उनकी भोली-सी मुसकान आपका मन जीत लेगी। इस तरह की निःस्वार्थ भाव की हँसी ही दूसरों को खुशी दे सकती है। बच्चों का आभामंडल आपके दुःखों को घटाता है। बच्चों की निर्दोष हँसी ही उनके प्रति आकर्षण का मुख्य कारण है।

हँसना एक ध्यान है, प्रार्थना है। हँसने से मन में दबी वासनाएँ व कुंठाएँ बाहर आ जाती हैं, कलुषित भावनाओं का रेचन होता है। अगर आपने हँसना सीख लिया है तो आपने प्रार्थना करना सीख लिया है। तनावग्रस्त अवस्था में गंभीर मत होइए। सिर्फ वही आदमी हँस सकता है, जो धार्मिक है। दूसरों के लिए ही नहीं बल्कि स्वयं के लिए भी धार्मिक हो सकता है। हँसना वर्तमान में जीना है। हँसते वक्त व्यक्ति भूत एवं भविष्य में नहीं रह सकता है। मुक्त रूप से हँसते हुए व्यक्ति निर्विचार अवस्था में होता है, जिससे तनाव नौ दो ग्यारह हो जाते हैं। हँसने से सजगता बढ़ती है। जैसे चुटकुलों पर हँसते-हँसते आपको यह खयाल आएगा कि अरे, यही हालत तो मेरी भी है। तब आप अपने आप पर भी हँस सकोगे। जब आप अपने ऊपर भी हँस सको, तभी संभावना पैदा होती है नींद से जागने की, बेहोशी से उठ खड़े होने की। तब वह चुटकुला एक अलार्म घड़ी की तरह कार्य करता है।

अपने पर इसलिए हँसो कि तुमने संसार को नहीं समझा। संसार पर इसलिए हँसो कि संसार ने तुम्हें नहीं समझा। अपनी भूलों पर इसलिए हँसो कि उनका सुधार असंभव है। अपनी लालसाओं पर इसलिए हँसो कि वे अनधिकार चेष्टा थीं। अपने प्रेमियों पर इस कारण हँसो कि उनका प्रेम झूठा था और अपने दुश्मनों पर इसलिए हँसो कि उनके आरोप झूठे हैं। इससे अधिक हँसने के और क्या कारण हो सकते हैं ?

मूर्खतापूर्ण खुशी को छोड़ साधारण खुशी को अपनाएँ

अपने बच्चों से खेलना छोड़ 1,000 रुपए की टिकट खरीदकर क्रिकेट देखने जाना साधारण खुशी को छोड़ मूर्खतापूर्ण खुशी खोजना है। अपने बच्चों के साथ खेलना साधारण प्रसन्नता है और धन खर्च कर बाहर जाना मूर्खतापूर्ण प्रसन्नता है। पास के पिकनिक स्पॉट को छोड़कर 500 किलोमीटर दूर पिकनिक पर जाना समझदारी नहीं है। अपने शहर के पास के सुरम्य स्थलों—झीलों का आनंद नहीं लेकर दूर पिकनिक पर जाना मूर्खतापूर्ण खुशी है। खुशियाँ आपके आस-पास कहीं बगीचे में भी मिल सकती हैं। इसे खोजने की जरूरत है।

जब मैं स्वयं पर हँसता हूँ तो मेरे मन का बोझ हलका हो जाता है।

—रवींद्रनाथ टैगोर

□

12

कृष्ण जैसे सच्चे मित्र की मदद से तनाव को जीतें

जिस प्रकार पुरानी लकड़ी जलने में उपयोगी है, पुराना घोड़ा चढ़ने में अच्छा, पुरानी पुस्तकें पढ़ने में सुंदर तथा पुरानी मदिरा पीने में लाभकर, उसी प्रकार पुराने मित्र भी सदैव विश्वसनीय एवं श्रेष्ठ होते हैं।

—लियोनार्ड राइट

अपने मित्रों को सदैव संतुष्ट रखने का सर्वोत्तम ढंग है कि न तो उन्हें ऋण दो और न कभी उनसे ऋण लो।

—पाल द' कॉक

सच्चा दोस्त बिना शर्त प्यार, बिना मतलब बात, बिना प्रतिफल सहयोग, बिना आशा आपकी रक्षा करता है। यही हृदय की मित्रता है।

अपने अभिन्न दोस्त को अपनी बात बताकर आप हलके हो सकते हैं। अपने दिल के दर्द को बाँटना भी कुंठा से मुक्त होना है। दोस्त आपके घावों को भरने में मदद करता है। अपने दुःख की चर्चा से समस्या के नए आयाम स्पष्ट होते हैं, जिससे समाधान के द्वार खुलते हैं। सखा आपको समझता है, आपको सुनता है, आपकी मदद करता है। मुसीबत में वह आपके पास खड़ा होता है। अपने दुःख की चर्चा से उस दुःख के मूल में जो समस्या है, उसके समाधान के द्वार खुलते हैं।

मेरे एक मित्र के भाई ने कुछ समय पूर्व आत्महत्या कर ली। उसके पिता ने बताया कि उनका बेटा आत्महत्या करने से पूर्व एक दोस्त के घर गया था। तब वह

दोस्त वहाँ पर नहीं मिला था। काश, वह मिल जाता तो उनका बेटा शायद बच जाता। वह अपनी वेदना उस दोस्त के साथ बाँट देता तो उसका विचार बदल सकता था।

बिना परीक्षण किए दोस्त पर भरोसा न करें। स्वार्थी दोस्त आपका शोषण भी कर सकता है, आपके तनाव का मजाक भी बना सकता है। क्या आपके पास तनावों को दूर करनेवाले मित्र हैं ?

मुगल शासक अकबर 13 वर्ष की उम्र में राजगद्दी पर बैठा और पहली लड़ाई का नेतृत्व किया। वहाँ से वह महान् अकबर कैसे बना? उसके पास नवरत्न थे। वे नवरत्न उसके समझदार मित्र व सलाहकार थे, जिनकी सहायता से वह शासन में निर्णय करता था। बीरबल जैसे चतुर व अनुभवी मित्र के साथ उसके संवाद जग-प्रसिद्ध हैं। बीरबल अपने अनुभव एवं ज्ञान के आधार पर ऐसी आश्चर्यजनक परिस्थिति पैदा कर देता था कि कोई समस्या या गुत्थी आसानी से सुलझ जाती थी।

मुसीबत में अच्छा मित्र ही साथ देता है। सच्ची एवं नेक सलाह, भले ही तत्क्षण कड़वी लगे, लेकिन जिसमें आपका भला हो वह सच्चा दोस्त ही दे सकता है। अत: दोस्त बनाने के पूर्व सतर्कता बरतें। बुरा वक्त आने के पहले ही परीक्षा कर अच्छे दोस्त बना लें, ताकि आप बुरे दिनों में अकेले न रह जाएँ।

कुरुक्षेत्र के मैदान में अर्जुन अपने सामने परिजनों को देख द्वंद्व में फँस जाता है कि इन सबको मारना चाहिए या नहीं। वह अपने पितामह भीष्म, गुरु द्रोण व कृपाचार्य आदि पर वार नहीं करना चाहता था। तब अर्जुन को उस तनाव से मुक्त किया श्रीकृष्ण ने। कृष्ण अर्जुन के एक अच्छे मित्र थे। कृष्ण ने इसी हेतु 'भगवद्गीता' का उपदेश दिया।

आपके पास धन कम हो, भवन छोटा हो तो चलेगा; लेकिन मित्र जरूर सच्चे व अच्छे रखो। मित्र से बड़ा कोई आभूषण व अस्त्र नहीं है। अच्छे मित्रों का बीज अभी समाप्त नहीं हुआ है, क्योंकि आप भी तो किसी के अच्छे मित्र हैं। हाँ, सज्जनों में दोस्ती कुछ धीरे होती है, नशा करनेवालों में दोस्ती शीघ्र होती है। अगर उनमें दोस्ती शीघ्र होती है तो दोस्ती टूटती भी उसी गति से है।

अच्छे मित्र पर भरोसा करें और स्वयं मित्र-धर्म अच्छी तरह निभाएँ।

अच्छे दोस्त की पहचान

- वह आपका बुरे समय में साथ नहीं छोड़कर सहयोग करता है।
- वह आपकी खुशी में खुश होता है और प्रतिकूल स्थिति में आपको ढाढ़स बँधाता है।
- अच्छा मित्र आपको सही बात बताता है, चाहे वह कड़वी हो। गलती करने पर आपको टोकता एवं रोकता है।

- अच्छा मित्र आपका शोषण नहीं करता है, लेकिन वह आपका उचित सहयोग एवं समर्थन समय पर करता है। वह आपका दुरुपयोग नहीं करता है, बल्कि औरों के द्वारा आपका दुरुपयोग करने पर आपको सचेत करता है।
- आपकी प्रतिभा, गुणों एवं शक्तियों को बढ़ाने में आपका सहयोग करता है और कमजोरियों, अवगुणों व बुरी आदतों को हतोत्साहित करता है।

कृष्ण-अर्जुन की मित्रता का आधार सखा-भाव है। यह उत्तम श्रेणी की मित्रता है। कृष्ण अर्जुन के ही नहीं, सुदामा के भी अभिन्न मित्र थे। इसके साथ ही राधा के भी वह सच्चे मित्र थे।

क्या आपके मित्र कैकेयी की दासी मंथरा जैसे हैं या फिर धृतराष्ट्र के संजय जैसे हैं ? अगर आज आपका कोई मित्र नहीं है तो कारण यह नहीं है कि 100 करोड़ में से कोई अच्छा दोस्त बनाने लायक व्यक्ति नहीं है; बल्कि आप दोस्ती करना नहीं जानते हैं अथवा आप में अच्छा दोस्त होने की पात्रता नहीं है। उस हेतु आप में गुण, साहस, त्याग और समय देने की भावना नहीं है। इससे स्पष्ट है कि जब आपका कोई अच्छा मित्र नहीं है तो आप भी किसी के अच्छे मित्र नहीं हैं। पैर में काँटा चुभने पर सारी जगह पर चमड़ा न बिछाकर अपने पाँव में जूते पहनते हैं। जगत् को बदलने की जरूरत नहीं है। स्वयं पहल करते हुए दोस्त बनाना सीखें।

दो मित्र गायक थे। दोनों मित्र साथ-साथ गाते थे। किसी कारणवश दोनों में दोस्ती टूट गई। कुछ समय बाद एक मित्र बीमार पड़ गया। उसकी आर्थिक हालत खराब हो गई। वह अपना इलाज कराने में भी असमर्थ था। दूसरे मित्र को उसका पता लगा तो उसने एक ट्रस्ट बनाकर उसका इलाज कराया। वह पुनः ठीक हो गया और गाने लगा। एक दिन वह उस ट्रस्ट को धन्यवाद देने गया। अपने पुराने मित्र को पाकर वह दंग रह गया। दोनों की मित्रता पुनः स्थापित हो गई।

दोस्त कैसे चुनें और सही लोगों से मित्रता कैसे बनाएँ

आप अपने माता-पिता एवं परिवार के अन्य रिश्तेदारों को चुन नहीं सकते, लेकिन मित्र आप चुन सकते हैं। इसलिए मित्र बनाते वक्त ध्यान रखें कि आपके सही लोगों से संबंध होने चाहिए। इसके लिए आपको अपने मन का दरवाजा खुला रखना चाहिए। प्रारंभ में आपके अध्ययन, कार्य एवं निवास के क्षेत्र के हिसाब से औपचारिक संबंध बनते हैं।

इसे जारी रखने के लिए नववर्ष का बधाई का संदेश एवं दीपावली की शुभकामनाएँ भेजें। अपने से वरिष्ठ लोगों से शिष्टाचार भेंट करें। जब कभी राह चलते मिलें तो उन्हें नमस्कार करें। नमस्कार करने में विनम्रता व मुसकराहट होनी चाहिए। इससे संदेश

जाता है कि आप अच्छे हैं। वे आपके लिए भी अच्छी कामना करेंगे। शुभकामनाओं का आपसी संबंधों में बड़ा महत्त्व है।

अगर आपके औपचारिक संबंध हैं तो आप उन्हें विकसित करें। वक्त आने पर वे आपके काम आ सकते हैं।

हम कई लोगों के साथ पढ़ते हैं; परंतु उनमें से कुछ के ही लक्ष्य, पृष्ठभूमि एवं नैतिक मूल्य हमारे जैसे होते हैं। ऐसे लोगों से संबंध बढ़ाने चाहिए। समान उद्देश्य होने से आपस में चर्चा एवं विचारों का आदान-प्रदान होता है।

एक ही लक्ष्य होने से समस्याएँ भी समान होती हैं। इससे मित्रता गहरी होती है।

यहाँ आपको बहुत सावधान रहने की जरूरत है। आपको उन्हीं लोगों से संपर्क रखना चाहिए, जो आपको व आपकी समस्याओं को समझते हैं। आपको उनकी विश्वसनीयता को परखना चाहिए कि वे विश्वास योग्य हैं या नहीं। अगर आप उन पर भरोसा कर सकते हैं तो बेहतर है कि मित्रता बढ़ाएँ।

मित्रता सदैव बराबरीवालों में संभव है। 'महाभारत' के कृष्ण और सुदामा के बीच की मैत्री दुर्लभ है। बल्कि यहाँ तो अर्जुन ही कृष्ण का मित्र बन सकता है।

मित्रों में प्रगाढ़ता स्वत: सहज बनती है। इसे बनाया नहीं जा सकता। यह परस्पर विश्वास से उपजती है। घनिष्ठ मित्र एक-दूसरे के लिए जीते हैं।

जिनके साथ आप समय गुजारते हैं, वे आपको प्रभावित करते हैं।

नकारात्मक लोग—आप में नकारात्मकता बढ़ाते हैं।

आशावादी लोग—आप में आशावाद बढ़ाते हैं।

साहसी लोग—आप में साहस भरते हैं।

सफल लोग—आपको सफलता की ओर बढ़ाते हैं।

अगर किसी के अवगुण आपको पसंद नहीं हैं तो उनसे बचें।

युवक-युवतियों के बीच मित्रता

अब हम पश्चिमी जगत् के टी.वी. के प्रभाव में हैं। स्त्री-पुरुष के बीच मित्रता का प्रचलन अब हमारे यहाँ भी बढ़ रहा है। यह न अच्छी, न बुरी बल्कि एक सामान्य बात है।

आपको स्त्री-पुरुष मित्रता पर अधिक ध्यान नहीं देना है। यदि आपके लक्ष्य, मूल्यों के प्रति दृष्टिकोण एवं पृष्ठभूमि समान है तो आपको एक-दूसरे से मित्रता करनी चाहिए। इसमें थोड़ी सावधानी बरतनी चाहिए।

वर्तमान सामाजिक परिप्रेक्ष्य में ऐसी दोस्ती में परस्पर दूरी बनाए रखें, अन्यथा आप लक्ष्य से भटक सकते हैं। अगर आप भावना में बहे तो आपका समय एवं ऊर्जा व्यर्थ जाएगी। इसके साथ ही अन्य सामाजिक एवं पारिवारिक समस्याएँ भी खड़ी हो

सकती हैं। इसलिए निश्चित दूरी बनाए रखें, जिससे आपकी मित्रता बनी रहे। इससे आपके जीवन में कोई बाधा एवं तनाव नहीं आएँगे।

अपना मुख्य लक्ष्य प्राप्त करने के बाद आप एक-दूसरे के अधिक करीब आ सकते हैं। अपना मुख्य लक्ष्य प्राप्त करने के पूर्व अधिक करीब आ जाएँगे तो सफलता एवं लक्ष्य से दूर हो जाएँगे। यहाँ तक कि आपके परिवार एवं दोस्त तक आपका साथ छोड़ सकते हैं।

आर्थिक लेन-देन और मित्रता

मित्रों में आर्थिक लेन-देन अनेक बार विवाद का कारण बनता है। अतः परस्पर उधार के लेन-देन में सचेत रहें। उधार देने के पूर्व मित्र का परीक्षण कर लें। कई बार आर्थिक लेन-देन के बाद निस्स्वार्थ मित्रता नहीं रह पाती है। इससे मित्रता पर संकट आ सकता है। इसी कारण अधिकांश मित्रताएँ टूटती हैं।

दोनों मित्र स्वस्थ सोचवाले, जिम्मेदार व ईमानदार नहीं हैं तो मित्रता समय आने पर खटाई में पड़ सकती है।

व्यापार में साझेदारों के बीच अमूमन कुछ समय बाद निभती नहीं है। अच्छे मित्र भी कई बार अच्छे साझेदार नहीं हो पाते। इसका कारण परस्पर अविश्वास है। अतः अच्छी साझेदारी को निभाने हेतु प्रत्येक साझेदार को अपने आर्थिक संव्यवहार, जैसे—निवेश, खर्च, उपहार की चर्चा दूसरे साझेदार से करें, ताकि अविश्वास की गुंजाइश नहीं रहे। साझेदारी को निभाने का यह अच्छा नियम है।

लोगों से संबंध प्रगाढ़ करने के छह व्यावहारिक उपाय

1. ईमानदारी एवं गंभीरता से प्रशंसा करें—प्रत्येक व्यक्ति में कुछ विशेष गुण होते हैं। उन्हें पहचानें और बिना किसी हिचक के उनकी प्रशंसा करें। प्रशंसा एक चिकनाहट है, जो रिश्तों को मधुर बनाती है। निष्कपट भाव से प्रशंसा कीजिए।

व्यक्तियों की छोटी-छोटी अच्छाइयों को नोट करें और उनकी प्रशंसा करें। उसे बार-बार वार्त्ता में दोहराना चाहिए। अगर आप दूसरों में अच्छाई खोजते हैं तो उन्हें सीख भी सकते हैं।

दूसरे व्यक्ति में सच्ची रुचि लें, उसकी प्रशंसा करें। अगर आप शहद इकट्ठा करना चाहते हैं तो छत्ते को ठोकर नहीं मारें। कई बार पीठ थपथपाना भी अच्छा लगता है। दूसरे व्यक्तियों की भावना की कद्र करें।

दूसरे व्यक्ति को महसूस कराएँ कि ईमानदारी से वह वास्तव में महत्त्वपूर्ण है।

2. आलोचना एवं शिकायत न करें, न ही सलाह दें—आलोचना किसी को

भी नहीं सुहाती, इसलिए इससे बचें। कोई पूर्ण नहीं है। हम सभी में कमजोरियाँ होती हैं। गलती करना मनुष्य का स्वभाव है। अतः दूसरों के दृष्टिकोण को ध्यान में रखें।

व्यक्तियों की गलतियों को अप्रत्यक्ष रूप से याद दिलाएँ। अगर याद दिलाना जरूरी न हो तो उन्हें भूल जाएँ। फिर भी, याद दिलाना जरूरी हो तो पहले अपनी भूलों की चर्चा करें, फिर दूसरों की भूलों की चर्चा करें।

बिना माँगे सलाह कभी न दें। फिर भी, सलाह दें तो बहुत सावधानी से दें।

3. मित्रवत् व्यवहार करें—दूसरों को समझना टेढ़ी खीर है। हम सब अपनी आदतों में जीते हैं। हम अपनी दृष्टि से ही दूसरों को समझते हैं। दूसरों के प्रति मित्रवत् व्यवहार करें। उनके सहयोगी बनें।

जीवन में खास बात यही है कि आप दूसरों के लिए क्या करते हैं। दूसरे लोगों के बारे में सही सोचें।

मित्रता करने में अपनी तरह से परिचय दें। समय-समय पर नए मित्र बनाएँ। प्रत्येक अवसर पर अपना परिचय दूसरों को दें। लोग अपनी तरफ ध्यान चाहते हैं। अतः उन्हें मौका दें, ताकि वे स्वयं को व्यक्त कर सकें। दूसरों में रुचि रखें और उन्हें ध्यानपूर्वक सुनें।

4. लोगों को उनके नाम से संबोधित करें—प्रत्येक व्यक्ति इतनी बड़ी दुनिया में एक शब्द से प्यार करता है, वह है उसका नाम। इसलिए उसका नाम याद रखें। यह उसे विश्वास दिलाता है कि आप उसमें रुचि रखते हैं। प्रथम परिचय में अगर आप उसका नाम साफ नहीं सुन पाते तो दोबारा पूछिए। बातचीत में तीन-चार बार उसके नाम का प्रयोग कीजिए।

नेपोलियन अपनी सेना के एक लाख से अधिक सैनिकों के नान जानता था। तभी वह अपनी सेना में लोकप्रिय था। अपनी वार्त्ता में व्यक्ति को उसके नाम से संबोधित करें। इससे व्यक्ति को महत्त्व मिलेगा।

5. तीन प्रभावकारी शब्दों का प्रयोग करें—सभी रिश्तों में 'धन्यवाद', 'क्षमा करना' एवं 'कृपया' तीन प्रभावकारी शब्द हैं। इसलिए इनका प्रयोग खुलकर एवं बार-बार करें। इन शब्दों का प्रयोग मशीन की भाँति न करें। ये आपके दिल से निकलने चाहिए। ये आपकी मनोवृत्ति को दरशाते हैं। 'धन्यवाद' शब्द का प्रयोग आप द्वारा दूसरों को महत्त्व देने की भावना दिखाता है। आपकी भूलों की स्वीकृति 'क्षमा करना' शब्द दिखाता है। 'कृपया' शब्द आपकी विनम्रता एवं शिष्टाचार को दरशाता है। यह दिखाता है कि आप दूसरों की कितनी इज्जत करते हैं।

6. स्वार्थी न बनें—कुछ प्राप्त करने की आशा में कभी भी संबंध न बनाएँ। ऐसे संबंध एकतरफा होते हैं। ये स्थायी नहीं होते। संबंधों को बनाते वक्त ध्यान रखें कि वे

कुछ पाने के लिए नहीं, देने हेतु बनते हैं।

आपसी रिश्ते लेन–देन पर आधारित नहीं होते। आपको सिर्फ देने पर ध्यान रखना चाहिए। संबंधों से कुछ पाने की इच्छा उचित नहीं है।

संबंधों को प्रगाढ़ बनाने के लिए आपको कम–से–कम एक महीने तक इन उपायों का प्रयोग करना चाहिए। इनको आपकी आदत का हिस्सा बनने में 3 माह लग सकते हैं। अत्यंत सावधानी एवं ध्यान से इनको व्यवहार में लाएँ।

कृष्ण जैसे सच्चे मित्र बनाने के साथ ही स्वयं भी कृष्ण जैसी मित्रता निभाएँ। अपने मित्र की मुक्तहस्त से मदद करें। कृष्ण जैसा महारथी युद्ध में अर्जुन का सारथि बनता है। आप भी अपने मित्र के प्रत्येक कार्य को दिल से करें। उसकी मदद के प्रत्येक अवसर का उपयोग करें।

मैं अपने अनन्य मित्र भगवतीलाल उदावत को जब भी याद करता हूँ, तत्समय हाजिर हो जाते हैं। किसी भी समस्या पर चर्चा करनी हो तो दूसरे मित्र कुणावत साहब विश्लेषण करने में मदद करते हैं।

□

13

प्रार्थना की शक्ति आजमाइए

ईश्वर की शक्ति को अपने भीतर महसूस करने को प्रार्थना कहते हैं।

—डॉ. ए.पी.जे. अब्दुल कलाम

प्रार्थना पर एक कहानी याद आती है

एक शिव मंदिर का श्रद्धालु पुजारी रोज मन से प्रार्थना करता था। गाँव में एक दिन बाढ़ आई। सबसे पहले मंदिर का चौकीदार दौड़ा-दौड़ा आया, "भागो पुजारीजी, पानी बढ़ता जा रहा है।"

थोड़ी देर में गाँव के लोग आए कि हमारे साथ चलो, पानी बढ़ रहा है। पुजारी को अपने भगवान् पर भरोसा था। वह प्रार्थना करता रहा। स्वयं प्रभु आएँगे, तभी त्रह जाएगा। पानी बढ़ता गया तो एक नाविक आया कि बैठो नाव में। नासमझ पुजारी न बैठा। तब तक पानी और बढ़ चुका था। वह अपने मंदिर की छत पर चला गया और पूजा करता रहा। वहाँ पर भी पानी भरने लगा। पानी निरंतर बढ़ता जा रहा था। तब एक हेलिकॉप्टर आया। हेलिकॉप्टर से राहतकर्मी ने पुकारा, "पकड़ो रस्सी और चढ़ो ऊपर।" लेकिन तब भी वह न चढ़ा। प्रार्थना मन से करता रहा। पुजारी ईश्वर को अंत तक पुकारता रहा कि मेरे प्रभु आएँगे, आएँगे। कहते-कहते वह बाढ़ में बह गया।

मरकर वह जब स्वर्ग में गया तो अपनी नाराजगी प्रभु से प्रकट करने लगा, "आप मुझे बचाने नहीं आए, जबकि मैं आपकी प्रतिदिन सच्ची भक्ति करता था।"

तब उसे दिव्य वाणी सुनाई दी—"अरे भक्त! मैं तुझे बचाने चार बार आया। पहली बार चौकीदार के रूप में, दूसरी बार गाँववालों के साथ, तीसरी बार नाविक के रूप में और फिर अंत में हेलिकॉप्टर में बैठकर आया; लेकिन तू न पहचान पाया। क्या मैं गले में साँप लटकाकर, जटा बढ़ाकर, शिव का रूप धरकर आता, तभी तू पहचानता?

उस सब में भी मैं ही बसता हूँ, वह मैं ही था। तेरे अविश्वास एवं अज्ञान ने ही तुझे डुबोया है। मेरा उसमें क्या दोष है?''

प्रार्थना का अर्थ अपनी आत्मा की उच्चतर शक्ति के पास पहुँचाना होता है। जैसा कि पूर्व राष्ट्रपति डॉ. कलाम ने कहा है कि हरेक को अपने लिए सर्वोत्तम तरीका खोजना होता है। इसमें भटकाव आते हैं तो आने दीजिए। कोई प्रार्थना का बँधा-बँधाया तरीका नहीं है।

प्रार्थना जीवन के प्रति एक दृष्टिकोण है। यह स्वयं को समर्पण कर देना और वास्तविकता को स्वीकार करना है। जब शरीर और मस्तिष्क ब्रह्मांड की स्वर-लहरियों से सामंजस्य में हों, तब प्रेम की भावनाएँ उमड़ पड़ती हैं। प्रार्थना माँग नहीं है, सहज भाव से बिना किसी क्षुद्र माँग के परमात्मा को पुकारना है।

जहाँ व्यक्ति की सीमा समाप्त होती है, वहीं से परमात्मा की सीमा प्रारंभ होती है। अर्थात् जहाँ हमारे प्रयत्न वांछित परिणाम नहीं ला पाते हैं, तब प्रार्थना करनी चाहिए। जब प्रयत्न की सीमा आ जाए तो प्रार्थना करो। प्रार्थना किससे करें और क्यों करें? उसकी विषय-वस्तु क्या हो? स्वरूप क्या हो? यह सब सोचकर तय करें। अंग्रेजी में कहावत है कि ईश्वर उन्हीं की मदद करता है, जो अपनी मदद स्वयं करते हैं।

वैसे प्रत्येक व्यक्ति की प्रार्थना अपनी तरह की होगी, क्योंकि प्रत्येक व्यक्ति के मानसिक बैंक में अलग-अलग धन जमा होता है। मात्र धन की मात्रा ही नहीं, धन का प्रकार भी भिन्न-भिन्न होता है। मन में छिपे संस्कार एवं सोच भिन्न-भिन्न होते हैं। अतः प्रार्थना का तरीका व विषय अलग-अलग होते हैं।

हम अपने जीवन में दृश्य को ही महत्त्वपूर्ण मानते हैं। हमारे जीवन में सबकुछ दृश्य के अधीन नहीं है। जीवन पर अदृश्य शक्तियों, प्रभावों व घटनाओं की भी भूमिका होती है। मुख्यतः हम प्रार्थना असीम, निराकार, अनंत प्रभु से करते हैं। कुछ सगुण भक्त साकार व्यक्तिगत भगवान् की भी पूजा करते हैं। लेकिन साकार भगवान् भी हमारे अनुभव में नहीं आते हैं, इसलिए उनको भी अदृश्य ही मानकर प्रार्थना करनी चाहिए।

प्रार्थना ऊर्जावान् बनाती है

महात्मा गांधी ने एक जगह लिखा है—''प्रार्थना की शक्ति के बिना मैं कभी का पागल हो गया होता।''

प्रार्थना करने से स्वयं पर भरोसा आता है, अहंकार घटता है और अपनी भूमिका के तनाव से राहत मिलती है। निराशा एवं नकारात्मकता से राहत मिलती है। प्रार्थना करने से प्रसन्नता, भक्ति, कृपा, आशीष मिलते हैं, जिससे हमारे तनाव घटते हैं। प्रार्थना की शक्ति सूक्ष्म है, इसलिए स्थूल आँखों से दिखाई नहीं देती है।

'हीलिंग वर्ड्स—द पॉवर ऑफ प्रेयर एंड द प्रैक्टिस ऑफ मेडिसिन' में लैरी डोस्सी दावा करते हैं कि "कभी-कभी प्रार्थना दवाओं और शल्य-क्रिया से भी ज्यादा शक्तिशाली ढंग से काम करती है।" जैसा डॉ. अलेक्सिस करैल ने लिखा है—"प्रार्थना एक वास्तविक शक्ति है, जैसे ब्रह्मांडीय गुरुत्वाकर्षण। वैज्ञानिक दृष्टि से देखें तो प्रार्थना करने पर हम ग्रहणशील होते हैं। हमारे कंपन अल्फा स्तर के कंपनों से मिलते हैं, जो कि परम शक्ति के कंपन्नों से मिलते-जुलते हैं। इससे हमारी क्षमता बढ़ जाती है।"

ड्यूक यूनिवर्सिटी के मेडिकल सेंटर डरहम में सन् 1998 में शोध से प्रकट हुआ कि प्रार्थना करने से उच्च रक्तचाप 40 प्रतिशत घटता है। आधुनिक शोधों से यह भी पुष्ट हुआ है कि प्रार्थना किए हुए बीज जल्दी अंकुरित होते हैं।

श्री मसारू इमोटो ने 'द मेसेज फ्रॉम वाटर' नामक प्रसिद्ध पुस्तक में पानी पर प्रार्थना के कई प्रयोगों का वर्णन किया है। पानी को निम्न तापमान पर जमाकर उसके क्रिस्टलों के फोटो खींचे। इससे उनके क्रिस्टलों की रचना प्रकट होती है। श्री इमोटो ने फूजिवाड़ा बाँध के पानी के निम्न तापमान पर जमे क्रिस्टलों के फोटो लिये। तब पानी के क्रिस्टल्स बिखरे-बिखरे थे। एक सामूहिक प्रार्थना का आयोजन करने के बाद उसी पानी को निम्न तापमान पर जमाकर उनके क्रिस्टलों के फोटो लिये तो वे निश्चित आकार में सुंदर तरीके से जमे हुए मिले। यह प्रार्थना की शक्ति को दरशाता है।

परिवार के सभी सदस्य मिलकर प्रार्थना करें तो सदस्यों में परस्पर प्रेम बढ़ता है। तभी घरों में आरती करते समय सभी सदस्यों का उपस्थित होना जरूरी होता था।

प्रार्थना करने से स्वयं में शक्ति पैदा होती है। प्रार्थना जीने का उत्साह बढ़ाती है। यह स्वयं को प्रेरित करती है। प्रार्थना करने से व्यक्ति अस्तित्व से जुड़ता है। उसे अपनी त्वचा एवं शरीर के पार भी स्वयं के होने का बोध होता है। प्रार्थना एक भाव-दशा है, अहोभाव है, कृतज्ञता-ज्ञापन है, गीत है। यह मन को बल देती है।

अवचेतन मन की शक्ति जगाने का पारंपरिक तरीका प्रार्थना है। जब आप ईमानदारी एवं दिल से किसी बात के लिए प्रार्थना करते हैं तो आप अपने दिमाग में अपनी इच्छाओं के बीज बोते हैं। यह आपके विचारों को इच्छानुकूल स्वरूप देने में प्रवृत्त होती है। यही बीज भविष्य में जाकर कर्मों का खाद-पानी पाकर वृक्ष बनता है। मेरी समझ में प्रार्थना का यही एकमात्र अर्थ है। अस्तु, आप चेतनपूर्वक उपलब्ध दशाओं की प्रार्थना रूपी बीज के होने से जानकारी प्राप्त करते हैं और उसी के अनुरूप योजना बनाते हैं। पश्चिम में इसे ही मानस-दर्शन कहते हैं।

प्रार्थना आपको तैयार करती है। परंतु प्रार्थना चेतन और अवचेतन में सामंजस्य निर्माण करनेवाली होनी चाहिए, तभी प्रार्थना से अच्छे परिणाम प्राप्त हो सकते हैं। तभी उन परिस्थितियों का निर्माण होता है, जो आपके लक्ष्य को प्राप्त करने में सहायता करती

हैं। जो कुछ भी आपके अवचेतन मस्तिष्क में होता है, वही जीवन में व्यक्त होता है। अवचेतन मस्तिष्क उन्नत बुद्धिमत्ता का भंडार है।

प्रार्थना जिह्वा से की जा सकती है। दूसरा, मन से यानी एकाग्रता एवं श्रद्धा से भी की जाती है; लेकिन दिल से यानी समग्रता एवं समर्पण भाव से की गई प्रार्थना ही अधिक शक्तिशाली होती है।

इसलाम में भी दुआ माँगने पर बहुत जोर है। चर्च में भी प्रार्थनाएँ की जाती हैं। हिंदू मंदिरों में इसे पूजा-पाठ के नाम से करते हैं। गुरुद्वारों में भी कीर्तन के रूप में प्रार्थनाएँ की जाती हैं।

आपके प्रार्थना के बारे में क्या अनुभव हैं ? आप स्वयं विचार करेंगे तो पाएँगे कि आपकी प्रार्थनाएँ सुनी जाती हैं या नहीं ?

व्यक्तिगत प्रार्थना की विधि

यदि आप किसी धर्म विशेष में श्रद्धा रखते हैं तो उसकी प्रार्थना करें। किसी गुरु विशेष से दीक्षित हैं तो उसके दिशा-निर्देशानुसार प्रार्थना करें। दोनों स्थितियाँ नहीं हैं तो आप अपने नोबेल पुरस्कार विजेता कवि रवींद्रनाथ टैगोर की निम्न प्रार्थना को करें—

विपत्ति में मेरी रक्षा करो, नहीं है यह मेरी प्रार्थना
पर विपत्ति में भी भयभीत न होऊँ, यही है। मेरी प्रार्थना
दुःख और संताप से चित्त हो जाए जब तब व्यथित
तो भले ही न दो मुझे सांत्वना
पर दुःख पर मैं पा सकूँ विजय, ऐसा अवश्य करना हे प्रभु!
न मिले मुझे कोई मदद तो न सही, पर बल न टूट जाए मेरा,
संसार में मेरा नुकसान हो, सिर्फ धोखे ही नसीब हो मुझे
तो ऐसा अवश्य करना कि अपने दिल में
मैं इन्हें अपनी हानि न मानूँ हे प्रभु!
आप मुझे बचाएँ, ऐसी नहीं है मेरी प्रार्थना
पर मैं तैर सकूँ, इतना बाहुबल मुझे अवश्य देना हे प्रभु!
मेरा बोझ हलका करके, भले न दो मुझे दिलासा
पर उसे उठाकर चल सकूँ, ऐसा अवश्य करना हे प्रभु!
दुःख के दिनों में नम्र भाव से पहचान सकूँ तुम्हारा चेहरा
दुःख की रातों में जब खिसक जाए समग्र धरती पैरों तले से
तो तुम हो ही—इस बात में मुझे कभी संदेह न हो,
ऐसा अवश्य करना हे प्रभु!

यदि आप शाब्दिक प्रार्थना नहीं करना चाहते हैं तो निम्न प्रार्थना करें—

दोनों हाथ आकाश की तरफ उठा लें, हथेलियाँ ऊपर की तरफ हों और सिर सीधा उठा हुआ रहे। भाव करें कि अस्तित्व आप में होकर प्रवाहित हो रहा है।

जैसे ही ऊर्जा आपकी बाँहों से होकर नीचे बहेगी, आपको हलके-हलके कंपन का अनुभव होगा। हवा के झोंके में हिलते पत्ते जैसा अनुभव करें। उस कंपन को होने दें, उसके साथ सहयोग करें। फिर पूरे शरीर को ऊर्जा से स्पंदित हो जाने दें और जो होता हो, उसे होने दें।

फिर पृथ्वी के साथ ऊर्जा के प्रवाह को अनुभव करें। पृथ्वी और आकाश, ऊपर और नीचे, यिन और यांग, पुरुष और स्त्री—आप बहें, झूलें, स्वयं को पूरी तरह छोड़ दें। अब आप नहीं हैं। आप अस्तित्व के साथ एक हो जाएँ, लीन हो जाएँ।

दो-तीन मिनट बाद या जब भी आप पूरी तरह भरा हुआ अनुभव करें, तब धरती पर झुक जाएँ तथा हथेलियों व माथे से उसे स्पर्श करें। आप तो बस माध्यम बन जाएँ कि आकाश की ऊर्जा पृथ्वी की ऊर्जा से मिल सके।

इन दोनों चरणों को छह बार दोहराएँ, ताकि सभी चक्र खुल सकें। इसे अधिक बार भी किया जा सकता है; लेकिन छह बार से कम करने पर बेचैनी अनुभव होगी और नींद ठीक से नहीं आएगी।

सामूहिक प्रार्थना की विधि

सामूहिक प्रार्थना ध्यान के लिए कम-से-कम तीन व्यक्ति होने चाहिए। ज्यादा व्यक्तियों के साथ प्रार्थना करना अधिक श्रेयस्कर है। इसके लिए संध्या का समय सर्वाधिक उपयुक्त है। सामूहिक प्रार्थना के दो चरण हो सकते हैं—

पहला चरण

सभी लोग एक घेरे में खड़े हो जाएँ, आँखें बंद कर लें और अगल-बगल के मित्रों के हाथ अपने हाथ में ले लें। फिर धीरे-धीरे, लेकिन आनंदपूर्वक और तेज स्वर में 'ओ3म्' का उच्चारण शुरू करें। बीच-बीच में, उच्चारण के अंतराल में मौन की गहराई को अनुभव करें। अपनी और अपने परिवेश की दिव्यता व पूर्णता को अनुभव करें और अपने अहंकार को उच्चारण में विलीन हो जाने दें।

जिनके पास आँखें हैं, वे देखेंगे कि समूह के बीच से ऊर्जा का एक स्तंभ ऊपर उठ रहा है। अकेला आदमी बहुत कुछ नहीं कर सकता है, लेकिन यदि 500 व्यक्ति सम्मिलित होकर प्रार्थना में डूबें तो उसकी बात ही कुछ और है।

दूसरा चरण

दस मिनट के बाद, समूह के संचालक के इशारे पर सब लोग एक-दूसरे का हाथ छोड़ दें और जमीन पर झुक जाएँ, पृथ्वी माता को प्रणाम करें और ऊर्जा को पृथ्वी में प्रविष्ट हो जाने दें।

प्रार्थनाएँ तभी सुनी जाती हैं, जब सुनानेवाले में भक्ति हो। प्रार्थना की शक्ति का संबंध प्रार्थना करनेवाले की प्यास से जुड़ा होता है। इस संबंध में एक कहानी याद आती है।

वे प्रार्थनाएँ, जो सुनी नहीं जातीं

ईश्वर पर भरोसा न होने पर भी प्रार्थना का परिणाम नहीं आता है। मात्र होंठों द्वारा की गई प्रार्थना भी व्यर्थ जाती है। झूठी प्रार्थनाएँ झूठा फल लाती हैं। प्रार्थनाएँ, जो रस्मों की तरह की जाती हैं, वे गहरी नहीं होती हैं। जिन्हें अपने पर भरोसा नहीं हो, उनकी प्रार्थनाएँ नहीं सुनी जाती हैं।

अहंकार से भरे हुए व्यक्ति की प्रार्थनाएँ नहीं सुनी जाती हैं। नास्तिक व्यक्ति भी मन से प्रार्थना नहीं कर पाता है। अतः उसकी प्रार्थनाएँ नहीं सुनी जाती हैं।

मैं स्कूल में 11 वर्ष तक रोज 10 से 30 मिनट तक प्रार्थना करता रहा। स्कूल में प्रार्थना की तब समझ न थी। इसलिए आत्म-सुझाव फल न दे सके। तब मैं प्रार्थना स्कूल में अनुशासन की पालना हेतु करता था। वह वास्तव में प्रार्थना न होकर प्रार्थना का अल्प अभ्यास था।

दिल से, मन से, एकाग्रता से, आस्था से प्रार्थना करने पर ही फल मिलता है। प्रार्थना जब भावना, निष्कपटता, त्वरा एवं गहराई से की जाती है, तभी सुनी जाती है। प्रार्थना सच्चे मन, पूर्ण श्रद्धा एवं समर्पण के साथ की जानी चाहिए। अनुगृहीत होइए। दूसरों के प्रति कृतज्ञ बनें, औरों के सहयोग को स्वीकारें।

मुगल शहंशाह औरंगजेब एक बार अजमेर में ख्वाजा की दरगाह पर गया। उसकी भेंट वहाँ पर एक शख्स से हुई, जिसने कहा कि वह तीन वर्ष से प्रार्थना कर रहा है, लेकिन ख्वाजा उसकी प्रार्थना नहीं सुन रहे हैं। इस पर औरंगजेब ने उसे फटकार लगाई। अगर आनेवाले पंद्रह दिन में तुम्हारी प्रार्थना नहीं सुनी गई तो तुम्हारा कत्ल कर दिया जाएगा। इस पर उस शख्स को मृत्यु का भय सताने लगा और वह तीव्र प्यास से प्रार्थना करने लगा। 15 दिनों में उसकी प्रार्थना सुन ली गई।

प्रार्थना जो बिलकुल नहीं करते हैं, उनके लिए कहा जाता है कि जैसे भी हो, प्रार्थना करो। जो प्रार्थना करते हैं, उनके लिए कहा जाता है कि समझकर प्रार्थना करनी चाहिए। जो समझ कर प्रार्थना करते हैं, उनके लिए प्रार्थना करते वक्त समर्पण एवं श्रद्धा

की बात की जाती है। जो नियमित समर्पित होकर प्रार्थना करते हैं, उनके लिए निःशब्द प्रार्थना की बात की जाती है। यह प्रार्थना अंत में ध्यान बन जाती है।

पहली सीढ़ी पर बहुत सी ऐसी बातें हैं, जो दूसरी सीढ़ी पर जाकर गलत हो जाती हैं। अगर आपको दूसरी सीढ़ी की बात पहले ही पता चल जाए तो वह आपको पहली सीढ़ी पर ही गलत मालूम होने लगेगी। तब आप कभी भी पहली सीढ़ी से पार न हो सकेंगे। एक सीढ़ी का सत्य दूसरी सीढ़ी से भिन्न होता है—

दिल है कदमों पर किसी के, सिर झुका हो या न हो,
बंदगी तो अपनी फितरत है, खुदा हो या न हो।

□

14

तनाव-मुक्ति की अचूक दवा : वर्तमान में जीना

अतीत में कभी कुछ नहीं हुआ, सबकुछ वर्तमान में घटा। कभी कुछ भी भविष्य में नहीं घटने वाला। जो कुछ होगा, वह वर्तमान क्षण में ही होगा।

—एक्हार्ट टॉल

अतीत बीत चुका है। भविष्य अभी आया नहीं है। जो बीत चुका है, उसका आज हम कुछ कर नहीं सकते हैं। भविष्य हमारे हाथ में नहीं है और भविष्य आज के गर्भ से ही निकलेगा। यदि आज खराब है तो भविष्य अच्छा कैसे होगा? अतः वर्तमान में जीने से सुंदर कोई कार्य नहीं है। यह जीने की संपूर्ण कलाओं की कला है। ऐसे में तनाव रह ही नहीं सकते हैं।

यदि आप वर्तमान से संतुष्ट नहीं हैं तो सारे संसार को पाकर भी आप सदा दुःखी ही रहेंगे। जैसा कि ग्रीक दार्शनिक सीनेला ने ठीक ही लिखा है—

'समस्याएँ मनगढ़ंत होती हैं और उन्हें जीवित बने रहने के लिए समय का आसरा चाहिए। वे वर्तमान की वास्तविकता में जीवित नहीं रह सकतीं।' इसका मतलब यह समझ लेना है कि कोई समस्या है ही नहीं, केवल परिस्थितियाँ हैं।

जीवन इस क्षण में है—अभी और यहीं है। आज इस क्षण में जीएँ। इससे विराट् हो जाएँगे और आप सभी प्रकार के आग्रह व पूर्वग्रह से मुक्त हो जाएँगे, संपूर्णता में जी सकेंगे। सभी जीव एवं अजीव के प्रति समान एवं निष्पक्ष भाव से देखने व समझने की क्षमता हमें प्राप्त हो सकेगी। बिना विचार वर्तमान में रहने से आप स्वयं अस्तित्व के साथ एकाकार हो जाते हैं, स्वयं अस्तित्व को महसूस करते हैं। अभी और यहीं असीम छिपा है, जो हमारे अब तक के जीवन की मान्यताएँ, धारणाएँ और विचार हमें नहीं देखने देते हैं। उन सबको तत्क्षण जीने से आप उन्हें देख सकते हैं। विचार आपको गहरे

नहीं उतरने देते हैं। अस्तित्व के हाथों स्वयं को निर्विचार होकर छोड़ दो। तब आप स्वयं अस्तित्व हो जाते हैं; आप ही सबकुछ हो जाते हैं।

मेरी समझ से तो वर्तमान में जीना ही दु:खों से मुक्त होना है। यही मोक्ष मार्ग है। सुखी होने का इससे सरल मार्ग मुझे तो आज तक नजर नहीं आया। कैसी भी स्थिति हो, एक प्रश्न स्वयं से पूछें—मुझे अभी क्या मुसीबत है? इस प्रश्न को पूछने से आप वर्तमान में आ जाएँगे। आप पाएँगे कि 90 प्रतिशत तो हमें भी वर्तमान में कोई कष्ट नहीं होता है।

आज का व्यक्ति भविष्य की योजनाओं, सपनों एवं इच्छाओं में जीता है या बीती घटनाओं की स्मृति, पछतावे अथवा मधुर यादों में जीता है। वह कभी भी 'यहाँ' व 'अभी' में नहीं जीता है और यही दु:ख का, तनाव का कारण है। वर्तमान में जीने पर ही भविष्य व अतीत की पीड़ाओं से राहत मिलती है। वर्तमान में जीने से व्यक्ति संवेदनशील हो जाता है अथवा अस्तित्व से एकाकार हो पाता है। साक्षी भी तभी बना जा सकता है। मन से भी व्यक्ति अलग पड़ जाता है। मन व्यक्ति को वर्तमान में नहीं रहने देता है। मन अर्थात् विचारों द्वारा ही व्यक्ति भूत या भविष्य में भटकता रहता है। अपनी चेतना का साक्षात्कार भी वर्तमान में जीने से ही हो सकता है।

मुझे पहले वर्तमान में जीना पसंद नहीं था। इससे मुझे कार्य छूटने का डर रहता था। वर्तमान में जीना विचारों को छुड़ाता है, जिससे योजना बनाना, सपने देखना छूटता है, जो मुझे अच्छा नहीं लगता था। पता नहीं क्यों, मैं विचारों में जीना सार्थक मानता था। वर्तमान में जीना मुझे उचित नहीं लगता था। मैं तनाव-मुक्त होने के लिए कुछ खोना नहीं चाहता था। मैं तनाव के होते हुए भी सफल होना चाहता था। तनाव-मुक्ति मेरी प्राथमिकता नहीं थी। कुछ पाने के लिए तनाव भोगने की कीमत चुकाने को मैं तैयार था।

वर्तमान को खोना आत्मा को खोना है। वर्तमान से दूर जाना मन का शिकार होना है। मन से ऊपर उठना आत्मा को जानना है। यही वर्तमान में होना—भगवत्-दर्शन एवं आत्म-साक्षात्कार है। वर्तमान में जीना अर्थात् तनाव-मुक्त जीना अर्थात् जीवन-मुक्त होता है।

वर्तमान में आने के चार व्यावहारिक उपाय

1. श्वास-प्रेक्षा करें—जब कभी आप वर्तमान में न हों तो वर्तमान में आने के लिए दो गहरी श्वास लें और धीरे-धीरे छोड़ें। अपनी आती-जाती श्वासों को महसूस करें या ध्वनि को सुनने का प्रयास करें। श्वासों के आने-जाने में प्रयत्न न हों, उतावले न हों, श्वास के साक्षी रहने पर सहजता आती है। श्वास की गति जितनी मंद होती है उतनी ही सहजता आती है। इस तरह श्वास के आवागमन को देखते-देखते आप वर्तमान में आ जाएँगे।

2. स्वयं से पूछें कि अभी कहाँ हो—जब आप वर्तमान में न हों तो स्वयं से जोर से अपना नाम लेकर पुकारें और कहें कि जनाब अभी कहाँ हो? इस क्षण में आओ। यह प्रश्न तीन बार पूछें।

3. गुंजार करें—जब आप वर्तमान में न हों तो भँवरे की तरह दो मिनट गुंजार करें। आप स्वत: ही वर्तमान में आ जाएँगे। उक्त विधि पर विस्तृत जानकारी पुस्तक के बारहवें अध्याय में दी जा चुकी है।

4. स्वीकार भाव में आएँ—जो है, वही सत्य है—यही वर्तमान है। इस भाव-दशा में जीना वर्तमान में जीना है। सहजता से सबको स्वीकार करें। इस क्षण में जो मिला है, उसे पूर्णता से भोगें। किसी से कोई शिकायत या आशा नहीं करनी है। विचार हमें वर्तमान में नहीं रहने देते हैं। मन हमेशा व्यक्ति को वर्तमान से बाहर ले जाता है। इसलिए जो है, उसे स्वीकार करें। आज की परिधि में रहें। जीवन इसी क्षण में है। इस क्षण के बाहर है—उदासी और अवसाद।

आप अपना अतीत नहीं बदल सकते हैं। भविष्य भी आपके अधीन नहीं है। अर्थात् बीते समय के लिए पछताना अर्थहीन है। भविष्य की चिंता भी बेकार है।

भविष्य की चिंता करने से स्थितियाँ नहीं बदलती हैं। हाँ, वर्तमान आपके पास है। इसे सँवारें, लक्ष्य के अनुरूप कर्म करते जाएँ, इसी में सार है।

वर्तमान में नहीं जीना ही नरक में जीना है। स्वर्ग-नरक का भौगोलिक अस्तित्व कहीं है या नहीं, यह तो मैं नहीं जानता। जैसा कि जे. कृष्णमूर्ति ने कहा है कि वर्तमान में जीना ही स्वर्ग में जीना है—यह तय है।

वर्तमान में जीना—ध्यान है, प्रार्थना है, अक्रिया में जीना है। हँसना, प्रार्थना करना, क्षमा माँगना, सकारात्मक बनना आदि उपायों से कुछ करना है, जिससे हमें लगता है कि कुछ कर रहे हैं। जबकि इस विधि में कुछ नहीं करना है। इसलिए यह विधि कठिन लगती है।

हम चारों ओर से कटे हुए क्यों हैं? स्वयं को अकेला व अनाथ क्यों पाते हैं? क्योंकि विचार द्वारा मनुष्य स्वयं से दूर हो गया है।

वर्तमान में जीना विचार-रहित जीना है। यह अवस्था तनाव-मुक्ति की है; क्योंकि विचार ही हमें वर्तमान में नहीं रहने देते हैं। तनाव-मुक्ति का हवाई जहाज 'इसी क्षण' के रनवे से टेक ऑफ कर सकता है। होनी को स्वीकार करें, नियति को स्वीकार करें। आज की परिधि में रहें।

महाकवि कालिदास ने वर्तमान में रहने हेतु 'इस दिन' की महिमा का बखान संस्कृत के एक पद में किया है, जिसका भावार्थ कुछ इस प्रकार है—

देखो, इस दिन को देखो।
क्योंकि यह जीवन है,
जीवन का सार सर्वस्व है।
इसके छोटे से अंतराल में
निहित हैं समस्त विविधताएँ और वास्तविकताएँ
तुम्हारे अस्तित्व की।
विकास का आनंद,
कर्म की महत्ता,
सौंदर्य की गरिमा।
क्योंकि बीता हुआ कल
केवल है एक स्वप्न,
और आनेवाला कल
महज एक कल्पना,
परंतु भरपूर जिया गया आज
बना देता है प्रत्येक बीते कल को
एक आनंदमय स्वप्न।
इस दिन का करो स्वागत।
यह है प्रणाम—भोर के लिए।

मुझे ऐसी समझ प्रदान कीजिए, जिससे कि जो बदला नहीं जा सकता,

उसे मैं स्वीकार कर सकूँ। मुझे साहस प्रदान कीजिए कि जो बदल सकता हूँ, बदल दूँ।

और बुद्धिमत्ता प्रदान कीजिए, ताकि मैं इन सब में अंतर समझ सकूँ।

वर्तमान को खोना आत्मा को खोना है।

अतीत व भविष्य हमारे एवं ईश्वर के बीच एक परदा बुन देते हैं। उन दोनों को अग्नि में जलाकर राख कर दो।

—रूमी

समय वह अवरोध है, जो प्रकाश को हम तक पहुँचने नहीं देता। ईश्वर को पाने के मार्ग में समय से बड़ी अन्य कोई बाधा नहीं है।

□

15

होश का जन्म, तनाव की मृत्यु

तनाव की जड़ बेहोशी में है। होश उस जड़ को उखाड़ने की कुदाली है।

—ओशो

होश में जीना सबसे कठोर साधना है। यह तो मुक्ति का मार्ग है। इससे सभी प्रकार के तनाव मिट जाते हैं। लेकिन मन के होते सजगता से जीना बहुत कठिन है। इस मार्ग में विशेष करना कुछ नहीं है; लेकिन प्रमाद, मूर्च्छा में जीने की आदत को तोड़ना पड़ेगा। होशपूर्वक जीने का सीधा अर्थ है—अपने प्रति सजग रहते हुए जीना। जैसे कि हम सड़क पर चल रहे हैं तो चलते हुए सड़क, उस पर चलनेवाले वाहनों व सहयात्रियों को देखते हैं। हम अन्य सभी को देखते हैं, लेकिन स्वयं भी बोध रखें कि मैं भी चल रहा हूँ—यह शरीर भी चल रहा है। स्वयं का कब पाँव उठता है, कब जमीन पर पाँव पड़ता है, मन में क्या प्रतिक्रिया हो रही है—इस तरह स्वयं के प्रति, स्वयं के बोध के साथ चलना होशपूर्वक जीना है।

होश—तनाव-मुक्ति का द्वार

बेहोशीमय जीवन

हमारा समग्र जीवन मूर्च्छा में है। हम बेहोशी में खाते हैं, कर्म करते हैं, बोलते हैं, सुनते हैं। हमारा समस्त जीवन मशीनरी है। कार्य कर रहे हैं, लेकिन उसका बोध नहीं है। इसी बेहोशी के कारण चेतन होकर भी हम उससे अवगत नहीं हैं। आदतों में जीना मेकैनिकल है। स्वैच्छिक एवं अनैच्छिक क्रियाएँ यंत्रवत् करते हैं। इन क्रियाओं के करने में चेतनता का बोध नहीं होता है। ये क्रियाएँ स्वत: बिना होश के हो जाती हैं।

हम अपनी बेहोशी को हिंदी में प्रसिद्ध कहानीकार आलमशाह खान की कहानी

के माध्यम से स्पष्ट देख सकते हैं—

एक गरीब व्यक्ति कुल्फी बेचने का धंधा करता था। वह प्रतिदिन प्रातः घर से कंधे पर कुल्फी का बक्सा रखकर निकल जाता था। वह दिन भर 'कुल्फीवाला', 'बाऊजी, कुल्फीवाला' आवाज देता रहता था। सामान्यतः वह सामाजिक क्रिया-कलापों से भी दूर ही रहता था। अपनी मजबूरी के कारण वह रोज प्रातः घर से निकलता और देर रात घर लौटता था।

अचानक एक दिन उसके पड़ोस में एक व्यक्ति की मृत्यु हो गई। पत्नी के बहुत जोर देने पर वह भी शवयात्रा में शामिल हो गया। औरों को शव को उठाते देखकर उसने भी शव को कंधा देना चाहा। ज्यों ही शव को कंधा देकर दस-बीस कदम चला होगा कि उसके मुँह से निकलने लगा, "कुल्फीवाला! बाऊजी, कुल्फीवाला।" इसी प्रकार हम भी बेहोशी में व्यवहार किए जाते हैं।

क्या आप स्वयं अपने किसी कर्म के कारण पछताए हैं? जब आपको अपनी गलती का सहज अहसास होता है, उसे स्व-निरीक्षण कहते हैं। यह निरीक्षण आप होश में करते हैं। ऐसे कृत्य करते वक्त बार-बार स्मरण आ जाना आत्म-स्मरण है। आत्म-स्मरण आपके होश को प्रगाढ़ करता है। यही स्वयं के प्रति जागना है। आत्म-ज्ञान की यह पहली सीढ़ी है।

सामान्यतः हम आदतों में जीते हैं। कर्म करने की अपनी शैलीवश स्वतः हम कर्म ही करते जाते हैं। एक मशीन की तरह हम जिए जाते हैं। तब हमें अपना भान नहीं होता है। उसे बेहोशी कहते हैं। यही मूर्च्छा में जीना है। होश इस दुष्चक्र को तोड़ता है। होश से हम स्वयं के प्रति सजग होते हैं।

अपनी प्रतिक्षण होनेवाली प्रतिक्रियाओं को देखना सजगता है। पल-प्रतिपल व्यक्ति प्रतिक्रिया करता है—किसी व्यक्ति से, उसके बारे में, किसी घटना, तथ्य या सूचना के प्रति। इस तरह अपनी प्रतिक्रियाओं को देखना निरीक्षण है। आत्म-निरीक्षण करनेवाला व्यक्ति ही पर का निरीक्षण भी कर सकता है।

आत्म-निरीक्षण ध्यान की दिशा में पहला चरण है। यही प्रवृत्ति अंत में स्वयं को साक्षी से अलग कर आत्म-ज्ञान कराती है। द्रष्टा और दृश्य की भिन्नता का बोध हो जाता है। साधक सभी झंझटों से मुक्त हो जाता है। जीवन्मुक्ति इसके अतिरिक्त कुछ भी नहीं है।

स्वयं के प्रति जागना व देखना स्व-निरीक्षण है। अपने शरीर की क्रियाओं को देखना, भीतर उसके भावों को देखना, मन में चलते विचारों को देखना स्व-निरीक्षण है। स्व-प्रकाश जब शरीर पर पड़ता है तो शरीर के रसायनों में परिवर्तन हो ही जाता है।

क्या आप होश में रहना पसंद करेंगे? (मूर्च्छा यानी पूर्व संस्कारों में जीना बेहोशी

है।) सभी धर्मों ने अपने-अपने शब्दों से इसी को सत्य-प्राप्ति का अंतिम मार्ग बताया है। कोई भी व्यक्ति होश के बिना मुक्त नहीं हो सकता है। यही आत्म-साक्षात्कार का मार्ग है।

होश में जीने का अभ्यास करने के लिए गौतम बुद्ध ने आती-जाती श्वास को देखने की बात कही है। यही उनका अनापानसति योग है। महावीर ने इसे अप्रमाद अर्थात् विवेक कहा है। जे. कृष्णमूर्ति इसे सजगता कहते हैं। लेकिन इसके लिए रूसी बुद्ध-पुरुष गुरजियेफ ने आत्म-स्मरण कहा है। ओशो ने इसे साक्षी होना कहा है। इसके लिए ओशो की 700 किताबों का सार एक शब्द में पूछा जाए तो वह 'होश' होगा।

होश के लिए आत्मक्रांति चाहिए। स्वयं की स्वयं के प्रति, स्वयं में जागरण से आत्मज्ञान होता है। स्वयं के भीतर चेतनता के बोध के बाद क्रांति घटती है। इस तरह के बोध के बाद सूक्ष्म व अदृश्य का आभास होता है। हमारे होने के पीछे कुछ कारण है। यह जगत् उन कारणों के अधीन है।

हम साक्षी के अभाव में यथार्थ को नहीं जान पाते हैं। पूर्वग्रह-युक्त मन सत्य को नहीं समझ सकता, जैसे कि सावन के अंधे को हरा-ही-हरा नजर आता है। हम अपनी चित्तवृति के अनुसार ही समझते हैं। तटस्थ भाव से देखने का उपक्रम शुरू करते ही अनेक सच्चाइयाँ प्रकट होती हैं। संवेदनाओं के साक्षी होने पर प्रपंच का चक्र टूटता है।

सभी आलंबनों की वास्तविक सच्चाई बाहर नहीं, हमारे चित्त में ही है। अनुभव में आनेवाले संपूर्ण जगत् की सच्चाई बाहर नहीं, बल्कि हमारे मन एवं सोच की सीमा के भीतर है। विचार का परदा या खयाल हमें साक्षी नहीं बनने देता।

अपनी बेहोशी को जाने बिना आप होश को नहीं साध सकते। इसीलिए सबसे पहले बेहोशी को पकड़ें और पहचानें। हम कहाँ पर मूर्च्छित हैं ? हम अपनी आदतों, विचारों एवं भावों के प्रति सोए हुए हैं। जब आप अपने हाथ-पैर हिला रहे होते हैं तब आपको उनका बोध नहीं होता। कब क्रोध आ गया, आपको पता ही नहीं चलता। किस तरह अहंकारवश झूठ बोलते हैं, कब लालच में आप गलती कर बैठते हैं, कब काम के वशीभूत नारी को ताकने लग जाते हैं, यह सब आपके न चाहते हुए भी हो जाता है। यही बेहोशी है। इस मूर्च्छा की जड़ में क्या है ? आप सतत इस तरह क्यों करते हैं ? आपके न चाहते हुए भी यह हो जाता है। यही तो मानसिक बंधन है। ये ऐसे अदृश्य बंधन हैं, जो भौतिक बंधनों से भी ज्यादा मजबूत व कठोर हैं।

इस तरह की बेहोशी को हम रूसी वैज्ञानिक पावलोफ द्वारा किए गए परीक्षण से समझ सकते हैं। पावलोफ एक कुत्ते को निश्चित समय पर रोज रोटी डालता था, साथ ही घंटी भी बजाता था। पावलोफ ने एक माह बाद निश्चित समय पर घंटी बजाई, लेकिन कुत्ते को रोटी नहीं डाली। फिर भी, कुत्ते की जीभ से लार बनती रही। यह दोनों

के बीच प्रतिबद्धता अर्थात् मूर्च्छा को प्रस्तुत करता है। बिना रोटी के मुँह में लार नहीं बननी चाहिए थी। लेकिन अचेतन रूप से लार घंटी की आवाज से भी जुड़ गई, अर्थात् व्यक्ति का अनैच्छिक स्नायु तंत्र सक्रिय हो गया। इसी तरह जीवन में हम भी साहचर्य के कारण बहुत सी अनैच्छिक क्रियाओं के शिकार स्वतः ही हो जाते हैं। इसे ही मूर्च्छा कहते हैं। इसे तोड़कर अर्थात् इसके प्रति सचेत होकर हम तनाव के शिकार होने से बच सकते हैं। इस क्रिया के प्रति जागना ही होश में आना है।

होश में रहने का व्यावहारिक मार्ग

होश परम औषधि है। होश में रहने के तीन प्रमुख चरण हैं—

प्रथम चरण

विधि—पहले शरीर की प्रत्येक हलचल एवं हिलने-डुलने को देखें। अपने शरीर की प्रत्येक क्रिया के प्रति सजग रहें, उसके साक्षी बनें। हाथ हिल रहा है तो पूर्णता में उस हिलते अंग को देखें, द्रष्टा बनकर विचार को देखें। मात्र देखना हो जाए।

उदाहरण—एक बार गौतम बुद्ध कहीं जा रहे थे। उन्होंने शीघ्रता में मक्खी उड़ाई, फिर हाथ को मक्खी उड़ाने जैसे पुनः धीरे-धीरे घुमाया। तब आनंद ने पूछा, ''प्रभु, अब तो मक्खी न थी।'' बुद्ध ने कहा कि पहले हाथ बहोशी में उठ गया था, अब उसे पुनः करके देख रहा हूँ।

द्वितीय चरण

मन में चलते विचारों को निरपेक्ष भाव से देखें। किसी भी विचार पर दूसरा विचार प्रयत्नपूर्वक न करें। केवल विचारों को आते-जाते देखें जैसे, सड़क पर खड़े वाहनों को देखते हैं। इन विचारों के साथ तादात्म्य न करें।

तृतीय चरण

जीवन में उठती भाव-दशाओं के दर्शक बनें। भाव-दशाओं को अच्छी-बुरी न कहें। किसी शब्द द्वारा उन्हें मैली न करें। भाव-प्रवाह के सजग द्रष्टा बनें।

इन तीनों चरणों के पूरा करते ही तुरीय अवस्था स्वतः प्रकट हो जाएगी। यह अवस्था प्रयत्न छोड़ने पर स्वतः आएगी। आपको कुछ करना नहीं है, प्रयत्न करना छोड़ना है।

क्या आप अभी होश पर पढ़ते हुए भी होश में हैं? जे. कृष्णमूर्ति की एक घटना याद आती है। वे एक बार कार में अपने मित्र के साथ होश पर चर्चा करते हुए यात्रा कर

रहे थे। अचानक कार रुकी। कार किसी से टकराई थी। तब मित्र ने ड्राइवर से पूछा, ''क्या हुआ ?''

ड्राइवर जवाब देता, इसके पूर्व कृष्णमूर्ति ने कहा, ''कार बकरे से टकरा गई है। आप जनाब होश पर चर्चा कर रहे हैं और आपको होश नहीं है।''

क्या हमारी भी हालत जे. कृष्णमूर्ति के सहयात्री की तरह तो नहीं है?

होश जगाने की विधि—अरे जयंती, अभी तुम कहाँ हो?

बार-बार यह स्वयं से पूछना व्यक्ति को आत्म-निरीक्षण में ले जाता है। इसके द्वारा होश सघन होता है।

सजगता के दुश्मन

हम सदैव स्वयं को सही ठहराने का प्रयास करते रहते हैं, कुतर्क कर अपने कृत्यों को सही ठहराते रहते हैं। अपने विचारों का समर्थन कुतर्क पर करते हैं। अपने गुनाहों पर परदा डालने को नई-नई बातें गढ़ते हैं। अपने को बचाने की प्रवृत्ति स्वयं को सजग नहीं होने देती। जब हम अपने क्रोध के लिए अन्य को दोषी ठहराएँगे तो स्वयं के क्रोध को कभी देख नहीं सकेंगे और जब उसे स्वीकार नहीं करेंगे, देखेंगे नहीं तो बेहोशी बनी रहेगी। यांत्रिकता के दुष्चक्र में हम पड़े रहते हैं। अपनी धारणा प्रणाली के घेरे को तोड़ना बड़ा मुश्किल होता है।

व्यक्ति अपनी धारणाओं की आँख से ही देखता है। अपनी विचार सरणि से बाहर आना सरल नहीं है। व्यक्ति सदैव सरलतम मार्ग खोजता है। ढलान पर लुढ़कना आसान होता है।

हम अपनी वासनाओं के दमन के कारण भी सजग नहीं हो पाते हैं। अगर हम अपने मस्तिष्क के दस खंड करें तो नौ खंड मस्तिष्क अचेतन है। चेतन तो मात्र एक खंड है। जबकि हम सामान्यतया संचालित अचेतन मन से होते हैं। अचेतन मस्तिष्क का अर्थ है, जिसके प्रति हम जाग्रत् नहीं हैं। हमारा 90 प्रतिशत मस्तिष्क सोया हुआ है। यही तो गहरी मूर्च्छा है। होश इसे ही तोड़ने का नाम है।

होश के लाभ

होश में आते ही व्यक्ति अपने प्रति सजग होता है, स्वयं का वस्तुनिष्ठ निरीक्षण करता है, अपने शरीर के खिंचावों को देख पाता है। यह देखना ही इन खिंचावों को ढीला करना है। उनसे भिन्नता का भान होते ही खिंचावों के प्राण मरने लगते हैं। उनका कड़कपन वह नहीं रहता। तनावों में शिथिलता व्याप्त हो जाती है। इससे स्वयं की जड़ता टूटती है और स्व-बोध बढ़ता है।

होश के आते ही व्यक्ति वर्तमान में आ जाता है। जो उसे अपनी आँखों के सामने दिख रहा है, उसी में आ जाता है। उसे अपने कृत्य, सोच एवं भाव का बोध होने लगता है। इस प्रकार साधक अपने अतीत एवं भविष्य में जाने से बच जाता है।

वर्तमान में जीनेवाले को उसका अतीत उसे बाँध नहीं पाता है। वह अतीत की जंजीरों से मुक्त होता है, स्वयं को पुराने कृत्यों से तौलता नहीं है। अपना मापन अतीत की सफलताओं व विफलताओं से नहीं करता है। पुराने घाव उसे आहत नहीं कर पाते हैं। अतीत की स्मृतियाँ वर्तमान से तोड़ नहीं पाती हैं।

वर्तमान में जीनेवाला भविष्य के सपनों में नहीं डूबता है, अपनी भावी योजनाओं के मकड़जाल में नहीं फँसता है। अपनी विचार-शृंखला को कल की आशा में नहीं जाने देता। इच्छा, सपने, आशाएँ, लक्ष्य वर्तमान में जीनेवाले को तोड़ नहीं पाते हैं। होश के अभाव में व्यक्ति भविष्य की योजना बनाने में डूब जाता है, आनेवाले कल की चाह में आज को भुला देता है। व्यक्ति 'जो है', उसे खोकर 'जो होना चाहिए' का शिकार हो जाता है। यथार्थ को छोड़कर आदर्श बन जाता है।

होश में आते ही साधक स्वयं के पास आ जाता है, महत्त्वपूर्ण व व्यर्थ के कार्यों में भेद करना सीख जाता है। इससे वह व्यर्थ के कार्यों से बच जाता है। अपनी वृथा जानेवाली ऊर्जा को बचा लेता है, उसका दिशा-परिवर्तन कर देता है। ऊर्जा संगृहीत हो जाती है। व्यक्ति में होश से विवेक का जन्म होता है।

हम अपनी बाह्य यात्रा को देखते हैं, उसकी उपयोगिता जान लेते हैं। होश से वह अपने भीतर की यात्रा प्रारंभ कर लेता है। होश उसे अपने पास ले आता है। होश से अंतश्चेतना को समझ पाता है, ताकि अंतर्यात्रा में रस ले सके।

होश आपको अपनी मिल्कियत पुनः सौंपता है। आप स्वयं के प्रति जिम्मेदार होने लगते हैं और दूसरों के प्रति दीवानगी व गुलामी से मुक्त होते हैं। होश आपका आपसे परिचय कराता है। होश से अपना बोध बढ़ता है तथा व्यर्थ का बोध कम होता जाता है।

क्या आप अभी होश पर पढ़ते हुए होश में हैं ?

उपसंहार

वास्तव में ये उपाय भिन्न-भिन्न नहीं हैं, मात्र प्रयोग करने एवं समझने हेतु अलग-अलग लिखे गए हैं। वास्तव में तो यह सब घूम-फिरकर एक ही है। ज्यों ही आप अच्छा व्यवहार करते हैं, विचारों में जीते हैं। तब आप स्वतः ही प्रार्थना करने लगते हैं, कृतज्ञता प्रकट करने लगते हैं, क्षमा करने लगते हैं। ऐसे में स्वतः ही वर्तनान में आ जाते हैं और वर्तमान में आते ही आप निर्विचार हो जाते हैं, जिसके परिणामस्वरूप आप होश को प्राप्त होते हैं। होश को उपलब्ध होते ही आप चेतना का साक्षात्कार कर

लेते हैं। ऐसे में नित्य एवं अनित्य के भेद को पहचान लेते हैं। तब आपके सारे दुःख एवं तनाव मिट जाते हैं। अर्थात् सभी उपाय आंतरिक रूप से एक-दूसरे से गुँथे हुए हैं। इनको अलग-अलग देखना ठीक नहीं। ये परस्पर मौलिक रूप से एक हैं। उपर्युक्त उपायों को मैंने प्रयोग कर देखने की कोशिश की है। ये मात्र तनाव दूर करने के उपाय नहीं हैं। ये तप हैं, साधनाएँ हैं, मुक्त होने के मार्ग हैं। इन्हीं की सहायता से आप जीवन में सफल हो सकते हैं, तनाव दूर कर सकते हैं और रिलैक्स हो सकते हैं।

□

भाग-5

खास तनावों की खास होली

असफलता, थकान, अनिद्रा एवं जानलेवा बीमारियों के कारण होनेवाले तनाव मामूली नहीं हैं। तनाव को दूर करने के सामान्य उपाय यहाँ पर भी प्रभावकारी हैं। लेकिन इन खास तनावों को मिटाने हेतु खास तरह की होली जलानी पड़ेगी।

16

निराशा व असफलता के तनाव को अपने पक्ष में कैसे करें

'असफलता' नामक शब्द मेरे शब्दकोश में नहीं है।

—नेपोलियन बोनापार्ट

असफलता का परिणाम निराशा है। अपना मनचाहा परिणाम प्राप्त न होने पर व्यक्ति स्वयं को असफल मानता है। असफलता आत्मविश्वास तोड़ती है और स्वयं को नकारात्मक संदेश देती है कि तुममें योग्यता नहीं है। परिस्थितियाँ साथ नहीं दे रही हैं। समय ठीक नहीं चल रहा है।

असफलता का तनाव एक खतरनाक तनाव है, जो हीन भावना पैदा करता है। हीन भावना ने परमाणु बम के संहार से अधिक नागरिक मारे हैं।

असफलता के कारणों का विश्लेषण करें कि आपकी अमुक असफलता के क्या कारण हैं—

1. व्यवस्थागत कारण।
2. व्यक्तिगत कारण।
3. अदृश्य कारण।

जिन कारणों के लिए आप जिम्मेदार नहीं हैं, उनकी चिंता न करें। आप अपनी भूमिका ठीक से निभाएँ। अपने मन को छोटा न करें, बल्कि लक्ष्य व दिशा बदल दें। जो मिला है, उसे स्वीकार लें और जो नहीं मिला है, उसके लिए मान लें कि वह आपके भाग्य में नहीं है।

1. असफलता की व्याख्या अपने पक्ष में करें—असफलता आपको महान्

कार्यों के लिए तैयार करने की प्रकृति की योजना है।

"असफलता एक घटना है, व्यक्ति असफल नहीं होता।"

—जिग जिग्लर

सफलता की पहली सीढ़ी है—असफलता

असफलता नाम की कोई वस्तु नहीं। यह हमारी सोच है, जो हमें असफल बनाती है। अत: आप क्या सोचते हैं, यह बहुत महत्त्वपूर्ण है। कोई घटना महत्त्वपूर्ण नहीं होती, उस घटना की व्याख्या महत्त्वपूर्ण होती है। अत: अपनी व्याख्या को बदलकर असफलताओं को सफलता में बदलें।

बहुत से लोग हैं, जो तीसरी और चौथी बार में सफलता प्राप्त करते हैं। हम दूसरे प्रयास में ही थक जाते हैं व समाज और उसकी गलत व्यवस्था को गाली देना प्रारंभ कर देते हैं। अब्राहम लिंकन कई प्रयासों में असफल रहे, फिर भी वे संयुक्त राज्य अमेरिका के राष्ट्रपति बने।

हो सकता है, आपको अधिक परिश्रम करना पड़े। अपने कार्य करने की विधि को या काम के तरीके को सुधारना पड़े और यह भी संभव है कि आपको अपना लक्ष्य ही बदलना पड़े।

याद रखिए, असफलता सफलता की ओर बढ़ा एक कदम है। बिना कुछ खोए सफलता नहीं मिलती।

असफलता सफलता की पहली सीढ़ी है।

…प्रश्न पूछना भी सकारात्मकता है। जब भी सजग हों, तब पूछें कि 'मैं अभी कितने प्रतिशत सकारात्मक हूँ? अपनी सकारात्मकता बढ़ाने के लिए अभी मैं क्या करूँ?' उक्त दोनों प्रश्न आप जितनी बार स्वयं से पूछेंगे उतने ही सकारात्मक हो सकेंगे। प्रश्न एक लेजर की तरह आपके मस्तिष्क में जाकर उत्तर खोजते हैं। तब आप स्वयं ही अपनी मनोस्थिति के अनुसार उत्तर देते हैं, जो बहुत उपयोगी होता है। उक्त दोनों प्रश्न आप किसी कार्ड पर लिखकर जेब में रख सकते हैं, ताकि याद कर सकें। अपने शयन-कक्ष या अध्ययन-कक्ष में भी उनको किसी शीट पर लिखकर चिपकाया जाना चाहिए, जिससे व्यक्ति सतत स्मरण करता रहे।

अच्छा साहित्य, अच्छी पुस्तकें, अच्छी पत्रिकाएँ पढ़कर आप अपनी सकारात्मकता बढ़ा सकते हैं। महापुरुषों, सफल व्यवसायियों की जीवनियाँ व आत्मकथाएँ पढ़ने से भी सकारात्मकता बढ़ती है। व्यक्तित्व-निर्माण संबंधी साहित्य पढ़ें। इसमें स्वेट मार्डन, डेल कारनेगी, जेम्स एलन आदि की पुस्तकें पढ़ें। छात्रों के लिए राज बापना की 'माइंड पावर स्टडी टेक्निक' भी सहायक है। स्टीवन कू, एंथनी रॉबिंस एवं दीपक चोपड़ा की पुस्तकें

अंग्रेजी जाननेवालों के हित की हैं। भारत के प्राचीन साहित्य उपनिषद्, गीता, पुराण, रामायण, महाभारत भी खुली आँख से पढ़ें। अंधश्रद्धा व पौराणिकता को किनारे कर पढ़ें तो सकारात्मक बनने में समर्थ होंगे।

व्यायाम, योग एवं ध्यान कर अपनी सकारात्मकता बढ़ाएँ।

जब मुझे असफल होने का आभास होता है, तब मैं कहता हूँ—

हे प्रभु! क्या आप इनके द्वारा मुझसे कुछ कहना या करवाना चाहते हैं?

हाँ, यही कि—

असफलता का अर्थ यह नहीं है कि मैं हार गया हूँ; बल्कि इसका अर्थ यह है कि मुझे अभी सफल होना है।

असफलता का अर्थ यह नहीं कि मैंने कुछ भी प्राप्त नहीं किया;
बल्कि इसका अर्थ यह है कि मैंने सबक सीखा है।
असफलता का अर्थ यह नहीं है कि मैं मूर्ख हूँ;
बल्कि इसका अर्थ यह है कि मैं प्रयोग करने में विश्वास करता हूँ।
असफलता का अर्थ यह नहीं है कि मेरा अपमान हुआ है;
बल्कि इसका अर्थ यह है कि मैं प्रयत्न करने का साहस रखता हूँ।
असफलता का अर्थ यह नहीं है कि मेरे पास कुछ भी नहीं है;
बल्कि इसका अर्थ यह है कि मैं पूर्ण नहीं हूँ।
असफलता का अर्थ यह नहीं है कि मैंने समय गँवाया है;
बल्कि इसका अर्थ यह है कि मुझे पुनः प्रयत्न करने हेतु मौका मिला है।
असफलता का अर्थ यह नहीं है कि मैं प्रयत्न छोड़ दूँ;
बल्कि इसका अर्थ यह है कि मुझे पुनः लगन से मेहनत करनी है।
असफलता का अर्थ यह नहीं है कि मैं कभी सफल नहीं होऊँग;
बल्कि इसका अर्थ यह है कि मुझे अधिक धैर्य की जरूरत है।
असफलता का अर्थ यह नहीं है कि तुमने मुझे भुला दिया है;
बल्कि इसका अर्थ यह है कि तुम्हारे मन में मेरे लिए अन्य योजना है।

2. हिम्मत न हारें—हमें अपने लक्ष्यों की प्राप्ति में आनेवाली बाधाओं की फिक्र नहीं करनी चाहिए। बाधाओं के होते हुए देखें कि कैसे व्यक्तियों ने अपनी मंजिल पार की—

1. महाकवि सूरदास ने अंधे होकर भी महान् काव्य की रचना की।
2. अंधी-बहरी हेलन केलर नाम की लड़की एक सफल वक्ता और महान् लेखक बनी तथा दो बार हवाई जहाज उड़ाया।
3. अल्बर्ट आइंस्टाइन ने अपना व्यवसाय एक क्लर्क के रूप में शुरू किया था।

4. डॉ. स्टीफन हॉकिंग 21 वर्ष की उम्र से चल-फिर व बोल नहीं सकते थे, फिर भी वे विश्व के सबसे बड़े कॉस्मोलॉजिस्ट हैं।
5. नोबेल पुरस्कार विजेता सी.वी. रमन ने एक ऑडिटर के रूप में अपना कार्य शुरू किया था।
6. श्रीमती इंदिरा गांधी सीनियर कैंब्रिज भी पास नहीं कर पाई थीं, फिर भी भारत की प्रधानमंत्री बनीं।
7. लाल बहादुर शास्त्री मात्र डेढ़ वर्ष के थे, तब उनके पिता का देहांत हो गया था और वे गरीबी में ही बड़े हुए, पर भारत के प्रधानमंत्री बने।
8. एकलव्य को धनुर्विद्या सीखने के लिए गुरु भी नहीं मिल सका। जिसको गुरु माना, उन्होंने उसे नीच जाति और नीच कुल में जन्म लेने के कारण शिक्षा देने से ही मना कर दिया।
9. डॉ. बी.आर. अंबेडकर को निम्न जाति का होने से कक्षा में बैठने नहीं दिया गया। वह कक्षा की खिड़की से बाहर बैठते थे और स्कूल का चपरासी उन्हें पीने को पानी भी नहीं देता था। फिर भी वे वर्तमान भारतीय संविधान के निर्माता बने।

स्वयं के विकास की कोई सीमा नहीं है। आपके पास असीमित शक्ति है। यह अलग बात है कि आप अपने नकारात्मक सोच से उसे सीमित कर देते हैं। अपने पर विश्वास कीजिए। आप इसे प्राप्त कर सकते हैं। विश्वास में वह ताकत है, जिससे किसी भी समस्या का समाधान प्राप्त हो सकता है।

इसके बावजूद भी सफल होते हैं

जीवन में नकारात्मक सोच ही हमारी अयोग्यता है। शारीरिक अयोग्यता को वरदान में बदला जा सकता है।

3. जीत का नजरिया रखें—वैसे नजरिए के बारे में विस्तृत उपाय आप अध्याय 9 में पढ़ चुके हैं। फिर भी उसे दोबारा पढ़ें। निम्नलिखित पोस्टर अपने घर में बनाकर चिपकाएँ। यह आपको जीत का दृष्टिकोण देगा—

- क्योंकि मैं विजेता की भाँति सोचता हूँ, विजेता की भाँति तैयार होता हूँ और विजेता की भाँति ही कार्य करता हूँ।
- क्योंकि मैं पूर्ण संकल्प के साथ लक्ष्य-प्राप्ति के लिए प्रतिबद्ध हूँ।
- क्योंकि मैंने कार्य की योजना बनाई है और जानता हूँ, समय का सदुपयोग कैसे करना है।
- क्योंकि मेरे विश्वास, मेरी मान्यताएँ पूर्ण हैं और विरोधाभासी नहीं हैं। मैं

अपने सारे कामों के लिए स्वयं उत्तरदायी हूँ। मैं अपनी जिम्मेदारियों को जानता हूँ। मैं मानसिक रूप से किसी अन्य वस्तु या व्यक्ति पर आश्रित नहीं हूँ।

- क्योंकि मैं किसी समस्या से नहीं डरता हूँ। मैं सभी समस्याओं को चुनौती के रूप में लेता हूँ।
- क्योंकि मैं अपनी आलोचना से नहीं डरता हूँ, बल्कि उसको आधार बनाकर अपने आचरण और व्यवहार की समीक्षा करता हूँ।
- क्योंकि मैं जीवन के प्रति उत्साही हूँ, वर्तमान का आनंद लेता हूँ और भविष्य के प्रति आश्वस्त हूँ।

नजरिए के बारे में विस्तृत उपाय आप अध्याय 9 में पढ़ चुके हैं, फिर भी उसे दुबारा पढ़ें। दूसरा उपर्युक्त पोस्टर अपने घर में बनाकर चिपकाएँ।

□

17

थकान मिटाने एवं ऊर्जावान् बनने के सरल उपाय

मेरे पूर्ण रूप से आराम के क्षण ऑपरेशन थिएटर में ही होते हैं, जब मैं अपने आप में पूर्ण रूप से शांत होता हूँ। कभी भी कोई व्यक्ति कठिन मेहनत के कारण नहीं मरता; परंतु बहुत अधिक आराम से ऐसा हो जाता है।

—डॉ. नरेश त्रेहन

शरीर कुछ-न-कुछ क्रिया करता रहता है। कुछ भी न करें तो भी शरीर के भीतर रक्त-संचार, धड़कन आदि गतिविधियाँ होती रहती हैं। चय-अपचय की क्रिया भी होती रहती है। उससे कोशिकाएँ टूटती हैं एवं नई निर्मित होती हैं। इससे शारीरिक शक्ति का ह्रास होता है और शारीरिक थकान आती है। व्यक्ति भोजन, श्वास आदि से उसकी पूर्ति करता है।

थकान ने आज सबको परेशान कर रखा है। कार्य की थकान से सब त्रस्त हैं। घर पर बैठे-बैठे भी थकान हो जाती है। आज के युग में हम सब थके हुए हैं। जीने का उत्साह नहीं है, आगे बढ़ने की प्रेरणा नहीं है। हम अनेक प्रकार के दबावों में जीते हैं। इन दबावों से थकान होती है। थकान से तनाव का अहसास होता है।

शारीरिक श्रम की अपेक्षा व्यक्ति कार्य के प्रति अरुचि से अधिक थकता है। जो व्यक्ति कार्य करते हुए उसका आनंद नहीं लेता, वह जल्दी थक जाता है। अपने कार्य से घृणा मत करो। कार्य कैसा भी हो, वह घृणा योग्य नहीं है। कार्य के प्रति डर भी हमें थकाता है। नकारात्मकता भी थकान बढ़ाती है। जब आप ईर्ष्या से भरे हों, चिंताग्रस्त हों तो कार्य आपको पसंद नहीं आता है। ऐसे में कार्य आपको थकाता है।

पश्चिम में 16 दिसंबर को 'स्लिप कंफर्ट डे' मनाया जाता है। इस दिन को मनाने वाले खास तौर से छुट्टी लेकर लंबी तानकर सोते हैं। ऐसा माना जाता है कि इस दिन सोने से वर्ष भर की थकान ही नहीं, तनाव भी छू-मंतर हो जाते हैं।

थकान के कारण

हर आदमी के थकने के अलग-अलग कारण होते हैं। बोरियत से थकान मनोवैज्ञानिक है। शारीरिक श्रम से उत्पन्न थकान खुशी देती है। गृहिणियों की थकान का कारण जीवन भर एक ही तरह का कार्य करते रहना है। कभी-कभी कार्य की प्रकृति भी थका देनेवाली होती है। श्रमिक एवं बुद्धिजीवी की थकान भिन्न-भिन्न होती है।

थकान तनाव का प्रारंभिक लक्षण है। जिस कार्य को करने से प्रसन्नता नहीं मिलती है, वह थकान का प्रथम लक्षण है। निराशा, उदासी व चिड़चिड़ाहट थकान के संकेत हैं। थकने पर व्यक्ति कई बार स्वयं को सबसे अलग-थलग महसूस करता है। जब किसी कार्य को करने में असुविधा हो रही हो तो समझ लीजिए कि आप थकने वाले हैं।

थका हुआ आदमी अपनी क्षमता का, सामर्थ्य का, योग्यता का उपयोग नहीं कर पाता। थकने पर रक्त की आपूर्ति कम हो जाती है। इससे और थकान बढ़ जाती है।

थकान मिटाने के पाँच व्यावहारिक उपाय

1. अपने कार्य में रुचि पैदा करें—अपने कार्य को पसंद करें। अपने धंधे के प्रति नकारात्मक भाव एवं विचार ठीक नहीं है। हमें अपने कार्य में अच्छाइयाँ खोजनी चाहिए। अपने कार्य को चाहने पर ही हम उसका आनंद उठा सकते हैं। यदि हम अपने कार्य को नहीं चाहते हैं तो रोज-रोज जलील होते रहते हैं। इससे स्वयं को नाराज करते हैं। इससे हमारे मन में खीज बढ़ती है, जो हमें थकाती है।

दुकानदार ग्राहकी से नहीं थकता है। जब किसी कार्य का परिणाम मनपसंद आता है तो व्यक्ति को थकान कम लगती है।

कार्य का स्वयं के लिए महत्त्व जानें। यही आपकी आय का जरिया है। यह न करोगे तो धन कहाँ से आएगा। मेरे महकमे में सुरेंद्र नामक एक सहकर्मी है, जिसने अपने कार्य के प्रति प्रेम पैदा कर कार्य की गति बढ़ा दी है। उसने कार्य को श्रेष्ठ करने का प्रयास कर अपनी थकान मिटाई है। वह प्रतिदिन प्रातः 9 से सायं 5 बजे तक काम करता है। महान् वैज्ञानिक थॉमस अल्वा एडिसन को कार्य से थकान नहीं लगती थी, क्योंकि उन्हें अपने काम में आनंद आता था। वे अपने कार्य से प्रेम करते थे। कार्य ही

उनकी पूजा थी। तभी वे 1,100 आविष्कारों का पेटेंट करवा सके।

2. कार्य करते-करते आराम करें—थकने के पूर्व आराम कीजिए। अध्याय छह में कार्य को ध्यान बनाने पर विस्तार से लिखा गया है। उसे पुनः पढ़ें। विश्राम में रहते हुए कार्य करें। कार्य करते वक्त कार्य ही बन जाएँ। सजग होकर अर्थात् स्वयं को देखते हुए कार्य करें। द्रष्टाभाव में रहें। कृष्ण इसे ही निष्काम कर्म कहते हैं।

3. दिन में झपकी लें—खाना खाने के बाद आधा घंटा झपकी लेना महत्त्वपूर्ण है। अगर संभव न हो तो कुरसी पर आँखें बंद कर पाँच मिनट लेटना भी बेहतर है। मेरी पत्नी मीना तो पाँच-दस मिनट की झपकी लेकर तरोताजा हो जाती है। घर में कोई बैठा हो तो भी उसके सामने ही बैठे-बैठे झपकी ले लेती है। इससे उसकी सारी थकान मिट जाती है। दिन में अगर वह पाँच-दस मिनट की झपकी न ले तो थकी-थकी रहती है।

गृहिणियों की थकान कैसे मिटे

समाज का दस-बीस मिनट ही महिलाओं का होता है। पुरुष व नारी दोनों एक-दूसरे के बिना अधूरे हैं, अतः उन्हें एक-दूसरे का साथ चाहिए। नारी के तनाव अपनी तरह के हैं। वे पुरुष के तनावों से कभी-कभी भिन्न होते हैं। गृहिणी घर के कार्यों को बिना छुट्टी के वर्ष के 365 दिन करती रहती है, अतः वह थक जाती है, बोर हो जाती है और कभी-कभी अपने कार्यों को नहीं करना चाहती है। ऐसे में उसे अपने कार्यों से नफरत हो जाती है। यह कार्य के प्रति उत्पन्न नफरत धीरे-धीरे स्वयं से नफरत के रूप में बदल जाती है। इससे उसका मूड खराब हो जाता है। इससे वह तनावग्रस्त रहती है।

गृहिणियों की थकान मिटाने के उपाय भी वही हैं, जो पुस्तक में वर्णित हैं। छुट्टी के दिन गृहिणी बाहर जाना चाहती है, जबकि पुरुष घर में रहना चाहता है। गृहिणियाँ अपने आहार के प्रति लापरवाह होती हैं और रसोई में बचा भोजन करती हैं, जो अनुचित है। उन्हें सदैव ताजा भोजन करना चाहिए।

4. योग-निद्रा लें—योग-निद्रा का विस्तार से वर्णन अध्याय ग्यारह में उपलब्ध है। थकान मिटाने की कला वहीं से सीखें। उक्त अध्याय बहुत महत्त्वपूर्ण है। उसे पुनः पढ़ना तनाव के निराकरण में सहायक होगा।

5. पौष्टिक व संतुलित भोजन करें—थकान ऊर्जा की कमी का संकेत है। थकने का अर्थ शरीर रूपी बैट्री रिचार्ज माँग रही है। भोजन करना रिचार्ज होना ही तो है। मेरे मित्र एच.एल. कुणावत भोजन के संबंध में अज्ञान पर एक बहुत कड़वी बात कहते हैं, ''हम दो-तीन वर्ष की उम्र से रोज खाना खाते हैं, लेकिन हमें खाना खाना आज तक नहीं आया। क्या खाना है, कब खाना है और कितना खाना है?'' यह बड़े दुर्भाग्य की बात है कि हमारा आहार पौष्टिकता पर आधारित न होकर स्वाद-प्रधान हो

गया है। भोजन की मात्रा, उसकी गुणवत्ता और भोजन का समय महत्त्वपूर्ण है। इस पर हमारी स्पष्टता नहीं है। तभी तो कई बार औपचारिकताओं एवं स्वाद के कारण अधिक खाना खाकर तरोताजा होने की बजाय हम परेशान होते हैं।

हमारा आहार हमारे आयुर्वेद एवं एलोपैथी के सिद्धांतों के बीच फँसा हुआ है। दोनों विज्ञानों में समन्वय नहीं होने से हम उचित आहार का निर्धारण नहीं कर पाते हैं।

थकने पर फलाहार करना चाहिए। प्रात: दूध के साथ सेब का सेवन करना भी लाभदायक है। शाम को ऋतु के अनुसार फल का सेवन करें। प्राकृतिक रूप से पके फल मिलें तो बेहतर है। शाकाहारी मित्रों को प्रतिदिन आँवले का प्रयोग करना चाहिए, जिससे वे तरोताजा रहेंगे। प्रतिदिन दही या छाछ का सेवन जरूरी है।

शक्ति के लिए फल, अंकुरित अनाज, कंद आदि अनेक स्रोत हैं। हमारे स्वास्थ्य की आधारशिला ताजा व शुद्ध अन्न, फल एवं साग-सब्जियाँ हैं।

एक प्याला काली चाय तनाव दूर कर देगी। काली चाय शरीर में तनाव में उत्पन्न होनेवाले हार्मोन के स्तर को आश्चर्यजनक रूप से कम करती है। इसमें मौजूद फिनोलिक पदार्थ, टैनिन व कैफीन धमनियों को फैलाते हैं। इससे रक्त-प्रवाह बढ़ता है और स्फूर्ति मिलती है।

एक केला खा लें। यह पोटैशियम से भरपूर है और इसमें अन्य खनिज भी पर्याप्त मात्रा में मौजूद होते हैं। केला रक्तचाप व तनाव कम करने में खास भूमिका निभाता है। इसमें कार्बोज होने के कारण यह तुरंत ऊर्जा भी प्रदान करता है और तनाव कम करता है।

मैं अपने को कैसे-कैसे थकाता हूँ?

- मैं दूसरों पर गुस्सा कर अपना चेहरा विकृत करता हूँ। दुश्मन के लिए भट्ठी गरम करता हूँ, लेकिन उसे जलाने से पहले स्वयं जलता हूँ।
- मैं नाराज होकर अपना पाचन खराब करता हूँ और अपनी मन:स्थिति बिगाड़ता हूँ।
- मैं कार्य करने की उतावली एवं आवेश में प्रतिक्रिया कर अपना रक्तचाप बढ़ाता हूँ।
- मैं बच्चों को डाँटने के उपक्रम में स्वयं अशांत हो जाता हूँ। परिवार में सहयोग की बजाय घृणा बढ़ाता हूँ।
- मैं बच्चों की प्रशंसा करने के उपक्रम में अपना अहंकार बढ़ाता हूँ।
- मैं अपनी पत्नी से लड़कर अपनी शांति खोता हूँ। उसे सुधारने के क्रम में उससे दूर हो जाता हूँ।

- मैं पत्नी को प्यार नहीं करता हूँ, तब भी उससे प्यार माँगता हूँ।
- मैं विचारों की बाढ़ में बहकर स्वयं को भूल जाता हूँ।
- मैं बातें करने में समय को भूल जाता हूँ।
- मैं पाने की दौड़ में थकता हूँ, यानी कुछ खोता हूँ।
- मैं धन कमाने की दौड़ में बौना हो जाता हूँ, झूठा हो जाता हूँ और अपनी आत्मा को बेच देता हूँ।

इस तरह मैं अपने ही हाथ से उस डाल को काटता हूँ, जिस पर मैं बैठा हूँ।

□

18

अनिद्रा की स्थिति में बिना नींद की गोली लिये कैसे सोएँ

अनिद्रा नहीं, अनिद्रा की चिंता ही हानिकारक है। याद रखिए, अनिद्रा से अब तक कोई नहीं मरा है।

—डेल कारनेगी

अनिद्रा तनाव का प्रमुख लक्षण है। जब कभी आपको रात में लेटने पर नींद न आए तो समझ लीजिए कि आप तनावग्रस्त हैं। अनिद्रा आज सबसे बड़ी बीमारी है। दुनिया में सबसे अधिक बिकनेवाली दवाई नींद की गोलियाँ हैं। हर देश और नगर में नींद की गोलियाँ सबसे ज्यादा बिकती हैं। आखिर क्यों बिकती हैं? क्योंकि मनुष्य सबसे ज्यादा परेशान अनिद्रा से है। हमें रात्रि सोने के लिए मिली है। हम सोकर ही अपने को तरोताजा बनाते हैं। जिन लोगों को गहरी नींद नहीं आती है, वे दूसरे दिन के लिए तैयार नहीं हो पाते हैं। उनकी शरीर रूपी बैट्री दूसरे दिन के कार्य के लिए रिचार्ज नहीं हो पाती है।

डाटा क्वेस्ट मैगजीन के सर्वेक्षण 2005 के अनुसार, भारत के शहरी क्षेत्र में 20 से 30 वर्ष की उम्र के 34 प्रतिशत व्यक्ति विभिन्न प्रकार के नींद संबंधी रोगों से ग्रस्त हैं। इसका सबसे दु:खद एवं आश्चर्यकारी पहलू यह है कि उन्हें मालूम ही नहीं हो पाता कि उन्हें हर समय लग रही थकान, चिड़चिड़ापन, दोपहर में काम के वक्त झपकी आना, रात में खर्राटे भरना आदि अनेक नींद संबंधी गड़बड़ी के कारण हैं। एम्स (दिल्ली) के निद्रा विशेषज्ञ डॉ. रणदीप गुलेरिया के अनुसार, करोड़ों लोग अनिद्रा के शिकार हैं।

'गीता' का उपदेश देते वक्त अर्जुन को श्रीकृष्ण 'गुडाकेश' कहकर पुकारते हैं।

गुडाका अर्थात् निद्रा और ईश अर्थात् स्वामी, वह निद्रा का स्वामी था। अर्जुन को वरदान था कि उसका तन-मन चाहे कितना ही थक जाए, उसको नींद लेने की आवश्यकता नहीं पड़ेगी। हाँ, वह जब चाहे तब सो सकता है।

डॉ. दीपक चोपड़ा ने अपनी पुस्तक 'रेस्टफुल स्लीप' में निम्न महत्त्वपूर्ण बातें लिखी हैं। हमारे शरीर में एक प्राकृतिक संतुलन होता है। उसके अनुसार देह चलती है, जिसे जैविक लय कहते हैं। अपनी दिनचर्या को संतुलित रखें। अपने को प्रकृति की लय के अनुरूप ढालें। नियमित जल्दी सोना, नियमित जल्दी उठना। निद्रा लाने में मन की अवस्था की बड़ी भूमिका है। मन की अवस्था को ध्यान द्वारा ठीक करें।

बिस्तर पर लेटते ही नींद न आए तो देह के प्रति सजग हों। विचार करना बंद करें। विचार बंद न हों तो कोई बात नहीं। फिर भी, आपका शरीर अच्छा विश्राम कर रहा है। शरीर पर ध्यान दें यानी उसे देखें, महसूस करें। कभी-कभी बहुत से विचार मन में दौड़ते दिखें तो भी चिंता न करें। इस तरह विचारों का आना भी आपको स्वस्थ करता है। एक प्रकार के विश्राम को आप उपलब्ध होते हैं। यदि शरीर में कहीं दर्द या संवेदना महसूस करें तो उसको सहज भाव से देखें।

आयुर्वेद के अनुसार, अपने मन, देह, व्यवहार व वातावरण में एक संतुलन रखें, जिससे नींद नियमित व गहरी होगी। इससे जीवन में खुशी का स्तर भी बढ़ेगा।

अनिद्रा के कारण

प्रसिद्ध हिंदी कथाकार प्रेमचंद ने एक जगह लिखा है कि निद्रा ऐसा अथाह सागर है, जिसमें हम सब अपने दुःखों को डुबो देते हैं।

निद्रावस्था जाग्रत् अवस्था की स्थिति का आईना है।

—महात्मा गांधी

हमारी नींद क्यों उड़ जाती है? जब हमारे कार्य व घर के जीवन में संतुलन नहीं रहता है। हमारी इच्छाएँ व सपने पूरे नहीं होते, जिससे हम अपने से नाराज होते हैं। हमें चलानेवाली ताकतें जब संतुलित नहीं रहती हैं, जब हमारा अपने पर वश कम हो जाता है, हम शरीर को सोने के संकेत दे रहे होते हैं।

हमारे नकारात्मक सोच एवं कार्य हमें अनिद्रा का शिकार बना देते हैं। अव्यवस्था नींद की दुश्मन है। उत्तेजित एवं भयभीत मस्तिष्क सोने नहीं देता है। जिंदगी की भागमभाग एवं दौड़-धूप व्यक्ति को असंतुलित कर देती है। उपभोक्ता संस्कृति की जीवन-शैली नींद के खिलाफ है। हमारी महत्त्वाकांक्षाएँ व्यक्ति को सदैव लक्ष्य की

तरफ दौड़ाती रहती हैं। फलस्वरूप व्यक्ति के पास सोने का समय होते हुए भी मन नहीं सोता है। एक के बाद दूसरे कार्य करने की इच्छा होती है। तब व्यक्ति अनिद्रा का शिकार हो जाता है।

नींद की अवस्थाएँ

नींद की संपूर्ण अवधि को दो भागों में बाँटा जा सकता है—

(अ) नान—रेम निद्रा (नॉन रैपिड हाई मूवमेंट निद्रा)—इसे स्थिर नेत्र निद्रा भी कहते हैं। नींद की यह अवस्था चार चरणों में पूरी होती है—

1. **प्रथम चरण**—यह जागने व सोने के बीच की प्रथम और परिवर्तन की अवस्था होती है। इसकी कुल अवधि 1 से 7 मिनट की होती है। इसमें व्यक्ति आँखें बंद कर पूरी तरह निढाल पड़ा होता है, श्वास की गति एक समान होती है, जबकि नाड़ी की गति घटती-बढ़ती है। ई.ई.जी. रिकॉर्डिंग में थीटा तरंगें अधिक पाई जाती हैं। व्यक्ति आते-जाते विचारों की शृंखला में खोता जाता है। इस अवस्था में यदि व्यक्ति को आवाज दी जाए तो उसका उत्तर यही होगा कि वह सो नहीं रहा है।
2. **द्वितीय चरण**—यहाँ से वास्तविक नींद का प्रारंभ होता है। इस चरण में प्रवेश के बाद व्यक्ति को हलके संकेतों या हलकी ध्वनि करके जगाया नहीं जा सकता। नेत्र गोलक बहुत धीरे-धीरे दाएँ से बाएँ और बाएँ से दाएँ घूमते हैं। मस्तिष्कीय तरंगों में बीटा तरंगों की अधिकता होती है। इसकी अवधि लगभग 5 से 7 मिनट की होती है।
3. **तृतीय चरण**—यहाँ से गहरी नींद का प्रारंभ होता है। इस चरण में प्रवेश करते ही शरीर पूरी तरह शिथिल हो जाता है। शरीर का तापमान और रक्तचाप कम हो जाता है। यह अवस्था सोना प्रारंभ करने के लगभग 15 से 25 मिनट के बाद आती है। इसमें डेल्टा तरंगों की बहुलता होती है। इसकी अवधि लगभग 10 से 12 मिनट की होती है।
4. **चतुर्थ चरण**—यह गाढ़ी नींद की अवस्था होती है। इसमें शरीर पूरी तरह स्थिर और शिथिल रहता है। नाड़ी की गति, शारीरिक तापमान एवं रक्तचाप एक समान बने रहते हैं। डेल्टा तरंगों की प्रचुरता रहती है। इस चरण की अवधि 70 से 90 मिनट की हो सकती है।

(ब) रेम निद्रा (रेपिड हाई मूवमेंट निद्रा)—इसे सचल नेत्र निद्रा भी कहते हैं। नान रेम निद्रा के चरणों की समाप्ति के बाद रेम निद्रा का एक क्रम अवश्य आता है। इसमें नेत्र गोलक स्वयं ही बार-बार बाएँ से दाएँ और दाएँ से बाएँ तेजी से घूमते

रहते हैं। श्वसन की गति और नाड़ी की गति अनियंत्रित होकर बढ़ जाती है। रक्तचाप घटता-बढ़ता रहता है। सोनेवाला गाढ़ी नींद से निकलकर नॉन-रेम निद्रा के तीसरे और दूसरे चरण में लौट आता है। अधिकतर सपने इसी अवस्था में आते हैं। इसकी अवधि 10 मिनट से लेकर 40 मिनट तक हो सकती है।

हम जब भी सोते हैं, नॉन-रेम और रेम दोनों प्रकार की निद्राओं का क्रम चलता है। लगभग 1 घंटे 30 मिनट की नॉन-रेम निद्रा के बाद पहला दौर रेम निद्रा का होता है, जो 10 मिनट का होता है। दूसरी बार पुनः डेढ़ घंटे बाद जब रेम निद्रा कम आती है तो इसकी अवधि 15 से 20 मिनट की हो जाती है। 6 घंटे की मधुर नींद में रेम निद्रा के कम-से-कम तीन दौर आते ही हैं। परंतु यदि सोने की अवधि बढ़ती जाती है तो उस स्थिति में नॉन-रेम की अवधि तो क्रमशः घटती जाती है और रेम निद्रा की अवधि बढ़ती जाती है। ऐसा होना और प्रायः ऐसा होते रहना स्वास्थ्य की दृष्टि से उचित नहीं होता है।

गहरी नींद लाने के चार व्यावहारिक उपाय

1. जीवन-शैली बदलें—यह तो वैसा ही हुआ जैसे कोई कहे कि करोड़पति बनें। अरे, व्यक्ति स्वयं भी यही तो चाहता है। किसी के कहने से कोई करोड़पति कैसे बने? उसके लिए लक्ष्य, प्रयत्न व निर्णय करने पड़ते हैं। ठीक वैसे ही जीवन-शैली बदलने की बात है।

सर्वप्रथम दो दिन तक अपनी 24 घंटे की जीवन-शैली को देखें। आप क्या करते हैं, कैसे करते हैं, किन लोगों से मिलते हैं और क्या सोचते हैं? अपनी टिप्पणी करने की शैली तथा निर्णय करने की शैली को जानें। कब और कहाँ आप बोर होते हैं, कब आप तनावग्रस्त होते हैं, कब थकते हैं तथा कब डरते हैं?

अपनी जीवन-शैली के शिकार न हों। उसको अपने पक्ष में परिवर्तित करें। भारतीय जीवन-शैली अपनाएँ। बालाजी टेलीफिल्म के विवाहेतर संबंधोंवाले टी.वी. सीरियल न देखें।

हँसते रहें और शांत संगीत सुनें।

यदि आप एक घंटे के लिए खुशी चाहते हैं तो एक झपकी लें।

यदि आप एक दिन के लिए खुशी चाहते हैं तो पिकनिक पर जाएँ।

यदि आप एक सप्ताह के लिए खुशी चाहते हैं तो छुट्टी मनाएँ।

यदि आप एक माह के लिए खुशी चाहते हैं तो शादी करें।

यदि आप एक वर्ष के लिए खुशी चाहते हैं तो धन इकट्ठा करें।

यदि आप जीवन भर के लिए खुशी चाहते हैं तो अपने काम से प्यार करें।

मस्तिष्क-प्रधान जीवन न जीएँ। विचारों के जाल में न फँसें। अनावश्यक विचार न करें।

प्राणायाम-योग करें या प्रात:कालीन भ्रमण करें। स्वामी रामदेव, पतंजलि योगपीठ, हरिद्वार द्वारा आयोजित शिविर में सीखकर प्राणायाम व योग करें।

संतुलित जीवन जीएँ। रात को देर तक जागना और सुबह देरी से उठना ठीक नहीं है। सोने और सोकर उठने का समय निश्चित करें। व्यवस्थित व नियमित जीवन जीएँ, सकारात्मक कार्य करें। उतावला व तनाव से मुक्त रहने का प्रयास करें। छोटी-छोटी बातों पर अनावश्यक प्रतिक्रिया से बचें। धूम्रपान, शराब व अन्य किसी प्रकार के मादक पदार्थ के सेवन से बचें। अच्छी नींद के लिए रात्रि को चाय-कॉफी न लें। घना अँधेरा प्रगाढ़ नींद में सहायक होता है।

सोने से एक घंटा पूर्व भोजन कर लें। सोते समय कुनकुना दूध पीना लाभकारी होता है। रात को सोने से पूर्व शरीर पर हलके हाथों से तेल की मालिश से भी लाभ मिलता है। यदि रुचि हो तो सोने का उपक्रम करते समय मधुर एवं शांत संगीत अत्यंत धीमी आवाज में सुनें।

मानसिक कार्य करनेवालों के लिए नींद हेतु शरीर को थकाना जरूरी है, अत: शारीरिक श्रम करें। इस हेतु अध्याय 11 व 12 में विस्तृत उपाय बताए गए हैं। उनका अध्ययन एक बार पुन: करें।

सभी समस्याओं से स्वयं को मुक्त कर लें। अभी बिस्तर पर लेटे-लेटे तो कोई भी समस्या नहीं सुलझेगी, सुबह उठकर उनका सामना करेंगे। हिमालय को अपने कंधों पर मत उठाओ, न ही हिमालय गिरने वाला है। अभी तो मात्र सोना है, इसमें कोई समस्या नहीं है। गहरी नींद लेकर स्वयं को ऊर्जावान् बनाएँ, ताकि कल समस्याओं का बेहतर ढंग से सामना कर सकें।

नींद की पूर्व शर्त है—समर्पण। किसी भी तरह के प्रयास से मुक्त रहें। अपने आपको सौंप दें। व्यक्ति को पुन: ऊर्जावान् होने के लिए नींद से बड़ी कोई दवा आज तक नहीं खोजी जा सकी है। नींद से बड़ी कोई औषधि नहीं है।

2. योग-निद्रा लें—नींद के पूर्व योग-निद्रा की कैसेट सुनना अत्यंत लाभकारी है। इसके लिए भी आप अध्याय 11 से अध्ययन कर सकते हैं। रात्रि भोजन का त्याग योग-निद्रा में सहायक होता है।

3. सोने से पूर्व प्रार्थना करें—प्रार्थना में बहुत शक्ति होती है। इसका महत्त्व आप पूर्व अध्याय 15 में पढ़ चुके हैं। बिस्तर पर लेटकर आँखें बंद कर लें और शरीर को ढीला छोड़कर स्वयं को सब तरह की उलझनों से मुक्त करें तथा आदेश दें कि अब कोई समस्या नहीं है। मैं सोने जा रहा हूँ। सुबह उठने पर ही समस्या आएगी।

तभी हल भी खोजा जाएगा। फिर अपने इष्ट को याद कर उसका स्मरण करें। गायत्री मंत्र, नवकार मंत्र, हनुमान चालीसा या कोई शुभ मंत्र, जिसे आप मानते हैं, याद करें। उसे दोहराते-दोहराते नींद को प्राप्त हो जाएँगे।

4. गुप्त संदेशों की कैसेट/सी.डी. सुनें—हमारे अवचेतन मन को प्रभावित करने के लिए बाजार में कुछ गुप्त संदेशोंवाली कैसेट्स व सी.डी. मिलती है।

हमारा मन चेतन व अचेतन दो भागों में बँटा हुआ होता है। बर्फ की चट्टान पानी पर तैरती है, जिसका दृश्य भाग मात्रा 10 प्रतिशत होता है, शेष 90 प्रतिशत बर्फ पानी के भीतर रहता है। इसी प्रकार 10 प्रतिशत चेतन मन होता है और शेष 90 प्रतिशत अचेतन मन होता है।

चेतन मन तार्किक होता है और वह जल्दी प्रभावित नहीं होता है; जबकि अचेतन मन तार्किक नहीं होता तथा वह सीधे संदेश ग्रहण करता है। चेतन मन एक चौकीदार की भूमिका का निर्वाह करता है। ऐसी स्थिति में अचेतन मन को बदलने या प्रभावित करने के लिए गुप्त संदेशों (Hidden Messages) की कैसेट्स बाजार में उपलब्ध हैं। इनमें ध्वनि के दो ट्रैक होते हैं। एक ट्रैक में कोई मधुर ध्वनि होती है तथा दूसरे ट्रैक में गुप्त संदेश होते हैं, जो 80 डेसीबल से कम ध्वनि पैदा करते हैं। सामान्यत: चेतन मन इन्हें नहीं सुन सकता है। अत: ये संदेश सीधे अचेतन मन में जाते हैं तथा उन गुप्त संदेशों के अनुरूप हमें बदल देते हैं। इस प्रकार अचेतन मन को बदलकर स्वयं को रूपांतरित भी किया जा सकता है। इनका मैंने अपने बच्चों पर प्रयोग किया है।

अवचेतन मस्तिष्क का उपयोग आजकल विज्ञापन के क्षेत्रों में भी हो रहा है। पिछली सदी में कोका कोला कंपनी ने यह प्रयोग सिनेमा हॉल में किया था। उन्होंने 'प्यास लगे, कोक पियो' नामक स्लाइड बनाकर चलते सिनेमा के साथ दिखाई। Thirsty, Drink Coca Cola प्रति पाँचवें सेकंड उक्त स्लाइड 1/50 सेकंड दिखाई जाती है। 1/20 सेकंड दिखाई जाने पर दृश्य गतिमान प्रतीत होता है। इससे कम दिखाने पर चेतन मन दृश्य देख नहीं पाता है।

तब दर्शक का चेतन मन सिर्फ सिनेमा ही देखता है। वह तेज गति के कारण उसे नहीं देख पाता है। ऐसे में Thirsty, Drink Coca Cola का संदेश गुप्त रूप से अचेतन मन में स्वत: चला जाता है। उक्त निर्देश हम चेतन मन द्वारा पढ़ नहीं पाते हैं। अचेतन नोट करता जाता है। उस हॉल में कोका कोला की बिक्री 57 प्रतिशत बढ़ जाती है। यह प्रमाणित करता है कि अचेतन मन द्वारा संदेश सीधा ग्रहण किया जाता है।

गहरी नींद लाने के लिए इस तरह की सी.डी./कैसेट्स सुनना आपके लिए लाभप्रद होगा। तब आपको नींद की गोली लेने की आवश्यकता नहीं होगी। नींद नहीं आने पर सोने से पूर्व इस तरह की गुप्त संदेशोंवाली सी.डी./कैसेट्स सुनकर आप नींद को प्राप्त कर सकते हैं। आजकल इन कैसेट्स को सबलिमिनल कैसेट्स कहते हैं। ये कैसेट्स माइंड पावर रिसर्च इंस्टीट्यूट, उदयपुर वाले बनाते हैं।

□

19

जानलेवा रोगों के तनाव से कैसे लड़ें

''असाध्य मानसिक या शारीरिक रोग की जड़ें सदा ही अवचेतन मन में गहरे में रहती हैं। रोग को उसकी छिपी हुई जड़ों से उखाड़कर ठीक किया जा सकता है।''

—योगानंद परमहंस

सभी रोगों का इलाज है, लेकिन सभी रोगियों का इलाज नहीं किया जा सकता, क्योंकि कुछ में धैर्य नहीं होता।

असाध्य बीमारी का नाम ही रोगी एवं उसके परिजनों को डरा देता है। इसका पता लगते ही बीमार व उसके परिजन डर जाते हैं। ऐसे में मरीज को अपनी मृत्यु सन्निकट नजर आती है और उसके आश्रितों को अलग तरह का तनाव होता है। रोगी को तनावों का सामना कैसे करना चाहिए तथा परिवारजनों को तनावों पर क्या करना चाहिए, इस पर गंभीरता से विचार आवश्यक है।

रोगों का सामना करने के लिए मानसिक रूप से स्वस्थ होना जरूरी है। हमारी सबसे बड़ी समस्या रोग नहीं, बल्कि उसके प्रति होनेवाली प्रतिक्रिया एवं प्रतिरोध है। प्रतिरोध का अर्थ स्वयं से लड़ना एवं भयभीत होना है। प्रतिक्रिया से बचने की कला में दक्ष होकर ही हम रोगों से बच सकते हैं। कभी भी बीमारी का इतना दर्द नहीं होता, जितना रोगों के प्रति प्रतिक्रिया में होता है। हम रोगों से डर जाते हैं, आशंकाएँ सताने लगती हैं। हम अपने विश्वास को खो देते हैं। हमारा आत्मबल कमजोर हो जाता है। हम चिंताओं में डूब जाते हैं। रोग से अधिक परेशानी उसकी चिंता करने से होती है। असली परेशानी रोग की नहीं, रोग के भय की होती है।

किसी भी चीज का विरोध कर हम उसको शक्ति देते हैं। रोग का ज्ञान होने पर

उससे बचने का उपाय करें, न कि रोग का विरोध करें। अपने को अपने रोग के लिए दोषी न ठहराएँ, न ही अपने कर्मों को दोष दें। रोग से भागने का प्रत्यत्न न करें; जो है, उसे स्वीकारें। रामकृष्ण परमहंस ने अपने गले के कैंसर का विरोध नहीं किया था।

यदि आप भौतिक स्तर पर जीते हो तो आपको भौतिक उपचार से ही लाभ हो सकता है। ऐसे में औषधि लेना ही उपयुक्त मार्ग है। जब ऐसा रोगी प्राणिक्र (मानसिक) शक्तियों से अपरिचित होता है तो उनका उपयोग नहीं कर सकता है। यदि आपकी मानसिक शक्तियाँ विकसित हैं, आप उनका प्रयोग करना जानते हैं तो आप अपनी शारीरिक व्याधि भी मानसिक शक्तियों द्वारा ठीक कर सकते हैं। मानसिक शक्तियाँ भौतिक शक्तियों से अधिक शक्तिशाली होती हैं। सूक्ष्म सदैव स्थूल से ज्यादा शक्तिशाली होता है। आत्मिक शक्तियों का जानकार रोगी उनका प्रयोग कर रोग से प्रभावित नहीं होता है। आध्यात्मिक शक्तियों द्वारा भी रोग का शमन हो सकता है। लेकिन इन शक्तियों का जानकार शरीर के रोगों की परवाह नहीं करता है। वह शरीर से ऊपर उठ चुका होता है। यद्यपि ऐसा व्यक्ति चाहे तो क्षण भर में तन की पीड़ा को मिटा सकता है। चूँकि वह तन से स्वयं को भिन्न मानता है, अत: अपने स्वयं के दर्द का भी साक्षी हो जाता है।

अपने रोगों का कारण मैं हूँ

अपने रोग के लिए दूसरों को दोष न दें। दूसरों को दोष देकर आप अपनी जिम्मेदारी से बच जाते हैं। लेकिन इससे रोगी बने रहने की संभावना बढ़ जाती है।

रोगी अस्वस्थ मन के कारण अपनी प्रतिरोधक क्षमता घटा देता है। रोगी अपनी नकारात्मक ऊर्जा के कारण रोगों से लड़ने की क्षमता खो देता है। शरीर में अनेक प्रकार के असंतुलन अनजाने ही अनियमित भोजन, प्रदूषित हवा एवं गलत जीवन-शैली के कारण पैदा होते हैं।

रोग देह में क्यों और कैसे आते हैं

आखिर मनुष्य बीमार क्यों पड़ता है? जब मानव देह में संतुलन बिगड़ता है तो ऊर्जाओं का प्रवाह बदलता है। ऊर्जाओं की अनिश्चितता एवं निर्धारित मार्ग से भिन्न दिशाओं में बहने से शरीर के आंतरिक अंगों में विकृति आने लगती है।

मनुष्य स्थूल देह को ही जानता, मानता है। वह अपनी सूक्ष्म देहों के प्रति सजग नहीं होता है और उससे प्रवाहित होनेवाली ऊर्जाओं की अनदेखी करते हैं।

अवांछित तनावों से शारीरिक अंग विकृत होते हैं। इसके कारण अंत:स्रावी ग्रंथियों से स्ट्रेट हारमोंस बनते हैं। जैसे कि क्रोध आने या भय के होने पर जिह्वा सूखने लगती है, अर्थात् मुँह द्वारा स्रावित पाचक हारमोंस का बनना कम हो जाता है, जिससे मुँह से

होनेवाली पाचन-क्रिया रुक जाती है। फलस्वरूप पेट में भोजन पूरा नहीं पच पाता है। अत: वह बड़ी आँतों को भेज दिया जाता है। अधपचे भोजन के कारण शरीर में गैस बढ़ती है। इस तरह अंत:स्रावी ग्रंथियों के असंतुलित होने के कारण हमारे मुख्य अंग यानी हृदय, मस्तिष्क, लीवर, फेफड़े, गुरदे आदि प्रभावित होते हैं। ऐसे में शारीरिक अंग सुचारु रूप से अपना कार्य नहीं कर पाते हैं। ऐसे में व्यक्ति बीमार पड़ जाता है।

बीमारी पहले मन में, मस्तिष्क में, फिर तन में

सामान्यत: रोग पहले हमारी भावनाओं में आते हैं, उसके बाद विचारों में आते हैं, फिर स्थूल देह में उनका प्रकटीकरण होता है, जैसा कि किरलियन फोटोग्राफी आज इसे प्रमाणित करती है। हमारे भाव-शरीर यानी आभामंडल में रोग के लक्षण छह माह पूर्व दिखने लगते हैं। जब किरलियन फोटोग्राफी हमारे भाव-शरीर का चित्र खींचता है; भौतिक शरीर में होनेवाली गाँठ के छह माह पूर्व ही भाव-शरीर में गाँठ के स्थान पर काला धब्बा देखा जा सकता है। मानव देह की सबसे छोटी इकाई कोशिका है। प्रत्येक कोशिका पदार्थ से बनी होती है। पदार्थ का वह सबसे छोटा कण है। जिसका कोई आकार व भार होता है, उसे परमाणु कहते हैं। परमाणु को पुन: तोड़ने पर विज्ञान ने एक तरंग एवं कण पाए हैं, जो कभी तरंग होता है व कभी कण होता है, जिसे क्वांटम कहते हैं। क्वांटम वे ऊर्जा कण हैं, जो अदृश्य हैं। प्रत्येक दृश्य पदार्थ के पीछे अदृश्य क्वांटम का सहयोग होता है।

सूक्ष्म शरीर की विचार तरंगें व संवेदनाएँ बाधित होती हैं तो शरीर के तल पर अनेक रोग उभर आते हैं।

मानव मस्तिष्क एक सुपर कंप्यूटर की तरह है, जिसमें बहुत सी धारणाओं के सॉफ्टवेयर लगे होते हैं। इंप्रेशंस के लेन-देन से सॉफ्टवेयर अपडेट होते रहते हैं। इसके की-बोर्ड का बटन दबाने पर वैसा ही परिणाम मॉनीटर पर सी.पी.यू. में उपलब्ध सॉफ्टवेयर के प्रोसेस अनुसार आता है। लक्ष्य-प्राप्ति हेतु की-बोर्ड के बटन दबाने से परिणाम तो सी.पी.यू. में उपलब्ध प्रोग्राम होने पर ही आता है। अर्थात् मानव देह ब्रह्मांड की अभिव्यक्ति है। जिन तत्त्वों और शक्तियों से ब्रह्मांड बना है, उन्हीं से हमारा शरीर, मस्तिष्क एवं आत्मा बनती है। 'यत् पिण्डे तत् ब्रह्माण्डे।' सूक्ष्म और विराट् दोनों एक हैं। मानव देह और ब्रह्मांडीय देह एक ही है। यही सनातन धर्म का सार है।

जानलेवा रोगों का सामना कैसे करें—

1. मानसिक संकल्प—मजबूत इरादा।
2. प्राणायाम-योगासन कर प्रतिरोधक शक्ति बढ़ाएँ।

3. संतुलित एवं पौष्टिक आहार लें।
4. विशिष्ट चिकित्सा।

1. मानसिक संकल्प—मजबूत इरादा—कार्ल सिमंटन तो यहाँ तक कह चुके हैं कि कैंसर जैसा प्राणघातक रोग भी 'बाहरी हमला न होकर आंतरिक विघटन की स्थिति है।' तभी तो कहा जाता है कि शारीरिक एवं मानसिक तनाव को कम किए बिना किसी भी प्रकार की बीमारी एवं दर्द पर नियंत्रण पाना संभव नहीं है।

हमारी देह की हर वस्तु संकल्प के झटके के साथ बदली जा सकती है

संकल्प शक्ति से बढ़कर बड़ी कोई शक्ति रोगों से लड़ने में सहायक नहीं है। इस शक्ति को अलग-अलग लोग अलग-अलग नाम से जानते हैं—आत्मविश्वास, जीवनी शक्ति, प्रतिरोधक शक्ति, हिम्मत, प्राकृतिक शक्ति, प्रभु की कृपा, गुरु का आशीर्वाद, आरोग्य शक्ति आदि। मानव देह सबसे बड़ा दवाइयों का कारखाना है।

जीवन-शैली बदलकर हम अपने अभिशापों से लड़ सकते हैं।

हम ही जाने-अनजाने अपने को बीमार करते हैं। रोग धीरे-धीरे पहले हमारे जेहन में आते हैं, फिर शरीर में प्रकट होते हैं।

बीमारी से लड़ने का एकमात्र उपाय है इच्छा-शक्ति। इच्छा-शक्ति के बगैर जैसे आप जीवन के किसी भी क्षेत्र में सफल नहीं हो सकते, उसी प्रकार बीमारी से भी नहीं उबर सकते। आप कितनी भी दवाइयाँ ले लें, कितने ही डॉक्टर को दिखा दें, कितना ही इलाज करवा लें, ठीक नहीं होंगे, जब तक आप में ठीक होने की इच्छा-शक्ति नहीं है। दूसरी तरफ, इच्छा-शक्ति मात्र से ही आप ठीक हो सकते हैं; जबकि आपने दवाई भी नहीं खाई है। यह दृढ़ संकल्प कि 'मैं स्वस्थ हूँ', किसी भी बीमारी का अचूक इलाज है।

साधारणतया हम शरीर को ही सबकुछ समझते हैं, सारे प्रयास शरीर को ठीक रखने के ही करते हैं। जबकि शरीर से अलग जो मन है, जीव है, आत्मा है, जो जीवित तत्त्व है, उसे भूल जाते हैं। उसकी स्वस्थता का हम ध्यान नहीं रखते हैं। यहाँ तक कि उसके बारे में सोचते ही नहीं हैं। यही बीमारी की मूल जड़ है। चाहते सभी हैं कि स्वस्थ रहें; पर कैसे ? कैसे बढ़ाएँ इच्छा-शक्ति को, यह नहीं जानते।

मेरी मित्र अजब ने मुझे बताया कि कैसे उसने संकल्प द्वारा अपने रोग को भगाया। यह उन्हीं के शब्दों में—"जब मुझे अत्यधिक जुकाम होता था, तब मैं कुछ एंटी एलर्जिक गोलियाँ सिरहाने रखती थी। रात के समय आधा घंटा जागते रहना भी ऐसा लगता है जैसे कई घंटों से जाग रही हूँ। 15-20 मिनट जागने, नाक बंद होने पर ऐसा लगता जैसे सारी रात से जाग रही हूँ और जब जाग रही हूँ तो सवेरे उठकर दिन भर

कार्य कैसे कर पाऊँगी? दिमाग में पचासों तरह के 'यदि' और 'लेकिन' चलते रहते। ऐसे में मैं गोली और पानी दोनों पास रखती थी। फिर, बस लाइट जलाने भर की देरी होती। इच्छा-शक्ति कमजोर होने लगती और गोली मुँह में। ऐसा तीन-चार रोज जारी रहता। एक निश्चित समय पर आँख खुलती और मैं गोली खा लेती। फिर डरने लगी कि आदत बनते देर नहीं लगती। फिर रात को गोली सिरहाने से हटा ली दूसरे कमरे में रख दी। निश्चित समय आँख खुली, गोली की तलब हुई। लेकिन पानी ही पास था। पानी पिया। कुछ उधेड़बुन की गोली लेने बिस्तर छोड़ा जाए या नहीं। और मैं सो गई। तीन-चार दिन में ही इच्छा-शक्ति की जीत हुई। इसलिए बीमारी के वक्त यदि उससे बिना दवाई लड़ना है तो प्रबल इच्छा-शक्ति रखते हुए दवाई पहुँच के बाहर रखें।''

असाध्य मानसिक या शारीरिक रोग की जड़ें सदा ही गहरे अवचेतन मन में होती हैं। छिपी हुई जड़ों को उखाड़कर रोग को ठीक किया जा सकता है।

कहा भी गया है कि शरीर स्वस्थ है और मन अस्वस्थ है तो विश्वास रखें—शरीर भी अस्वस्थ हो जाएगा। किंतु शरीर अस्वस्थ है और मन स्वस्थ है तो विश्वास रखें, शरीर अपने आप स्वस्थ हो जाएगा।

देह अपना उपचार स्वतः करती है

सभी बीमारियाँ पहले मस्तिष्क में जन्म लेती हैं। जब तक मानसिक पैटर्न उस अनुरूप न बन जाए, तब तक वह शरीर पर प्रकट नहीं होती है।

अपने शरीर का प्रिंट आउट बदलने के लिए आपको अपने मस्तिष्क के सॉफ्टवेयर को नए सिरे से लिखना सीखना पड़ेगा। हम ही अपने रोगों को चुनते हैं, उन्हें नियंत्रित करते हैं और उन्हें बढ़ने की सुविधाएँ देते हैं। हम रोगों का चेतन मन द्वारा चयन नहीं करते हैं। यह चयन मन के अचेतन स्तर पर छुपे हुए तलों पर चुपचाप होता है। यदि कोई ऐसी क्षमता हमारे पास है तो उसे नियंत्रित करने की क्षमता भी होनी चाहिए। यह पुस्तक इसी बारे में बताती है।

अचेतन रूप से रोग उत्पन्न करने के स्थान पर हम सचेतन रूप से स्वास्थ्य कैसे उत्पन्न करें?

मनुष्य की देह (सिक्रेशन) सबसे अधिक दवाएँ बनाने का कारखाना है। हमारी देह के उपचार में काम आनेवाली सभी दवाओं के केमिकल्स हमारी देह में बनाए जाते हैं। इन सब दवाओं का निर्माण हमारी सोच एवं भावनाओं पर निर्भर है। नकारात्मक सोच व नकारात्मक भावनाओं से हमारे सिक्रेशन प्रभावित होते हैं। दुनिया के सबसे धीमे मारनेवाले भयंकर जहर भी इसी देह में बनते हैं।

संतुलित, सहज व नैसर्गिक देह स्वतः अपना उपचार करती है। देह में एक

नैसर्गिक क्षमता है। यह स्वतः अपने को संतुलित करती है। जब देह का ताप बढ़ जाता है तो देह स्वतः ही उन रसायनों का निर्माण करती है, जो तत्त्व ताप घटाने में सहायक हों। यह कार्य स्वतः चलता रहता है, जब तक कि इस नैसर्गिक प्रक्रिया को बिगाड़ न दिया गया हो। बिगड़ने पर देह ताप समान नहीं रख पाती है। तभी हमें ताप बढ़ने का ज्ञान होता है।

हमारी स्थूल देह के पीछे क्वांटम भौतिकीय देह, जो कि सूक्ष्म है, अदृश्य है। स्थूल देह का जन्म इसी सूक्ष्म देह की बदौलत है। उसमें परिवर्तन इसी के आधार पर होते हैं।

वातावरण वास्तव में हमारी देह का विस्तार है। जैसे दो तारों व ग्रहों के बीच प्रत्यक्ष संबंध न होने के उपरांत भी संबंधित हैं, वैसे ही हमारी देह के अणुओं के बीच संबंध न होने के बावजूद संबंधित है।

हमारी देह का रूपाकार किसी शिल्प कृति से कम नहीं है। भीतर बैठी प्रज्ञा का यह आवरण मूर्ति के रूप में दिखता है। इसके निश्चित आकार व प्रकार हैं। इसके साथ ही हमारी देह के परमाणु बहती हुई नदी की तरह हैं। हमारी देह में कुछ भी स्थायी नहीं है। हमारी कोशिकाओं के प्रत्येक कण बदलते जाते हैं। हमारी रक्त कणिकाएँ 90 दिन में बदल जाती है। हड्डियों का ठोस ढाँचा, जिसके चारों ओर शरीर लिपटा रहता है, वह स्वयं भी 120 दिन में पूरी तरह बदल जाता है।

रोग शरीर में जमा हुए विषैले द्रव्यों को निकालने का प्रयास है। शरीर जिस रास्ते विष को बाहर निकालने का मार्ग चुनता है, उसी जरिए विषैले द्रव्य बाहर आते हैं।

शरीर की आंतरिक फार्मेसी को जगाएँ

शरीर का कोई रोग उसके उभार एवं लक्षण तक सीमित नहीं होता है। वह संपूर्ण शरीर तंत्र से सापेक्षिक रूप से जुड़ा होता है। अच्छा चिकित्सा-विज्ञान रोग का नहीं, रोगी का उपचार करता है।

मानव देह में कई तरह के रसायन बनाने की क्षमता है। सबसे अधिक तरह की दवाएँ बनानेवाला कारखाना धरती पर कहीं अन्यत्र नहीं, बल्कि हमारी देह में ही है। यहाँ सभी प्रकार की दवाएँ समय-समय पर आवश्यकतानुसार बनाई जाती है। हमारी ग्रंथियों के स्रावों से सभी आवश्यक रसायन देह में बनते हैं। दुनिया के अत्यंत धीमे जहर भी यह देह असंतुलन की दिशा में बनाती है। हमें थकानेवाले, सतानेवाले रसायन भी यह देह विकृत अवस्था में या दुरुपयोग करने पर बनाती है। दर्द को रोकनेवाला पेनकिलर बनाती है तो दर्द पैदा करनेवाला रसायन भी इसी देह में बनता है।

इस देह में सभी तरह की दवाएँ पैदा करने की क्षमता है। हम अपनी नकारात्मक

सोच, असंतुलन, संदेह, विक्षोभ द्वारा हानिकारक रसायन भी पैदा कर सकते हैं तो सकारात्मक चिंतन, समता, आस्था को उत्पन्न कर लाभप्रद दवाएँ भी पैदा कर सकते हैं।

जब हमारी प्रतिरोधक शक्ति कमजोर पड़ जाती है, तब देह बीमार पड़ती है। आंतरिक असंतुलन से व्यक्ति का स्वास्थ्य नरम पड़ता है। प्राण शक्ति की कमी से मनुष्य बीमार होता है।

मानव देह ऊर्जा और प्रज्ञा का एक नेटवर्क है, न कि केवल हड्डियों का ढाँचा। हमारी देह की छोटी-से-छोटी इकाई क्वांटम है, जो कि ऊर्जा का एक कण है। इस कण में विकास व वृद्धि स्वचालित है। इस विकास व वृद्धि की सूचना ही प्रज्ञा का नेटवर्क है। रोग शरीर को अक्षुण्ण रखनेवाली क्वांटम तरंगों की संरचना में विकृतियों के फलस्वरूप होते हैं।

वातावरण ही हमारा विस्तृत शरीर है। रोगों का कारण प्रत्यक्ष या अप्रत्यक्ष रूप से व्यक्ति स्वयं ही है।

शरीर में रोग के अनुकूल दवा बनाने की क्षमता होती है और यदि उन क्षमताओं को बिना किसी बाह्य दवा और आलंबन के विकसित कर दिया जाता है तो उपचार अधिक प्रभावशाली, स्थायी एवं भविष्य में पड़नेवाले दुष्प्रभावों से रहित होता है।

तनाव में एलोपैथिक दवाएँ : मित्र या शत्रु

जिस प्रकार दीमक लगी लकड़ी पर रंग-रोगन करने से मजबूती नहीं आ सकती, थोड़ा सा ही स्पर्श होते ही टूट जाती है, कचरे को इकट्ठा रखने से उसमें उफान, सड़ान, बदबू एवं रुकावट आने की समस्या खड़ी हो जाती है, ठीक इसी प्रकार दवाएँ शरीर की प्रतिरोधक क्षमता क्षीण करके कचरे को तो साफ नहीं करतीं, दीमक को तो नहीं हटातीं; पर रोगों के कारणों को मिटाने की जगह उसको दबाने या रोग को अन्य रूप में प्रकट करने का मार्ग खोल देती हैं।

आज हमारे जीवन में दवाओं का इतना महत्त्वपूर्ण स्थान बन गया है कि थोड़ा सा सिरदर्द या शरीर में थोड़ी सी अस्वस्थता आई नहीं कि तत्क्षण हम गोली ले लेते हैं। दर्दशामक औषधि दर्द को दूर करने के लिए ली जाती है। पर याद रखें कि इन दमनकारी औषधियों का प्रभाव विनाशकारी है। तत्काल तो इनसे लाभ होता है, पर दीर्घकाल में इनसे हानि अधिक होती है। ये औषधियाँ हमारे शरीर के स्नायुओं को कमजोर करती हैं, परिणामस्वरूप हमारी संवेदन शक्ति कम होती है। तब हमारी ऐसी असहाय स्थिति हो जाती है, जैसे किसी कारखाने में आग लगे और उसकी चेतावनी के रूप में घंटी के जरिए उसके मालिक को सूचित किया जाए; पर मालिक को जरा भी असुविधा पसंद नहीं, इसलिए वह घंटी का तार ही काट डाले, जिससे घंटी बजनी तो बंद हो जाती है,

पर आग रुकती नहीं और कारखाना भस्मीभूत हो जाता है। इस तरह दवाओं के प्रभाव से हमारी जीवन-शक्ति को नुकसान पहुँचता है और शरीर अंदर-ही-अंदर विषाक्त होकर खत्म हो जाता है।

वास्तव में दवाओं का विचार ही भ्रामक और अस्थायी पाये पर आधारित है। सर कपूर कहते हैं कि औषधि-विज्ञान की उत्पत्ति मिथ्या, कल्पना और दिन-प्रतिदिन बढ़ती मृत्यु पर हुई है। दवा का विरोध करना इसलिए आवश्यक है कि जैसे ही एक रोग की दवा लेने से उसके लक्षण दबते हैं तो दूसरे जटिल रोग उसके विकल्प में तैयार हो जाते हैं। दवा अपने जहरीले प्रभाव के द्वारा सिर्फ रोगों के लक्षणों का दमन करती है, बुनियादी रूप से जड़ को प्रभावित नहीं करती है।

दवाओं की शक्ति प्रकृति की शक्तियों से अधिक नहीं होती है। हम अस्वस्थ होते हैं, डॉक्टरों की शरण में जाते हैं और दवाएँ लेते हैं। इसकी बजाय हमें प्राकृतिक शक्तियों पर भरोसा कर सावधानी बरतनी चाहिए। औषधि मार्ग हमें रोगों के चंगुल में फँसाता रहता है और जीवन को तकलीफदेह बनाता है। उसे न अपनाएँ।

मानव शरीर बहुत लचीला व सहनशील है। छोटी-मोटी गलती एवं अनियमितता को वह निभा लेता है। लेकिन उसकी भी अपनी एक सीमा होती है। शरीर लाचार होकर ही बीमारी को प्रकट करता है।

क्या कोई सिद्ध पुरुष, महात्मा या तांत्रिक हमारे रोगों को ठीक कर सकता है? क्या ऐसे चमत्कार होते हैं?

एक-दो प्रतिशत असाध्य रोगी भी ठीक हो जाते हैं, जिन्हें चिकित्सक ने ठीक न होने को कह दिया था कि अब इनका इलाज नहीं है, इन्हें घर ले जाओ और सेवा करो। इस तरह से ठीक होनेवाले रोगियों के पास निश्चित कारण ज्ञात नहीं होता है। प्रत्यक्ष रूप से कार्य-कारण के बीच संबंध बैठाना सरल नहीं है। कोई मंत्र जपना बताता है तो कोई गुरु-कृपा। इन चमत्कारों से इनकार करना भी लेखक के वश में नहीं है। साथ ही, इन चमत्कारों के आधार बताना भी लेखक के वश में नहीं है। किसी भी चमत्कार से रोगी ठीक तो होते देखे जाते हैं, लेकिन उनका रिपिटेशन (दोहराव) होना नहीं पाया जाता है। वैसे का वैसा बार-बार नहीं होता है। अर्थात् इन पर चर्चा करना ठीक नहीं है, क्योंकि इनका सिद्धांत बनाना आसान नहीं है।

देह को एक दिन पंच तत्त्व में विलीन होना ही है, अत: उसे कोई-न-कोई कारण चाहिए। अत: शरीर पूरी तरह नीरोग तो नहीं हो सकता है, लेकिन शरीर को होनेवाली पीड़ा को कम जरूर किया जा सकता है। इसमें स्वीकार मात्र ही समाधान है। सजगता द्वारा शरीर को अधिक-से-अधिक नीरोग रखा जा सकता है। मृत्यु से बचा तो नहीं जा सकता है, लेकिन उसे स्वीकार कर उसे अप्रत्यक्ष रूप से जीता जा सकता है।

औषधियाँ, इंजेक्शन इत्यादि हमारे सुखी जीवन के लिए अभिशाप हैं।

—एन्साइक्लोपिडिया ऑफ अमेरिका

अनुभव की कसौटी पर दवाएँ पूर्ण रूप से पास नहीं होतीं।—डॉ. पैरिक

सभी विज्ञानों में औषधि विज्ञान सबसे ज्यादा अनिश्चित है।

2. प्राणायाम-योगासन कर प्रतिरोधक शक्ति बढ़ाएँ

योग भगाए रोग—

स्वामी रामदेव, दिव्य योग मंदिर, हरिद्वार द्वारा मानव देह को संतुलित कर प्रातः प्राणायाम व सात आसन करने की प्रेरणा दी जा रही है। मूलतः ये प्राणायाम स्वामीजी के शिविर में जाकर उनसे सीखे जा सकते हैं। अन्यथा किसी प्रशिक्षक या टी.वी. पर देखकर किए जा सकते हैं, जिनका विस्तृत वर्णन उनके द्वारा लिखित पुस्तक 'योग एवं चिकित्सा रहस्य' एवं 'प्राणायाम रहस्य' में विस्तृत रूप से है।

प्राणायाम करने से हमारे रक्त में ऑक्सीजन की मात्रा बढ़ जाती है। प्राणों का प्रवाह शरीर में सुचारु रूप से होने लगता है। मन शांत रहता है, जिससे अंतःस्त्रावी ग्रंथियों से हारमोंस का स्त्राव नियमित होने लगता है। इससे मानव देह की रोग प्रतिरोधक क्षमता बढ़ जाती है। इससे देह में व्याप्त रोग स्वतः ठीक होने लगते हैं।

कपालभाति एवं अनुलोम-विलोम प्राणायाम स्वस्थ व्यक्ति को 5-10 मिनट प्रतिदिन और रोगी को 10-20 मिनट प्रतिदिन करने की सलाह दी जाती है।

प्राणायाम मात्र शारीरिक क्रियाएँ नहीं हैं। इनको भावपूर्ण तरीके से, संकल्प के साथ करने पर पूरा लाभ मिलता है। प्राणायाम को जोर से करने की आवश्यकता नहीं है। उन्हें भाव से करना है, समर्पण के साथ करना है, पूरी श्रद्धा के साथ करना है, विराट् के साथ एक होकर करना है। भावमय होकर ओंकार के जप के साथ करें तो पाँच गुना लाभ बढ़ जाता है। प्राणायाम करते हुए भावना करें कि दैवी शक्तियों की कृपा बरस रही है, मुक्त-लाभ आशीर्वाद के रूप में मुझे मिल रहे हैं।

स्वामी रामदेव सात आसन भी करने के लिए कहते हैं। प्रतिदिन 10-15 मिनट तक मंडूकासन, शशकासन, पवन मुक्तासन, उत्तानपादासन, मकरासन, मर्कटासन एवं शलभासन करें।

बीच-बीच में विश्राम हेतु सूक्ष्म व्यायाम भी सुझाते हैं। अपने रोग के अनुरूप प्राणायाम व आसन करने हेतु आप विशेषज्ञ व पुस्तकों से मार्गदर्शन लें।

स्वामी रामदेव के 8 से 14 नवंबर, 2005 के उदयपुर शिविर में अपने अनुभवों के आधार पर मैं ये बातें बता रहा हूँ।

योग मानसिक ग्रंथियों को भी खोलता है। योग व्यक्ति को व्यर्थ की सोच से ऊपर उठाता है तथा व्यक्ति के भीतर बैठी घृणा, ईर्ष्या, लोभ, काम आदि को मिटाता है। हम अपनी नकारात्मकता को पहचानने लगते हैं, जिससे उसकी मात्रा घटती है। आत्म-देह की पहचान जीवन की सार्थकता बताती है।

शरीर से मन की शक्ति बहुत ज्यादा है और मन से आत्मा की शक्ति अनंत गुना है। हम आत्मा की सत्ता को ही भूल गए हैं। जब हम आत्मा को जानेंगे तो मन की शक्ति जाग्रत् कर पाएँगे।

मन द्वारा स्वस्थ होने की क्षमता को पुनर्स्थापित करना है। देह को बनानेवाले डी.एन.ए. (डीऑक्सीराइबो न्यूक्लिक एसिड—जीन) एवं डी.एन.ए. बनानेवाले मन को बदलना है।

मुख्यत: उपचार द्वारा ठीक होना मात्र शारीरिक क्रिया नहीं है, बल्कि यह एक गहन व जटिल जैविक, मानसिक एवं आत्मिक क्रिया है। जैसे परदे पर चित्र बनाने के पूर्व एक प्रक्रिया होती है, ठीक वैसे ही स्वस्थ होने के पीछे भी एक अमूर्त, सूक्ष्म व जटिल प्रक्रिया है, जिसे देखा व छुआ नहीं जा सकता।

मानव देह मात्र जड़ पदार्थों के संयोग से नहीं बनती है। हम मात्र देह तक ही सीमित नहीं हैं। मनुष्य स्थूल भौतिक देह से परे भी होता है, जिसे सूक्ष्म, मानसिक या परा कहते हैं। जिसे देखा नहीं जा सकता, उसे अगोचर कहते हैं। वही चेतना या आत्मा है।

कोई भी बीमारी मात्र स्थूल शरीर तक सीमित नहीं होती है यह रोगी के पूरे जेहन में होती है। इससे इसमें भाव शरीर, मनस शरीर भी पीड़ित होते हैं। सभी विकारग्रस्त होते हैं। पूरा जीवन विकृत, अव्यवस्थित एवं असंतुलित होता है।

इस पर विस्तृत जानकारी अध्याय 10 में उपलब्ध है। आप इस हेतु उस अध्याय को पुन: पढ़ें।

बीमार होने पर व्यक्ति जितना धन व समय स्वस्थ होने के लिए खर्च करता है, उसका 10 प्रतिशत समय भी वह स्वस्थ रहते हुए शरीर को दे तो उसे बीमारी नहीं होगी।

3. संतुलित एवं पौष्टिक आहार लें—आयुर्वेद में पथ्य-अपथ्य पर बहुत विस्तार से वर्णन है। अत: रोगी को उस अनुरूप आहार लेना चाहिए।

भोजन आपकी दवाई हो और दवाई आपका भोजन बने। हिपोक्रेट्स, औषधि जगत् के पितामह ने ठीक ही कहा है—स्वास्थ्य का सीधा संबंध आहार से है। हमारी अधिकांश बीमारियाँ रसोईघर से पनपती हैं। तभी तो कहा जाता है कि आहार ही औषधि है।

इस संदर्भ में नोबेल पुरस्कार विजेता डॉ. लिनेस पॉलिंग की पुस्तक 'हाउ टू लिव लॉन्गर एंड फील बेटर' तथा डॉ. नागेंद्र कुमार नीरज द्वारा लिखित पुस्तक 'मेरा आहार, मेरा स्वास्थ्य' पढ़ें।

व्यक्ति को अपने वात, पित्त, कफ दोषों को पहचानकर उस अनुरूप भोजन करना चाहिए। इसके लिए पाठक दीपक चोपड़ा की पुस्तक 'संपूर्ण स्वास्थ्य' की मदद ले सकते हैं, जिसमें व्यक्ति की प्रकृति को पहचानने के लक्षण और प्रकृति के अनुसार खाद्य पदार्थों की सूची दी हुई है।

जैसा कि कहावतों से स्पष्ट है कि—

जैसा खावे अन्न, वैसा बने तन
जैसा बने तन वैसा होवे मन
जैसा मन वैसा विचार
जैसा विचार वैसा कर्म
जैसा कर्म वैसा फल।

आयुर्वेद तो सभी बीमारियों की जड़ व्यक्ति के भोजन को मानता है। जैसा खाए अन्न वैसा होवे मन।

रोटी को आधा करे, सब्जी को दूना।
पानी को तिगुना करे, हँसना चौगुना॥

जो जीभ को अच्छा लगता हो, जरूरी नहीं है कि वह पेट के लिए भी अच्छा हो।

अधिकांश बीमारियाँ प्रदूषित भोजन, अधिक भोजन व पौष्टिक आहार नहीं लेने के कारण होती हैं।

उलटी-दस्त, हैजा, अपच, कब्ज, बवासीर, गैस आदि बीमारियाँ तो प्रत्यक्षत: अनुचित आहार से पैदा होती हैं।

सप्ताह में एक दिन उपवास करना श्रेयस्कर है।

प्रात: उठते ही बिना ब्रश किए एक लीटर पानी पीएँ। यह जल-सेवन अनेक रोगों को ठीक करता है।

4. विशिष्ट चिकित्सा—रोग विशेष का निदान एलोपैथिक पद्धति से कराकर प्राकृतिक चिकित्सा का सहारा लें।

औषधि और ध्यान

औषधि शास्त्र यानी मेडिसिन आदमी की बीमारियों को ऊपर से पकड़ता है। मेडिटेशन ध्यान एवं ध्यान का शास्त्र आदमी को गहराई से पकड़ता है। इसे ऐसा कह सकते हैं कि औषधि मनुष्य को ऊपर से स्वस्थ रखने की चेष्टा करती है, ध्यान मनुष्य

को भीतर से स्वस्थ करने की चेष्टा करता है।

जैसा मैंने कहा—शरीर में बीमारी पैदा हो तो उसकी तरंगें अंतरात्मा तक पहुँच जाती हैं। अगर अंतरात्मा बीमार हो तो उसकी तरंगें भी शरीर के छोर तक आती हैं। असल में आदमी का शरीर और आदमी की आत्मा एक ही चीज के दो छोर हैं। अगर ठीक से कहें तो हम यह कह सकते हैं कि शरीर व आत्मा, ऐसा आदमी है। आदमी साइकोसोमेटिक है या सोमेटोसाइकिक है। आदमी मनस-शरीर है या शरीर-मनस है।

मेरी दृष्टि में, आत्मा का जो हिस्सा हमारी इंद्रियों की पकड़ में आ जाता है, उसका नाम शरीर है और आत्मा का जो हिस्सा हमारी इंद्रियों की पकड़ के बाहर रह जाता है, उसका नाम आत्मा है। अदृश्य शरीर का नाम आत्मा है, दृश्य आत्मा का नाम शरीर है। ये दो चीजें नहीं हैं, ये दो अस्तित्व नहीं हैं, ये एक ही अस्तित्व की दो विभिन्न तरंग अवस्थाएँ हैं।

ठीक वैसे ही आदमी का शरीर और उसकी आत्मा एक ही अस्तित्व के दो छोर हैं। बीमारी दोनों छोरों में से किसी भी छोर से शुरू हो सकती है। शरीर के छोर से शुरू हो सकती है और आत्मा के छोर तक पहुँच सकती है। असल में जो भी शरीर पर घटित होता है, उसकी तरंगें आत्मा तक सुनी जाती हैं।

दुनिया में हजारों तरह की चिकित्साएँ चलती हैं, हजारों तरह की पद्धतियाँ हैं। अगर पैथोलॉजी एक साइंस है तो हजारों तरह की नहीं हो सकतीं। लेकिन हजारों तरह की हो सकती हैं, क्योंकि आदमी की बीमारियाँ हजारों तरह की हैं। कुछ बीमारियों को एलोपैथी फायदा पहुँचा ही नहीं सकती। जो बीमारियाँ भीतर से बाहर की तरफ आती हैं, उनके लिए एलोपैथी एकदम बेमानी हो जाती है। जो बीमारियाँ बाहर से भीतर की तरफ आती हैं, उनके लिए एलोपैथी बड़ी सार्थक हो जाती है। जो बीमारियाँ भीतर से बाहर की तरफ जाती हैं, वे बीमारियाँ शारीरिक होती ही नहीं, शरीर पर केवल प्रकट होती हैं। उनके होने का तल सदा ही साइकिक या और गहरे में स्प्रिचुअल होता है या तो मानसिक होता है या आध्यात्मिक होता है।

एक मत यह भी है कि असल में जो बीमारी चित्त के तल से शुरू होती है और शरीर पर आती है, वह वैज्ञानिक रूप से एलोपैथी द्वारा हल नहीं हो सकती।

कभी दूसरों से मत कहो कि तुम बीमार हो, न कभी बीमार ही बनो। बीमारी एक ऐसी वस्तु है, जिसे पनपते ही रोकने का प्रयास करना चाहिए।

होने पर भी बीमारी के अस्तित्व में विश्वास मत करो। इस प्रकार स्वागत न पाकर बीमारी रूपी अतिथि भाग जाएगा।

—योगी कथामृत

□

भाग-6

अग्नि-परीक्षा

मन में उठनेवाली तनाव संबंधी शंकाओं का निवारण एवं स्वयं को जाँचने का तरीका इसमें वर्णित है।

आमतौर पर पूछे जानेवाले प्रश्न

इस अध्याय में तनाव, चिंता एवं उसे मिटाने के उपायों से जुड़े हुए ऐसे प्रश्न हैं, जिनकी चर्चा पुस्तक में अन्यत्र नहीं है। अध्याय में आपकी शंकाओं का समाधान करने का प्रयास किया गया है। इससे तनावों पर आपकी पकड़ एवं समझ गहरी होगी तथा उन्हें मिटाने में सहायता मिलेगी।

तनाव के संबंध में

तनाव एवं चिंता में क्या फर्क है ?

किसी समस्या के आते ही तनाव आता है। उस पर आशंकित होना एवं भयभीत होना चिंता है। भविष्य में कुछ खतरा है—ऐसा सोचकर बिना आधार के शंका करना और भयभीत होने की स्थिति को चिंता कहते हैं। यह व्यक्ति की निजी सोच व भावनात्मक अवस्था से उपजती है। इससे कभी-कभी शरीर में पसीना आ जाता है, नाड़ी की गति बढ़ जाती है, खिंचाव बढ़ जाता है, स्नायु तंत्र खिंच जाता है। इसके बढ़ने से भावनात्मक असंतुलन पैदा होता है। अपनी क्षमता पर भरोसा न होने से चिंता होती है। दंत चिकित्सक के पास जाने से पूर्व मन में आनेवाले विचारों को चिंता कहते हैं; जबकि शारीरिक एवं मानसिक संतुलन बिगाड़नेवाले कारकों को तनाव कहते हैं। तनाव अति आधुनिक जीवन-शैली की देन है, जिससे बचना बड़ा कठिन है। इससे मनोशारीरिक रोग जनमते हैं

टेंशन, स्ट्रेस एवं स्ट्रेन में क्या फर्क है ?

किसी भी तरह के खिंचाव को टेंशन कहते हैं। स्ट्रेन मांसपेशियों में खिंचाव को कहते हैं। शरीर के साथ-साथ मन में खिंचाव, अव्यवस्था, असंतुलन व असहजता को स्ट्रेस कह सकते हैं। 'स्ट्रेस' मापक शब्द है, जिसमें शारीरिक, मानसिक व भावनात्मक

तनाव आ जाते हैं। तनाव के परिवार में कुछ सदस्य और हैं जैसे—दबाव, व्यग्रता, उत्तेजना, बेचैनी, आकुलता, आशंका, चिंता आदि।

क्या नकारात्मकता तनाव की जननी है ?

यह सदा सत्य नहीं है। नकारात्मकता भी सिक्के का एक पहलू है। इसके बिना सकारात्मकता का अस्तित्व संभव नहीं है।

क्या तनाव-मुक्त जीवन संभव है ?

इसका जवाब मैं एक कहानी से देना चाहूँगा। जैन इतिहास में चक्रवर्ती भरत नाम के राजा हुए, जो तनाव-मुक्त जीवन जीने के लिए प्रसिद्ध हैं। उनके नाम पर ही हमारे देश का नाम भारत है। उनसे उनका रहस्य पूछने के लिए एक लड़का उनके पास गया। महल के मुख्य कक्ष में वह घुसा तो देखा—वहाँ कोई साधु-संत नहीं था और न ही शांत-सौम्य वातावरण था, बल्कि वहाँ तो बहुत सारे मंत्री एवं दरबारी आ-जा रहे थे। कुछ लोग इधर-उधर कोनों में खड़े बातें कर रहे थे। छोटी सी वाद्य मंडली संगीत की मधुर धुन बजा रही थी। बीच में पड़ी मेज पर उस देश का बेहतरीन और लजीज खाना सजा हुआ था। महाराजा भरत एक-एक कर हर व्यक्ति से बात कर रहे थे। उस लड़के की बारी आते-आते दो घंटे लग गए।

महाराज भरत ने बड़े ध्यान से उस लड़के की बात सुनी, उसके आने का कारण जाना। फिर उन्होंने कहा कि अभी तो उनके पास समय नहीं है। अगर वह तनाव-मुक्ति का रहस्य जानना ही चाहता है तो दो घंटे बाद वापस आए। तब तक वह चाहे तो महल में घूम-फिर सकता है। फिर महाराज ने कहा, ''इस बीच मैं चाहता हूँ कि तुम एक काम करो।'' और उन्होंने एक छोटे चम्मच में दो बूँद तेल डालकर उस लड़के को कहा, ''अब तुम इस चम्मच को पकड़े हुए पूरे महल में घूमो। ध्यान रहे कि चम्मच से तेल की एक बूँद भी गिरने न पाए।''

लड़के ने महल में घूमना शुरू किया। बहुत सी सीढ़ियाँ चढ़ा और उतरा, लेकिन उसका ध्यान बराबर उस चम्मच पर लगा रहा। अपना ध्यान बराबर चम्मच पर रखते हुए दो घंटे बाद वह उस कमरे में लौटा, जहाँ उसकी भेंट महाराज भरत से हुई थी।

''अच्छा, क्या तुमने मेरे मुख्य भोजन कक्ष में टँगे बेलबूटेदार परदों को देखा ?'' महाराज ने लड़के से पूछा, ''तुमने वह बाग देखा, जिसे इतना सुंदर बनाने में मेरे मुख्य माली को दस साल लगे हैं ? तुमने मेरे पुस्तकालय में रखे धर्मग्रंथ देखे ?''

लड़के ने लज्जित होते हुए स्वीकारा, यह सब तो उसने नहीं देखा।

''मेरा ध्यान तो बराबर इसी पर लगा रहा कि चम्मच से तेल की एक बूँद भी

जमीन पर गिरने न पाए।''

''तो वापस जाओ और दुनिया की अद्‌भुत वस्तुओं को देखकर आओ।'' महाराज ने लड़के से कहा, ''अगर तुम किसी व्यक्ति के मकान को नहीं जानते तो तुम उस व्यक्ति पर विश्वास नहीं कर सकते।''

लड़के ने राहत की साँस ली। उसने छत और दीवारों पर बनी सुंदरतम कलाकृतियों को देखा, बाग-बगीचे देखे, चारों तरफ फैले पहाड़ देखे, फूलों की खूबसूरती देखी। सारी चीजें बड़े करीने व सुरुचि के साथ सँजोई गई थीं। महाराज के पास लौटकर उसने सारी बातें विस्तार से बताईं।

''लेकिन वह तेल कहाँ है, जो मैंने सुपुर्द किया था?'' महाराज ने लड़के से पूछा।

लड़के ने चम्मच की ओर देखा तो पाया कि वह अब खाली था।

''मैं तुम्हें बस एक ही सलाह दे सकता हूँ।'' महाराज भरत ने कहा, ''तनाव-मुक्त जीवन जीने का राज है—इस विश्व की सब सुंदरतम वस्तुओं को देखना और चम्मचवाली तेल की बूँदों को न भूलना।'' जीवन को खेलभाव से जीते जाना, उसके हानि-लाभ से प्रभावित नहीं होना और स्वयं के भीतर बैठे चेतन के साक्षी रहना।

क्या आप और हम भी तनाव-मुक्त जीवन महाराज भरत की शैली अपनाकर नहीं जी सकते?

तनावग्रस्त व्यक्ति को भोजन कैसा करना चाहिए?

संतुलित एवं पौष्टिक आहार तन-मन की पहली जरूरत है। ताजे फल एवं सब्जियों का प्रचुर मात्रा में प्रयोग करें, ताकि प्रतिरोधक क्षमता बनी रहे। नींबू एवं आँवले का प्रयोग जरूर करें।

क्या तनाव को कम करने में एकांतवास एवं मौन सहायक है?

जैन संस्कारों के अधीन मैंने पर्यूषण पर्व पर एकांतवास एवं मौन का प्रयोग दस दिन तक किया है। सातवें दिन मैंने स्वयं को तनावग्रस्त पाया, जबकि मुझे प्रत्यक्ष रूप से कोई कठिनाई नहीं थी। फिर भी मैं स्वयं के भीतर खुशी प्रकट न कर सका। चूँकि ये सारे कृत्य मेरे मस्तिष्क द्वारा प्रेरित थे, जबकि खुशी हृदय का विषय है। मन की बक-बक मिटाकर तनाव कम कर सकते हैं।

तनाव मिटाने में कौन सा उपाय सर्वोत्तम है?

सभी व्यक्तियों की विधि एक समान नहीं हो सकती। यह आपके संस्कार, अतीत

एवं आपकी धारणाओं पर निर्भर है। एक व्यक्ति के लिए जो विधि सर्वोत्तम हो, वह दूसरे के लिए बेकार भी हो सकती है। यह आप पर निर्भर है। आपके लिए वही विधि उपयोगी है, जिसमें आपको रस आता है। पुस्तक में वर्णित दो से तीन विधियाँ अपनाकर आप अपने 80 प्रतिशत तनाव कम कर सकते हैं।

क्या तनाव भगाने हेतु कार्य में डूब जाना ठीक है ?

वैसे यह एक तरकीब है, लेकिन सदैव प्रभावकारी नहीं है। इससे तनाव को तत्समय दबा तो दिया जा सकता है, लेकिन दबाने से तनाव अपना रूप बदलकर वापस आते हैं।

डर से उत्पन्न तनावों का सामना कैसे करें ?

जो डर गया सो मर गया। डरने की बजाय समस्या का विश्लेषण कर उसके समाधान के विकल्प खोजो। एक जर्मन कहावत सदैव याद रखें—'स्वयं को भेड़ बना लोगे तो भेड़िए आकर तुम्हें खा जाएँगे।'

औरतों के तनाव पुरुषों के तनाव से कैसे भिन्न हैं ?

पुरुष एवं नारी की प्रजनन में भूमिका अलग-अलग है। इसलिए देह रचना एवं शरीर विज्ञान (फिजियोलॉजी) दोनों में अंतर है। हमारा समाज भी दोनों को अलग-अलग नजरिए से देखता है। अत: स्त्री-पुरुष के तनावों के कारणों व परिणामों में भिन्नता है।

पुरुष मंगल ग्रह से एवं नारी शुक्र ग्रह से आई है, ऐसा माना जाता है। लेकिन तनाव के मामले में स्थिति इसके विपरीत है। नारी में तनाव सहने की शक्ति पुरुषों की अपेक्षा अधिक होती है। पुरुष जीवन में कर्म को अधिक महत्त्व देता है, जबकि नारी अपने संबंधों को प्रमुखता देती है।

वैसे नारी को मासिक धर्म, गर्भ-धारण एवं रजोनिवृत्ति के क्रम में कुछ अतिरिक्त तनाव भी सहन करने पड़ते हैं।

क्या सेक्स तनाव घटाने में सहायक है ?

मन को दमन द्वारा शांत करना कठिन है। वस्तु, व्यक्ति व विचार के साक्षी होकर मन को मिटाएँ। तात्कालिक रूप से सेक्स तनाव घटाता है, लेकिन यह विधि सर्वमान्य नहीं हो सकती है। इसकी अपनी मर्यादाएँ हैं। इस जैविक क्रिया के साथ हमारा मनोविज्ञान भी जुड़ा हुआ है। इसलिए इसमें मन बहुत समस्याएँ भी पैदा कर देता है। यह बहुत जटिल विषय है।

डेनमार्क की राजधानी कोपेनहेगन में एक नर्सिंग होम में पोर्न थैरेपी से वृद्ध मरीजों का इलाज किया जाता है। हाल ही में हुए शोध से प्रकट हुआ है कि सेक्स में अधिक रुचि लेनेवाले बंदरों में श्वेत रक्त कणिकाओं की मात्रा बढ़ जाती है, जिसका अर्थ है कि उनमें प्रतिरोधक क्षमता बढ़ जाती है, अर्थात् सेक्स तनाव कम करने में सहायक है।

क्या मनोरंजन से तनाव कम नहीं होते हैं ?

मनोरंजन सबकी जरूरत है। आनंद-प्राप्ति के लिए सृष्टि बनी है। द्वितीय विश्व युद्ध के बाद अवसाद में डूबे अमेरिका को उबारने पर बहुत ध्यान दिया गया था। हम भी अपना मूड बदलने एवं थकान उतारने हेतु मनोरंजन करनेवाली फिल्में आदि देखते हैं।

व्यक्तिगत समस्याओं के संबंध में

पैसे की कमी का सदैव तनाव रहता है, क्या करूँ ?

इस पर मुझे जवाहरलाल नेहरू विश्वविद्यालय के हॉस्टल में सुनी घटना याद आती है। वहाँ पर दिल्ली के एक करोड़पति का बेटा पढ़ता था। पिता ने बेटे द्वारा फिएट कार में एक माह में 800 रुपए निश्चित सीमा से अधिक पेट्रोल भरवाने पर उसको डाँटा था। इस पर लड़के ने नाराज होकर सितारा होटल से कूदकर उसी दिन आत्महत्या कर ली। एक करोड़पति का पुत्र धन की कमी के तनाव के कारण आत्महत्या कर लेता है। उसके बाद मुझे कभी धन की कमी महसूस नहीं हुई। हमें तब 50-100 रुपयों की कमी सताती थी। लखपतियों को 1,000-10,000 की कमी सताती है। उन्हें रोज उसकी व्यवस्था का तनाव रहता है। करोड़पतियों को रोज लाखों की चिंता करनी पड़ती है। यानी धन की कमी का तनाव सदैव व्यक्ति को रहता है, फर्क मात्रा का होता है। फिर तनाव क्यों रखना ?

धन महत्त्वपूर्ण है, लेकिन सबकुछ नहीं। यदि हमारे पास अधिक पैसा हो तो तनाव कम हो जाएँगे, यह हमारी कल्पना है, वास्तविकता नहीं। डेल कारनेगी के अनुसार हमारे 70 प्रतिशत तनाव अर्थ से जुड़े होते हैं। धन जीवन जीने का साध्य नहीं, साधन है।

क्या तनाव भगाने में सिगरेट, गुटखा, भाँग आदि नशीले पदार्थों का सेवन करना चाहिए ?

किसी भी नशीले पदार्थ के सेवन से तनाव कम नहीं होते हैं। तात्कालिक रूप से ध्यान हट जाता है, जिससे लगता है कि तनाव कम हो गया है। रसायनों का प्रभाव समाप्त होते ही तनाव वापस आ जाते हैं। इससे लत पड़ती है एवं शरीर को नुकसान होता है।

बाजार में पार्टी पिल, लाइफ स्टाइल पिल, स्लीपिंग पिल, मेमोरी पिल, मूड एलिवेटर्स आदि गोलियाँ उपलब्ध हैं। क्या इनका उपयोग तनाव भगाने में करना चाहिए?

इन गोलियों में मल्टी डिप्रेशन और मल्टी एंग्जाइटी तत्त्व एवं रसायन होते हैं, जिससे तात्कालिक रूप से तनाव कम हो जाता है। तत्समय व्यक्ति स्वयं को हलका एवं तरोताजा महसूस करता है। इनके निरंतर सेवन से कोशिकाओं को इन रसायनों की आदत पड़ जाती है। इस कारण इनकी मात्रा बढ़ानी पड़ती है। अंततोगत्वा ये हमारे हार्मोन सिस्टम को असंतुलित कर देती हैं, जिससे हमें हानि होती है। अतः इन्हें न लेने में ही समझदारी है।

जवान बेटा दुर्घटना का शिकार हो गया, ऐसे में तनावों का सामना कैसे करूँ?

बेटे की मृत्यु पर तनावग्रस्त होना स्वाभाविक है। स्वस्थ व्यक्ति को ऐसे में सहज रूप से तनाव घेरते हैं। इसमें गलत कुछ भी नहीं है। होनी को स्वीकार करने के अतिरिक्त कोई मार्ग नहीं है। समय ही इसके घाव स्वतः भरता है। वस्तुतः व्यक्ति किसी दूसरे के लिए दुःखी नहीं होता है। इस घटना से आपको अपनी मृत्यु का बोध होता है और पुत्र से प्राप्त होनेवाली सुविधाओं के अवसर समाप्त होना प्रतीत होता है।

पत्नी की मृत्यु हो गई है और बेटा साथ नहीं रखता है। अकेलेपन का सामना कैसे करूँ?

आप किसी दूसरे को नहीं बदल सकते हैं और न ही प्रकृति के नियम अर्थात् मृत्यु को टाल सकते हैं। आपका अधिकार आपके स्वयं पर है। अकेलापन सच्चाई है। इसका सामना स्वयं को ही करना है। बेटा साथ नहीं रखता है, बहू सेवा नहीं करती है—इसका एक उपाय तो यह है कि उनके साथ समायोजन करने की कला सीखें तथा उनकी समस्याओं को समझें एवं निराकरण में उनकी मदद करें। वे स्वतः ही आपको स्वीकार करेंगे। दूसरा, आप स्वयं को स्वीकार कर अकेला जीवन जीने की कला सीखें। जीवन को सार्थक बनाने हेतु दूसरों की मदद में स्वयं को खपा दें। आपसे भी विकट स्थिति में दूसरे लोग हैं।

मुझे नहीं जीना है। मैं इस जीवन से तंग आ गया हूँ। यहाँ कोई किसी का नहीं है। ऐसे में आपकी पुस्तक मेरी क्या मदद कर सकती है?

आप अवसादग्रस्त हैं। ऐसे में एक मनोचिकित्सक ही आपकी मदद कर सकता है। आप उससे संपर्क करें। यह पुस्तक स्वस्थ चित्त अवस्था में ही सहायक हो सकती

है। मनोरोगी की यह सहायता नहीं कर सकती है; क्योंकि वह पुस्तक को पढ़कर कुछ ग्रहण करने की स्थिति में नहीं होता है।

मैं एक अधिकारी हूँ। अच्छा वेतन है, इज्जत है, परिवार से कोई शिकायत नहीं है, फिर भी सदैव तनाव रहता है। क्या करूँ ?

आपका प्रश्न यह है कि सब बाह्य सुख-सुविधाएँ होते हुए भी आपके पास शांति नहीं है। शांति आपको आपके मूल्यों के अनुसार जीने से मिलती है। अर्थात् आप अपने जीवन-मूल्यों के अनुसार नहीं जी रहे हैं। जिन मूल्यों के अनुसार आप जीवन जी रहे हैं और जिन मूल्यों को आप अच्छा मानते हैं, उनमें अंतर है। यह फर्क ही तनाव का कारण है। हम नौकरी में तो सेट हो गए हैं, लेकिन मूल्यों में सेट नहीं हैं। दुनिया के मूल्यों के अनुसार नौकरी करते हैं और अपने मूल्यों के अनुसार जीना चाहते हैं। उक्त विरोधाभास ही कारण है। अपने मूल्यों को सेट कर उनके अनुसार जीएँ।

क्या मैं आपके पास आकर तनावों से निपटना सीख सकता हूँ ?

आप मुझसे मेरे घर एफ-40, हिरण मगरी सेक्टर-14, उदयपुर में अवकाश के दिन संपर्क कर सकते हैं। सायंकाल 6 से 8 बजे के बीच घर के फोन 0294-2641889 या 9414289437 पर फोन पर भी संपर्क कर सकते हैं। लेकिन मूलतः आप ही को अपने तनावों को पहचानकर उनका निदान करना होगा।

पुस्तक के संबंध में

क्या इस पुस्तक को पढ़ने से तनाव कम हो जाएगा ?

इस पुस्तक को पढ़कर एवं इससे प्रेरित होकर आप तनावों से लड़ सकेंगे। वर्णित उपायों को न अपनाने पर आपके तनाव कम नहीं होंगे। आप जैसे-के-तैसे बने रह सकते हैं। 'आग' शब्द याद करने से आप जैसे जल नहीं जाते हैं, 'पानी' शब्द उच्चारित करने से भीग नहीं जाते हैं, मिठाई का नाम लेने से तृप्त नहीं हो जाते हैं, वैसे ही तनावों को जानने से तनाव भाग नहीं जाते हैं।

शब्द बहुत असमर्थ संकेत हैं। पर यदि उन्हें चित्त की परिपूर्ण शांति और मौन से सुना जा सके तो वे समर्थ हो जाते हैं। शब्द का कोई वजूद नहीं होता है। वे तो मात्र वक्ता व श्रोता के बीच कड़ी का कार्य करते हैं। शब्दों को समझकर उसके अनुरूप चलनेवाले आप हैं।

इस पुस्तक को पढ़ने से तनाव के प्रति आपका नजरिया बदलेगा। इससे आप तनाव को पहचान सकेंगे। उनकी घातकता को जानने से उनको रोकने का उपाय खोजेंगे।

तनाव भगाने के लिए समय ही नहीं, संकल्प भी चाहिए। इच्छा-शक्ति बिना कोई भी उपाय कार्य नहीं करता है। इसके लिए अपने उपाय व स्वयं पर विश्वास चाहिए। भावनापूर्वक उपायों को अपनाने पर ही लाभ मिल सकता है। कोई भी पुस्तक आपके तनाव नहीं घटा सकती। यह पुस्तक तनाव की स्वनिर्मित दुनिया से आपको बाहर आने का निमंत्रण देती है। इसमें वर्णित उपायों को बार-बार अभ्यास करने पर आपके तनाव घट सकते हैं। जिस प्रक्रिया व आदत से आपने तनाव पैदा कर रखे हैं, उसे उलटकर आप तनावों को रोक सकते हैं।

डेल कारनेगी की प्रसिद्ध कृति 'चिंता छोड़ो व सुख से जिओ' पढ़ी, फिर भी चिंताएँ नहीं मिटीं। क्या करूँ ?

कोई भी पुस्तक पढ़ने से तनाव कम नहीं होते हैं। पुस्तक आपको कुछ सिखाती है, कुछ सूचनाएँ उपलब्ध कराती है। इन सूचनाओं को आपका मस्तिष्क फिल्टर कर प्रोसेस करता है। इस प्रोसेसिंग का आधार आपके मन में स्थापित पूर्व धारणाएँ हैं। पुस्तक में वर्णित सूचना उससे मैच करें और आप तदनुरूप कर्म करें तो तनाव मिट सकते हैं, अन्यथा आपका मस्तिष्क सिर्फ जानकारी बढ़ा देता है और आप पूर्ववत् बने रहते हैं।

भगवद्गीता के होते हुए आपको यह पुस्तक लिखने की जरूरत क्यों पड़ी ?

निस्संदेह भगवद्गीता महानतम ग्रंथ है। लेकिन जीवन कभी रुकता नहीं है। वह तो शाश्वत रूप से आपकी समस्याओं का समाधान करता है। यह पुस्तक तो आपकी छोटी-छोटी समस्याओं का व्यावहारिक समाधान देने हेतु रची गई है। 'गीता' से इसकी तुलना की आवश्यकता नहीं है।

किसी भी पुस्तक की जरूरत क्या है ? इनका आविष्कार क्यों हुआ ?

पुस्तकें आज के सोचनेवाले मनुष्य के लिए अस्त्र की भाँति है। इस पुस्तक को भी आप तनाव से लड़ने का एक अस्त्र मानें।

लेखक के संबंध में

क्या आपने सारे उपाय आजमाए हैं ?

हाँ, मैंने स्वयं पर प्रयोग करने के पश्चात् ही कलम चलाई है। अधिकतम उपाय आजमाए हुए हैं।

क्या आप तनाव-मुक्त हैं ?

लेखक भी आपकी तरह सामान्य व्यक्ति है। उसके जीवन में भी तनाव आते-जाते हैं। बुद्धत्व प्राप्त व्यक्ति ही शत-प्रतिशत तनाव-मुक्त हो सकता है। तनाव को समझने मात्र से तनाव छूट नहीं जाते हैं। तनाव निरंतर आते रहते हैं और उनका सामन हम करते रहते हैं।

हमारे लिए आपका अंतिम संदेश क्या है ?

इस पुस्तक में वर्णित ज्ञान आपका कुछ भी भला नहीं करेगा, जब तक कि आप उसका पालन नहीं करेंगे। यह लेखक पृष्ठ 10 पर वर्णित कहानीवाले महात्मा की तरह मात्र भभूत दे सकता है, शेष कर्म तो आपको ही करने पड़ेंगे। पुस्तक में बताए गए उपायों के द्वारा मैंने तनावों को कम किया है, उनसे मुक्ति पाई है। इसके आधार पर एक नई जीवन-शैली पाई है।

□

21

अपनी कोशिशों को जाँचें

"जिस चीज को आप माप सकते हैं, उसको सुधार सकते हैं।"

—एंड्रूग्रोव

आप प्रस्तुत पुस्तक में दिए गए सभी व्यावहारिक उपायों को पढ़ चुके हैं। अब आपको अपनी स्थिति का विश्लेषण एवं समीक्षा करनी चाहिए कि आप कहाँ खड़े हैं। वहाँ से आपको अपने तनाव-निवारण हेतु क्या चाहिए?

यहाँ विश्लेषण का अर्थ स्वयं का अध्ययन एवं विस्तृत परीक्षण करना है। स्वयं के तनावों को पहचानना, उनके कारणों को जानना और तनाव-निवारण के प्रयत्नों की अच्छाइयों एवं बुराइयों का निर्णय कर मूल्यांकन करना है।

इंजीनियरिंग दृष्टि

इंटेल कॉरपोरेशन के पूर्व मुख्य कार्यकारी अधिकारी श्री एंड्रूग्रोव ने अपनी पुस्तक 'हाई आउटपुट मैनेजमेंट' में इंजीनियरिंग दृष्टि का मूल अर्थ लिखा है—

इंजीनियरिंग दृष्टि का मूलभूत अर्थ है—अपनी उन्नति को बनाए रखने के साधन मापना।

जब तक आप अपने प्रयत्नों को माप नहीं सकते तब तक उनको गहन नहीं कर सकते, न ही उन पर एकाग्र हो सकते हैं। मापना आपको रुचिकर बनाता है और आगे बढ़ने की शक्ति देता है। बिना माप के आप अपने प्रयासों का, अपनी ऊर्जा का उपयोग नहीं कर सकते।

हम अपने प्रति अंधे होते हैं। हम दूसरी ढेर सारी चीजें जानते हैं, लेकिन स्वयं के बारे में कम ही जानते हैं। स्वयं का विश्लेषण एवं मूल्यांकन तनाव-निवारण हेतु आवश्यक

है। अपने को जानना अपनी शक्तियों एवं दुर्बलताओं को जानना है। अपने को जानने का मतलब अपनी योग्यताओं व विशेषताओं को जानना है। अपने को जानना अपनी समस्याओं को जानना है। अपनी अच्छाइयों व बुराइयों को जानना स्वयं के विश्लेषण के लिए जरूरी है।

स्वयं के मूल्यांकन हेतु प्रश्न

आपके विश्लेषण एवं मूल्यांकन करने हेतु नीचे कुछ प्रश्न दिए जा रहे हैं। किसी प्रश्न को छोड़िए मत। अपने सोच के स्तर के अनुसार उनका जवाब दें। अपनी डायरी के एक-एक पृष्ठ पर एक-एक प्रश्न लिखें, फिर उनके उत्तर प्रतिदिन लिखते रहें। प्रत्येक प्रश्न पर ईमानदारी एवं निष्ठा से ध्यान दें। ये आपके तनाव-निवारण में मदद करेंगे।

- मुझे इस पुस्तक में वर्णित कौन सा उपाय सबसे श्रेष्ठ लगता है और क्यों?
- मैं इस उपाय को बेहतरीन तरीके से जीवन में उतारने के लिए और क्या कर सकता हूँ?
- लेखक की कौन सी बात मुझे मेरे अनुभव से सर्वाधिक सही लगतो है? उसका मैं अपने जीवन में कैसे उपयोग कर सकता हूँ?
- तनाव-निवारण के उपायों को जीवन में कैसे उतारूँ?
- मैं वर्तमान में जीने के लिए क्या करूँ और क्या न करूँ?
- मुझे अपनी सकारात्मकता बढ़ाने के लिए क्या करना चाहिए?
- क्या मैं बोर होता हूँ या बोर होने की शिकायत करता हूँ? यदि हाँ, तो उसके क्या कारण हैं?
- मैं जीवन-पथ पर कहाँ खड़ा हूँ और क्यों? इसके लिए कौन जिम्मेदार है?
- मैं अपनी नकारात्मक सोच, नकारात्मक कर्म एवं नकारात्मक प्रतिक्रियाओं को कैसे मिटा सकता हूँ?
- क्या मैं अपने स्वास्थ्य पर ध्यान देता हूँ?
- मैं अपना मन बार-बार क्यों बदलता रहता हूँ?
- मैं 24 घंटे में से कितने घंटे निम्न कार्यों को देता हूँ—

  क. अपने पेशे (नौकरी/अध्ययन/व्यवसाय) को

  ख. निद्रा को

  ग. खेल एवं विश्राम को

  घ. उपयोगी ज्ञान-अर्जन को

  ङ. व्यर्थ बातों को?

- मेरे परिचितों में से कौन मेरी निम्नांकित मदद करता है—
  क. उत्साहित करना
  ख. सावधान करना
  ग. हतोत्साहित करना ?
- मैं अपने परिवार, मित्रों एवं संबंधियों से अधिक सहायता प्राप्त करने के लिए क्या करूँ ?
- मैं अपने काल्पनिक भयों का सामना कैसे करूँ ? क्या मैं उन्हें टालता हूँ, उनसे बचता हूँ या उनका सामना करता हूँ ?
- मैंने अपनी पिछली असफलताओं से क्या सीखा है तथा और अधिक कैसे सीखूँ एवं उनसे कैसे लाभ उठाऊँ ?
- मेरे क्रोध के लिए कौन जिम्मेदार है और मैं उसका सामना कैसे कर रहा हूँ ? मुझे गुस्सा कब-कब आता है ?
- क्या मैं विपरीत परिस्थिती में अपने मन की स्थिति को देख पाता हूँ ? तब मैं उससे बचने का प्रयत्न करता हूँ या उसका सामना करता हूँ ?
- क्या मैं दूसरों को सदैव स्वीकारता हूँ ?
- क्या मैं विभिन्न परिस्थितियों में किए गए अपने व्यवहार को जानता हूँ और क्या मैं व्यवहार से जीवन पर पड़नेवाले प्रभाव को जानता हूँ ?
- क्या मैं अपने द्वारा किए जानेवाले कार्य के पीछे प्रेरणा को समझता हूँ और उसके प्रभाव से अवगत हूँ ?
- मैं सदैव अपने को न्यायोचित क्यों ठहराता हूँ ? क्या मैं कभी गलत नहीं होता हूँ ?
- मैंने उपर्युक्त प्रश्नों का उत्तर देने में कितना समय लगाया ?
- कम-से-कम एक दिन इन प्रश्नों के विश्लेषण एवं उत्तर में लगाना चाहिए। आपको प्रति सप्ताह इन प्रश्नों को कई महीनों तक स्वयं से पूछना चाहिए।

अपनी प्रगति का आकलन करने के तीन व्यावहारिक उपाय

1. प्रतिक्षण विश्लेषण

- जब कभी आप नया परीक्षण करें या अपने प्रति सजग हों तो आपको स्वयं से निम्नलिखित मास्टर प्रश्न पूछना चाहिए—क्या यह कृत्य मेरे तनाव-निवारण में सहायक है तथा मुझे तनाव-मुक्त होने के लिए इस समय और क्या सुधार करना है ?

2. दैनिक विश्लेषण

- रात्रि में, सोने से पूर्व, अपने दिन भर के कार्यों की 5 मिनट के लिए समीक्षा कीजिए।
- क्या आज का काम मेरे तनाव-निवारण में सहायक है ?
- आज के दिन मैंने तनाव कैसे घटाए ?
- मेरे कौन से काम तनाव बढ़ानेवाले थे ? उन्हें कैसे कम करना है ?

3. मासिक विश्लेषण

- स्वयं की प्रगति को मापने के लिए माह की प्रथम तारीख को निम्न प्रश्न पूछें—
- क्या मैं सही दिशा में बढ़ रहा हूँ ?
- क्या मेरे तनाव कम हो रहे हैं ?
- मुझे वर्तमान परिस्थिति एवं समय में अपने तनाव कम करने के लिए क्या सुधार करने हैं ?

जब किसी व्यक्ति को यह एहसास होता है कि उसे सब पता है, तो ऐसे व्यक्ति की मदद पुस्तक या ज्ञान नहीं कर सकते। व्यक्ति के इसी भ्रम का बोध एक गुरु अपने शिष्य को इस प्रकार कराते हैं—

नानिन नाम का एक झैन फकीर हुआ है। उसके पास एक व्यक्ति आत्मज्ञान संबंधी जिज्ञासा लेकर आया। नानिन की कुटिया गाँव से दूर एक पहाड़ी पर स्थित थी। आते ही उसने एक प्रश्न दागा।

नानिन ने कहा, ''दूर से आए हो, थक गए हो। पहले विश्राम कर लो, चाय पी लो, धर्म-चर्चा थोड़ी देर बाद कर लेंगे।''

नानिन चाय बनाकर ले आए। कप-प्लेट रख दी। केतली से चाय डालने लगे। कप भरने के उपरांत भी नानिन चाय डालते रहे।

तब आगंतुक ने कहा, ''बस करो, कप भर गया है।''

चाय कप के बाहर ढुलने लगी। नानिन ने नहीं सुना। वे चाय कप में डालते रहे। चाय प्लेट से भी बाहर ढुलने लगी। तब आगंतुक ने कहा, ''बस करो, दिखता नहीं है।''

फिर भी वे चाय डालते रहे। इस पर वह भक्त खड़ा हो गया और बोल उठा, ''इतना भी समझ में नहीं आता कि प्याली भर चुकी है। इसमें और जगह नहीं है। बंद करो।''

तब गुरु रुके एवं बोले, ''यही बात तो तुम्हें समझ में नहीं आ रही है। ज्ञान से भरे

हो, उसमें और ज्ञान नहीं भरा जा सकता है। कुछ सीखना है तो पहले स्वयं को खाली करके आओ।''

तनाव का अंत : जीवन का वसंत

तनावों का अंत होते ही जीवन में बहार आती है। जीवन रुचिकर व जीने लायक बनता है। सारी जीने की कला का आधार भी तनावों का सामना करने का विज्ञान है। खास यह नहीं है कि आप तनाव से निपटने के कितने उपाय जानते हैं, बल्कि खास यह है कि उनमें से कितने उपाय आप अपनाते हैं। इससे आप तनाव-मुक्त जीवन जीते हैं। जैसा कि उपनिषद् में लिखा है कि क्रिया के बिना ज्ञान भार है।

अबू उस्मान के निम्न वाक्य से अपनी बात समाप्त करता हूँ—'ज्ञान की बातें सुनकर जो उन पर अमल करता है, उसी के हृदय में ज्ञान की ज्योति प्रकट होती है।'

□

भाग-7

तनाव को जीतनेवालों की सच्ची कहानियाँ

कुछ महानुभाव अपने अनुभव आपके साथ बाँटना चाहते हैं। हर व्यक्ति की तनाव से जूझने की अपनी कला होती है। कुछ तनाव-मुक्त व्यक्ति भी तनाव-मुक्त जीने का रहस्य बता रहे हैं। मैंने अपनी कक्षाओं एवं परिचितों से जो अनुभव प्राप्त किए हैं, उनको भी यहाँ दिया जा रहा है। ये सब अपने तनाव जीत सकते हैं तो आप क्यों नहीं जीत सकते?

22

तनाव को काबू करनेवालों के प्रयोग और परिणाम—सच्ची कहानियाँ

1

हर पीड़ा मुझको आगे की राह दिखाती है,
हर बाधा मेरे अंदर बिजली चमकाती है।

नौ वर्ष की उम्र में डॉ. आर.टी. अग्रवाल के दोनों पाँव एक ट्रेन दुर्घटना में कट गए। फिर भी उन्होंने हिम्मत नहीं हारी। अध्ययन जारी रखते हुए हमेशा पढ़ाई में अव्वल रहे। डॉक्टर साहब एक मनोवैज्ञानिक के रूप में 36 वर्ष तक ऑल इंडिया इंस्टीट्यूट ऑफ मेडिकल साइंस, नई दिल्ली में अपनी सेवाएँ देते रहे। उन्होंने अनेक पुरस्कार जीते और 25 वर्ष तक पूर्व प्रधानमंत्री स्वर्गीय मोरारजी देसाई के साथ राजनीति में सक्रिय रहे।

डॉक्टर साहब ने अपनी कटी टाँगों को कैसे वरदान बनाया? कैसे संघर्ष किया? मनोबल कहाँ से जुटाया? तनावों का सामना करने की विधि नीचे उन्हीं की कविता में लिपिबद्ध है—

अंधकार को जम करके हमने ललकारा है,
तूफानों को रोज यहाँ पुचकारा है।
आग लगी जीवन में लेकिन, इससे नहीं डरे,
बिना टाँग के सभी भँवर में हम ही रहे खड़े।
जिसका सब लुट चुका, उसे क्या कोई लूटेगा,
कौन यहाँ मेरे सम्मुख अब पत्थर ठोकेगा

साँस जहाँ लूँगा ये सारे, सब हट जाएँगे,
योद्धा कितने भी आएँ, पर सब मिट जाएँगे।
सुविधा मुझको नहीं चाहिए, बस लड़ जाने दो,
सागर का मैं करूँ आचमन, इसे पी जाने दो
कटी टाँग से ही मैंने धरती को नापा है,
अंतहीन को मैंने अपने कर में बाँधा है।
मर जाने का खौफ नहीं है, जीकर जीता हूँ,
जहर खुशी से बन शंकर, रोजाना पीता हूँ।
चलने का कर्म करो, विष अमृत बन जाता है,
मेरे सम्मुख यहाँ हिमालय भी घट जाता है।
सभी आपदाएँ मुझको वरदान दे रही हैं,
जीवन को तूफान बना दो, सभी कह रही हैं।
हर पीड़ा मुझको आगे की राह दिखाती है,
हर बाधा मेरे अंदर बिजली चमकाती है।
कितनी भी हो बड़ी मुसीबत, अब कैसा डरना,
मरना सबको है, पर जीते-जी क्यों है मरना।
जो अभाव हैं, उनको मैं आशीष मानता हूँ,
गैरों को भी देवदूत या मित्र मानता हूँ।
कैसा डर धरती पर, सब में ब्रह्म समाया है,
मुझ अपंग को परम ब्रह्म ने गले गलाया है।
उसके आशीषों से ही ये जीवन चलता है,
हार गया जो अंतर्मन को वो मिट जाता है।
पूर्ण चाव से जीवन की नैया को खेता हूँ,
बंजर में खेती लहरेगी, दाने बोता हूँ।
कोई नहीं किसी के हेतू तैयारी करता,
कोई नहीं किसी के हेतू जीता या मरता।
अपने मन भावों से सारे पार उतरते हैं,
अपने अरमानों से सारे सूरज बनते हैं।

सब नक्षत्र रोज मैं अपनी थाली में लाता,
उनसे ऊपर जाने का मैं रस्ता अपनाता।
जहाँ सत्य है, वहाँ सभी आशीष मिल देते,
श्रेष्ठ लोग शुभ संकल्पों को बल हर पल देते।

—डॉ. आर.टी. अग्रवाल

सेवानिवृत्त मनोवैज्ञानिक, ए.आई.आई.एम.एस.
151-ए, सनलाइट कॉलोनी, डी.डी.ए. फ्लैट, आश्रम, नई दिल्ली-14

2
दीन-दुखियों व दलितों की सेवा से तनाव भगाएँ

जो दूसरों के दु:ख से द्रवित होकर सच्ची मदद करता है, वह अपने दिल के दौरे से दूर रहता है। इस विचारधारा को मैंने अपने जीवन में उतारकर अपने दु:ख व तनाव को दूर किया।

चिंता एवं तनाव को दूर करने के लिए चैतन्य का चिंतन एवं सकारात्मक सोच मेरे अनुभव में सदैव लाभकारी रहे हैं। डॉक्टर बनने के बाद जहाँ सेवा की प्रबल इच्छा होती गई, वहाँ राह स्वत: बनती गई। इसे व्यवहार में उतारने के क्रम में मुझे एक जन्मजात निस्शक्त बच्चे की सेवा का दस वर्ष तक अवसर मिला, जिसके दोनों हाथ और दोनों पैर आधे बने हुए थे। मैं उसकी सेवा में इतना व्यस्त रहा कि तनाव को पास आने का अवसर नहीं मिला।

78 वर्ष की उम्र में आज सेवानिवृत्त होने के 23 वर्ष बीतने के बाद भी मैं निस्स्वार्थ सेवा कर रहा हूँ। प्रतिदिन दो-चार ऑपरेशन करता हूँ और बीस-बीस रोगियों को दो-तीन अस्पतालों में जाकर देखता हूँ। इससे मुझे मनोबल व आंतरिक सुख मिलता है। निस्संतान होने के उपरांत तनाव में जीने की बजाय सात दिन के एक बच्चे को गोद लिया, जो बाद में गूँगा व बहरा निकला। उसको आधार बनाकर सन् 1977 में 6 बच्चों के साथ डिफ एंड डंब स्कूल प्रारंभ किया। आज उस शाला के माध्यम से 150 बच्चों की सेवा हो रही है। इस निस्स्वार्थ सेवा से मेरा मनोबल बढ़ता गया। आज भी मैं लोकहित व लोक-कल्याण के कार्य में व्यस्त रहता हूँ। नशा-मुक्ति अभियान की सेवा करने का भी मुझे बहुत मौका मिला। पिछले 25 वर्षों से व्यसन-मुक्ति के अभियान में लगा रहा। 'पान मसाला-मौत मसाला' के पोस्टर, पुस्तिकाएँ, ब्रोशर आदि के माध्यम से सेवा करते हुए तनाव को भूलने का आनंद उठाता हूँ।

अंत में, मैं इस निष्कर्ष पर पहुँचा हूँ कि व्यक्तिगत तनाव कम करने के लिए व्यस्त रहना बहुत जरूरी है और वह भी यदि निस्स्वार्थ सेवा के काम में लगे तो सोने में सुहागा है।

—डॉ. आर.के. अग्रवाल

पूर्व प्रोफेसर ऑफ सर्जरी एंड कैंसर स्पेशलिस्ट

216/ए, सरदारपुरा, उदयपुर

3
कैंसर के बावजूद विश्व चैंपियन

लांस आर्मस्ट्रांग

लांस आर्मस्ट्रांग को 24 वर्ष की उम्र में अंडकोष का कैंसर हुआ, जो फैलते फैलते फेफड़ों को प्रभावित करता हुआ ब्रेन ट्यूमर के रूप में उभरा। यह व्यक्ति ब्रेन ट्यूमर के ऑपरेशन के 16 माह बाद विश्व की सबसे बड़ी साइकिल रेस 'ट्यूर डी फ्रांस' को जीतता है। यह विश्व की सबसे बड़ी साइकिल रेस है, जो 3,500 किलोमीटर लंबी है और 21 दिनों तक चलती है। जिस व्यक्ति के फेफड़ों में कैंसर रोग हो, वह उस दौड़ में एक बार नहीं, सात बार लगातार विश्व चैंपियन बनता है। इसका कारण जानने के लिए मैंने उसकी जीवनी 'इट इज नॉट अबाउट द बाइक' पढ़ी। वहाँ मैंने पाया कि अपनी बीमारी के दौरान लांस प्राय: कहा करता था कि 'तुमने गलत शख्स को चुन लिया है।' साथ ही वह कहा करता था, 'कैंसर' तुमने रहने के लिए शरीर खोजने की कोशिश में मेरा चुनाव कर बड़ी गलती कर दी है।' यह उसकी जीवनी शक्ति को दरशाता है। किस तरह उसने कैंसर को हराया। उसके स्वयं के शब्दों में—

'कैंसर का होना मेरे जीवन की सबसे बड़ी घटना थी। यह मुझे क्यों हुआ, यह तो मैं नहीं जानता, लेकिन इसने मेरा जीवन बदल दिया। मैंने इससे कभी भागना नहीं चाहा। कैंसर से मेरी संघर्ष करने की, आगे बढ़ने की, चैंपियन बनने की भावना प्रारंभ में आहत हुई, कमजोर हुई; जबकि मेरे स्पॉन्सर्स ने भी मेरा साथ छोड़ दिया। लेकिन अंतत: इससे मुझे चुनौती मिली और मैं कामयाब हुआ। मुझे अपने लक्ष्य की तरफ बढ़ने से कैंसर रोक नहीं सका, बल्कि मेरी इच्छा और प्रबल हुई। मेरे मन के भटकाव को कैंसर ने रोक दिया। इस प्रकार अभिशाप को मैंने वरदान बनाया।

''जब मुझे कैंसर का पता लगा तब एक दिन मैं जीवन में सुंदरता, जीत और सत्य को देख सका, जो मैं अपनी पूर्व की साइकिल दौड़ों में नहीं देख सका था।''

4
योग द्वारा असाध्य रोगों का उपचार

वर्ष 2004 की सर्दियों में मुझे भयंकर अस्थमा हो गया। मेरा स्वास्थ्य दिन-प्रतिदिन गिरने लगा। मेरे इलाज करनेवाले डॉक्टरों ने टी.बी. की घोषणा कर दी। उसका इलाज कराने के दौरान पीलिया भी हो गया। इस पर मुझे राजस्थान हॉस्पीटल, अहमदाबाद के आई.सी.यू. में भरती कराया गया। वहाँ तीन माह तक मेरी चिकित्सा चलती रही। इस बीच एक बार डॉक्टरों ने मेरे जीवन की आशा भी छोड़ दी।

मेरे चिकित्सकों के अनुसार, अब मुझे जीवन भर दवाइयाँ लेनी थीं, क्योंकि मेरा लीवर खराब हो गया था।

अस्पताल से छूटते ही मुझे उदयपुर लाया गया। वहाँ पर मेरे चिकित्सक द्वारा डॉ. लोहारिया, डॉ. वी.पी. गोयल एवं डॉ. मनीष अग्रवाल के निर्देशों पर मैंने योगासन एवं प्राणायाम शुरू किए। घर पर भी प्रतिदिन 2 से 3 घंटे योगादि करने लगा। उन दिनों मैं एक घंटा प्राणायाम करता था। साथ ही शोधनादि क्रियाएँ भी नियमानुसार करता था। ओम जप 20 से 30 मिनट प्रतिदिन करता था। इस तरह धीरे-धीरे 8-10 माह में मेरी दवाइयाँ छूटती गईं और मैं स्वस्थ हो गया।

इस तरह रोग पर रोग होते रहने से मैं तनावग्रस्त हो गया था। निरंतर प्राणायाम-योग से मेरे सारे तनाव स्वत: मिट गए और मैं पूर्ण स्वस्थ हो गया। डॉक्टरों की आशंका गलत साबित हुई।

इस प्रकार योग से बचे जीवन को मैंने योग को ही समर्पित करने का निर्णय किया। योग गुरु बनकर मैं आज सभी रोगों का उपचार योग द्वारा ही करता हूँ। इसी से प्रेरित होकर मैंने योग का डिप्लोमा कोर्स किया। आज मैं एम.बी. हॉस्पीटल की कार्डिक सर्जरी यूनिट में रोगियों को योग सिखाता हूँ। प्रथम श्रेणी आयुर्वेदिक चिकित्सकों को भी योग सिखा चुका हूँ।

—योग गुरु देवेंद्र अग्रवाल
माँ भगवती विकास संस्थान
73, कुमावतपुरा, उदयपुर

5
ब्लड कैंसर का सामना मेरे पिताजी ने कैसे किया

वर्ष 1980 की शरद् ऋतु की बात है। बढ़ती थकान का इलाज कराने के क्रम में पिताजी श्री रतनलालजी उदयपुर के मशहूर डॉक्टर शूरवीर सिंहजी से तीसरी बार मिले।

तब उन्होंने टी.एल.सी. कराने को कहा। सफेद रक्त कणिकाओं की संख्या औसत से दो-तीन गुना अधिक थी। डॉक्टर ने ब्लड कैंसर की घोषणा कर दी।

पतले-दुबले शरीर में 50 किलोग्राम वजन था, जो निरंतर कम होता जा रहा था। एक वर्ष तक तो हमने उन्हें बताया नहीं कि उन्हें जानलेवा बीमारी हो चुकी है। लेकिन हमारी चतुराई उनकी चौकस निगाहों से बच न सकी। उन्हें संदेह हो गया कि उन्हें किसी घातक बीमारी ने घेर लिया है। यद्यपि उन्होंने कभी हिम्मत नहीं हारी। हाँ, पूछते जरूर थे कि उन्हें कौन सा रोग हो गया है। वे पूछते—मेरी बीमारी की बात करते समय तुम गंभीर क्यों हो जाते हो?

पिताजी को अपने कर्मों एवं अपने भाग्य पर भरोसा था। वे एक पक्के जैन अनुयायी थे। उनका दर्शन उम्र को तय मानता था। अतः वे मृत्यु भी तय तारीख से पूर्व आने की बात नहीं मानते थे। वे कहते थे कि कोई डॉक्टर उनकी उम्र एक दिन बढ़ा नहीं सकता है, न ही कोई एक दिन उम्र कम कर सकता है। मृत्यु निश्चित है। फिर डरना क्या?

वे एक नियमित व्यक्ति थे। उन्होंने कभी रात को पानी तक नहीं पिया। पारंपरिक जैन विश्वासों के अनुयायी होने से वे कहा करते थे कि रोग देह को हुआ है। वे तो एक चेतन तत्त्व आत्मा हैं। नित्य आत्मा को कोई पदार्थ छू भी नहीं सकता है।

राजस्थान राज्य में मेरा गाँव शक्तावतों का गुडा सोम नदी के किनारे बसा हुआ है। पिताजी प्रातः उठते ही नदी किनारे जाते थे। उनके दिन का प्रारंभ नदी से होता था। पिताजी नदी से स्नान कर आते ही मंदिर जाते थे। वे वहाँ पर प्रतिदिन घंटा-डेढ़ घंटा पूजा करते थे। भोजन से पूर्व यह उनकी शर्त थी। जैन-पूजाओं में ईश्वर से शक्ति, साहस व प्रेम माँगा जाता है।

निदान सन् 1980 में ही हो गया था। तभी उन्हें 'माइलरन' नामक कैप्सूल व रक्त संवर्धन की गोलियाँ दी जाती थीं। पिताजी ने कैंसर के उपरांत बारह वर्ष तक जीवन जीया। इसमें से अंतिम एक वर्ष ही वे निष्क्रिय रहे। बिस्तर पर तो मात्र वह एक माह रहे। अन्यथा उन्होंने पूरी जिम्मेदारी के साथ सक्रिय जीवन जीया। उन्हें कभी रेडियोथैरेपी या कीमोथैरेपी नहीं करानी पड़ी। रक्त-परिवर्तन भी एक भी बार नहीं कराना पड़ा। इस सबके बिना भी वह सक्रिय जीवन जीते रहे। यह सब कैसे हुआ, बताना कठिन है। यह उनकी अपने प्रति एवं अपने धर्म के प्रति आस्था व सात्त्विक भोजन का ही परिणाम होगा। डॉक्टर स्वयं इसे चमत्कार बताते थे। 1 अगस्त, 1993 को उनकी देह छूटी।

व्यक्ति की देह उसके विचारों का अनुसरण करती है। सकारात्मक विचार रोगी की प्रतिरोधक क्षमता बढ़ाते हैं। आधुनिक वैज्ञानिक शोधों से यह प्रमाणित हुआ है कि स्वस्थ विचार से स्वस्थ शरीर बनता है।

6
चिंतन और साधना से पदोन्नति के तनाव का सामना

मैं पहले राजस्थान विश्वविद्यालय में व्याख्याता था। सन् 1970 में राजस्थान लोक सेवा आयोग द्वारा मेरा चयन प्रोफेसर एवं स्नातकोत्तर विधि विभागाध्यक्ष के रूप में हुआ। मेरा चयन सीधे चयन से हुआ था। अन्य अधिकारी मुझसे कनिष्ठ हो गए थे। जब मेरी पदोन्नति का अवसर आया तो विश्वविद्यालय से उन लोगों ने लिखवा दिया कि एल.एल.एम. की स्नातकोत्तर डिग्री नहीं है, अतः मुझे चयन प्रक्रिया से पृथक् कर दिया गया। उस समय मुझे बहुत दु:ख हुआ और मैं तनावग्रस्त हो गया। तब मैंने तनाव छोड़कर उपाय सोचा कि इस समस्या का समाधान क्या है ? अतः मस्तिष्क में विचार आया कि मुझे ट्रिब्यूनल में वाद दायर करना चाहिए। दूसरा, मुझे उच्चाधिकारियों से भी संपर्क करना चाहिए। मैं भगवान् का निरंतर स्मरण करते हुए तत्कालीन शिक्षा सचिव श्री आर.एस. कुंभट, जिनका संयोग से उसी समय पद-स्थापन हुआ था, से मिला। उन्होंने स्वयं ही पूछा कि मेरी कोई समस्या है ? मैंने उन्हें अपनी बात बताई तो उन्होंने स्वयं हो विश्वविद्यालय के कुलपति से एल.एल.एम. की डिग्री के विषय में स्पष्टीकरण माँगा। यह भी लिखा कि जब एल.एल.एम. स्नातकोत्तर डिग्री नहीं है तो व्याख्याता के पद पर विश्वविद्यालय ने विधि विभाग में चयन क्यों किया ? काफी स्मरण-पत्र भेजे, परंतु कुलपति ने कोई उत्तर नहीं दिया। तदुपरांत शिक्षा सचिव ने धमकी दी कि शीघ्र उत्तर नहीं भेजा तो कुलाधिपति से उनकी शिकायत कर दी जाएगी। अंत में कुलपति को उत्तर देना पड़ा और मेरी पदोन्नति करनी पड़ी। इस दौरान मैं चिंतन, साधना और प्रभु-भक्ति करता रहा।

—प्रो. के.बी. अग्रवाल
पूर्व डीन, फैकल्टी ऑफ लॉ
राजस्थान विश्वविद्यालय, जयपुर

7
मैंने भ्रष्टाचार-निवारण ब्यूरो द्वारा ट्रेप के तनाव का सामना कैसे किया

31 मई, 2003, शनिवार। शिवगंज के हलवाई बाजार में भ्रष्टाचार निरोधक ब्यूरो के अधिकारियों ने मुझे रिश्वत लेने के आरोप में घेर लिया। भ्रष्टाचार निरोधक ब्यूरो के अधिकारियों ने दोनों हाथ पकड़ते हुए अपनी सफलता पर राहत की साँस ली।

फिर शुरू हुआ एक ऐसे अधिकारी का न्याय एवं अन्याय के बीच अंतर निकालने

का सफर, जो भ्रष्टाचार निवारण अधिनियम के बारे में कुछ नहीं जानता था। इस सफर में हालाँकि मैं अकेला था, लेकिन हिम्मत हारने और कोर्ट के किसी वकील के हाथ में देकर उससे विनती करता कि कृपया इसमें जान भर दो, इसमें रक्त-संचार कर दो, ऐसा मैंने नहीं होने दिया। चौड़ा रास्ता, जयपुर के कानून की पुस्तकों के व्यवसाय स्थल पर जाकर भ्रष्टाचार निवारण अधिनियम से संबंधित विवेचनाओं की एक पुस्तक क्रय की। बड़ा विचित्र लगा कि इस पुस्तक का डील-डौल राजस्थान विक्रय कर अधिनियम से बड़ा था। एक-एक पृष्ठ को ध्यान से पढ़ता गया। स्वयं से संबंधित अभियोगों से मिलते-जुलते उच्च न्यायालय एवं उच्चतम न्यायालय के निर्णयों को रेखांकित करता गया। ज्यों-ज्यों पृष्ठ-पर-पृष्ठ आगे बढ़ता गया, त्यों-त्यों शरीर में रक्त-संचार बढ़ता गया। समस्त रेखांकित निर्णयों को अपने अधिवक्ता को देता गया। कानून की लड़ाई से हटकर व्यक्तिगत जीवन को सुचारु रूप से चलाने के लिए कितनी ही बिना माँगे सलाह मिलती रही। लेकिन मैंने अपने प्रात:कालीन भ्रमण, योग, पूजा-अर्चना के साथ-साथ श्री जागनाथ महादेव मंदिर में वृक्षों को पानी देने का क्रम प्रारंभ किया, जो आज तक जारी है।

इतना अवश्य मालूम पड़ा कि भ्रष्टाचार निरोधक विभाग के चंगुल में फँस जाना एक दलदल में गिर जाने जैसा था, जिसमें न तो निकलने के रास्ते दिखते हैं और न ही डूबने के। इतना अवश्य लगा कि मृत्यु निश्चित है, लेकिन अपने सेवाकाल में जीवन में यदि किसी का दिल दुखाया होता तो ऐसा होना अवश्यंभावी था। जब पूरा सेवाकाल ही सरस, सरल एवं प्रसन्नता से व्यतीत हुआ हो तो सेवाकाल का अंत कभी निराशाजनक हो ही नहीं सकता। यही विचार मुझे हिम्मत देता रहा।

मेरे ट्रेप होने पर शिवगंज बंद हो रहा था, जो मैंने नहीं होने दिया। सहानुभूति के समुद्र ने मुझे पुनः उत्साह दिया, जिसने कालांतर में मेरे जीवन को हिम्मतवाला बनाए रखा।

चार वर्ष के पश्चात् मैं न्यायालय द्वारा बेदाग घोषित किया गया। इस तरह मैंने अपने तनावों का सामना ज्ञान द्वारा, चिंतन द्वारा एवं विवेक द्वारा किया।

—सूर्य प्रकाश शर्मा

सेवानिवृत्त सहायक वाणिज्यिक कर अधिकारी

14, करण नगर, शिवगंज

जिला : सिरोही

8
तनाव जीतने हेतु क्षमा करें और डायरी लिखें

वर्ष 2001 के जनवरी माह में किसी दिन कार्यालय, निदेशक, आदिम जनजाति शोध एवं प्रशिक्षण संस्थान, उदयपुर के पद पर रहते हुए मैंने वार्त्ता के दौरान श्री सुधीर दवे,

उपनिदेशक की किसी राय पर नाराज होकर कह दिया कि उन्हें उनकी राय की आवश्यकता नहीं है, अपनी राय अपने पास ही रखें। इस वार्त्तालाप के बाद उस रात्रि को लगभग 2 बजे तक मुझे नींद नहीं आई और बार-बार करवट बदलते देखकर पत्नी ने जानना चाहा कि मुझे नींद क्यों नहीं आ रही है। इस पर मैंने कार्यालय में श्री सुधीर दवे के साथ हुए वार्त्तालाप का उल्लेख किया। घटनाक्रम पर पत्नी ने बड़ी सहजता से राय दी कि चूँकि इस घटना से आपको पश्चात्ताप हो रहा है, इसलिए आपको सुबह उठते ही श्री दवे से क्षमा-याचना कर लेनी चाहिए। इससे यदि श्री दवे की नाराजगी होगी तो दूर हो जाएगी। इसी राय का अनुसरण करते हुए मैंने सुबह होते ही क्षमायाचना की। इससे पूरा तनाव खत्म हो गया और इसके परिणामस्वरूप हमारे रिश्ते आज भी उतने ही मधुर बने हुए हैं।

इस प्रकार या अन्य प्रकार के तनाव होने पर मैं हमेशा अपनी निजी डायरी में लिखता रहता हूँ। इससे मैं तनाव-मुक्त हो जाता हूँ। जब लिखना शुरू करता हूँ तो तनाव के कारणों पर भी सोचता हूँ, जैसे—वार्त्तालाप एवं पत्र-लेखन में भाषा का प्रयोग आदि। तनाव यदि सहयोगियों के कारण है तो डायरी में यह भी लिखता हूँ कि सहयोगी को कैसे प्रेरित किया जाए। उसे अपनी अपेक्षानुरूप कार्य-संपादन करने हेतु प्रशिक्षित करता हूँ।

कुल मिलाकर यदि हम स्वयं व्यवस्थित होंगे तो सहयोगी भी व्यवस्थित होते चले जाएँगे और तनाव की संभावना कम-से-कम रहेगी।

—सुमति लाल बोहरा

रजिस्ट्रार, राजस्थान स्वास्थ्य विज्ञान विश्वविद्यालय,

जयपुर, राजस्थान

9
मेरे तनावों के कारण मेरे भीतर मिले, समाधान भी मैंने किया

मेरा उपायुक्त के पद का प्रमोशन पिछले पाँच वर्षों से नहीं हो रहा था। इसके लिए मैं अपने आयुक्त महोदय एवं वित्त विभाग को यह दोष देता रहा कि निहित स्वार्थों के कारण विभागीय पदोन्नति समिति नहीं आयोजित की जा रही है। इस प्रकरण में मैंने अपनी भूमिका एवं प्राथमिक कर्तव्य-निर्वाह पर ध्यान नहीं दिया।

इसी दौरान अक्तूबर 2006 में मैंने लैंडमार्क फोरम की वर्कशॉप में भाग लिया। वहाँ मुझे अपनी शिथिलता एवं लापरवाही के बारे में अहसास हुआ। वहाँ पर मुझे अनुभव हुआ कि व्यक्ति शैशवकाल से ही जीने के लिए जीवन को अपना अर्थ देते हुए स्वयं कुछ इच्छाओं, सपनों एवं कहानियों का ताना-बाना बुनता है। उन्हीं के इर्द-गिर्द

रहते हुए जीवन के लक्ष्य, जीवन की खुशियों को ढूँढ़ने का प्रयास करता है। वह उस दौरान उम्र के बढ़ते हुए दौर में आनेवाली और आ चुकी बाधाओं एवं कारणों को खोजने के लिए स्वयं के अंदर नहीं झाँकता है, बल्कि स्वयं द्वारा रची हुई कतिपय कहानियों में गढ़े गए पात्रों की गतिविधियों से संबंध स्थापित करके लक्ष्य की असफलता और उत्पन्न हुए कंटकपूर्ण मार्ग के लिए उन पात्रों को दोषी ठहराता है। वह स्वयं के मन में देखने के सार्थक आवश्यक प्रयासों की अनदेखी करता है।

सामान्यत: व्यक्ति अपने जीवनकाल में खुशी के अभाव, जीवन में उत्पन्न हुए तनाव और प्रतिफलित असफलताओं के लिए कतिपय मित्रों, रिश्तेदारों, किसी व्यक्ति विशेष या प्रशासनिक-सामाजिक व्यवस्थाओं को जिम्मेदार ठहराता रहता है; जबकि यथार्थ में आत्मविश्वास की कमी, जीवन के प्रति जिजीविषा, आशावादी सोच का अभाव और अपेक्षित सशक्त प्रयासों की कमी के कारण व्यक्ति कभी लक्ष्य से पिछड़ जाता है तो कभी आत्मविश्वास की कमी के कारण जीवन की तनावपूर्ण वादियों में विचरने को विवश हो जाता है। तनाव से मुक्ति पाने का मूल मंत्र यह है कि जीवन को व्यक्ति स्वयं अपनी दृष्टि से अर्थ प्रदान न करे। जीवन के अस्तित्व का यथार्थ में जो अर्थ होता है, उसे आधार बनाकर जीवन जीने की शैली को अपनाना चाहिए। तभी स्वयं द्वारा समय-समय पर बनाई गई लघु कहानियों में रचे हुए पात्रों को असफलता, तनाव आदि को कारण बताने-मानने की प्रक्रिया पर रोक लग सकती है।

इस तरह कटु सत्य से अवगत होते ही मैंने अपने प्रयत्न शुरू किए, अपनी लाइजनिंग को बढ़ाया और विभागीय पदोन्नति समिति के समस्त सदस्यों तक अपनी बात पहुँचाई। फिर उचित माध्यमों से सक्रिय प्रयास करने पर पदोन्नति संबंधी लक्ष्य जनवरी 2007 में सरलता से अर्जित हो गया।

पश्चिमी जगत् के मशहूर नाटककार शेक्सपियर द्वारा लिखित नाटक 'मैकबेथ' में जीवन के यथार्थपूर्ण अर्थ को मुख्य पात्र मैकबेथ के जरिए इस प्रकार कहलवाया है—
"जीवन एक कहानी है, जो मूर्ख व्यक्ति द्वारा कही गई है, जिसमें कोई सार नहीं है।"

—ओ.पी. काबरा
उपायुक्त (अपील्स)
वाणिज्यिक कर विभाग, उदयपुर

10
निरंतर जप से तनाव-मुक्ति

बचपन से ही मैं शारीरिक रूप से कमजोर रहा। आर्थिक कठिनाइयों ने दुबले को दो आषाढ़ वाली कहावत चरितार्थ कर दी। फलस्वरूप शैक्षिक रूप से भी मुझे जितना

आगे बढ़ना था, उतना नहीं बढ़ पाया। समस्याओं की यह श्रृंखला लंबी होती गई और तरुणाई में ही बेहद तनाव एवं अगणित चिंताओं के बादल मँडराने लगे।

जैन धर्म के संस्कार मुझे विरासत में मिले। विद्यार्थी जीवन में मैंने जैन दर्शन को जितना जाना-समझा, उसके अनुसार हमारी अपनी आत्मा ही हमारा प्रभु है। उसमें अपरिमित शक्ति विद्यमान है। स्वयं की शक्तियों को प्रकट करना ही जीवन का लक्ष्य होना चाहिए। पर भीतर की उन अज्ञात व अदृश्य शक्तियों को प्रकट कैसे किया जाए? अनेक उपाय हैं—जप, तप, ध्यान, साधना इत्यादि। मैं समय की अनुकूलता के अनुसार नवकार महामंत्र एवं भक्तामर स्तोत्र का जप करने लगा। समस्याएँ तो अपने क्रम और नियम से ही समाप्त होती हैं, लेकिन जप से मेरा तनाव कम होने लगा। तनाव कम होता है तो समस्याओं का मुकाबला करने की शक्ति और विवेक भी बढ़ता है। जप के साथ मैं स्वाध्याय भी करता रहा। 12 वर्ष की उम्र से कविताएँ लिखने लगा और बाद में निबंध भी। निरंतर जप-साधना से मैं लेखन में सहज रूप से आगे बढ़ता गया और लिखते रहने से तनाव मेरे पास नहीं आया। मैंने कभी सोचा भी नहीं था कि मैं साहित्य के क्षेत्र में जाना जाऊँगा। युवा उम्र में ही मुझे समाज की पत्र-पत्रिकाओं में सर्वाधिक प्रकाशित होने का गौरव मिला और कई सम्मान व पुरस्कार भी मिले। पढ़ाई छोड़ने के एक दशक बाद मैंने जैन विद्या एवं प्राकृत में एम.ए. किया और स्वर्ण पदक पाया। अब तक मेरी चार पुस्तकें प्रकाशित हो चुकी हैं और इतनी ही अप्रकाशित तैयार हैं। यह सब निरंतर जप-साधना का ही सुफल है कि संकटों के बादलों से सौभाग्य की वर्षा हुई। तनाव-मुक्ति के लिए कोई नकारात्मक तरीका अपनाने की बजाय सम्यक् आस्था का रास्ता अपनाया जाना चाहिए।

—डॉ. दिलीप धींग

कवि, लेखक एवं कर सलाहकार,

डोरे नगर, उदयपुर

11
पति का प्यार कैसे पाया?

मेरी शादी ऐसे व्यक्ति से हुई, जो बहुत महत्त्वाकांक्षी और आसमान छू लेने की इच्छा रखता था। मैं एक गाँव में जनमी छठी कक्षा तक पढ़ी हुई लड़की थी। लड़के के हजार बार मना करने पर भी मेरे माता-पिता ने शादी करवा दी। अब चाहे हम हँसें या रोएँ, किसी को कोई लेना-देना नहीं था। मेरे माता-पिता सोचते थे कि लड़की की किस्मत में होगा तो सब ठीक हो जाएगा और लड़के के माता-पिता सोचते थे कि शुरू-

शुरू में सब बड़ी-बड़ी बातें करते हैं, फिर अपने आप ठिकाने पर आ जाएँगे। ऐसे में बलि का बकरा मैं बनी। मुझे हमेशा सुनाया जाता—'तुम जबरदस्ती इस घर में आई हो। तुम अपने माता-पिता के घर चली जाओ। मैं तुम्हें तलाक दे दूँगा।' ऐसे में चुप रहने और रोने के सिवाय मेरे पास कोई चारा नहीं था। दूसरी तरफ पति मुझे यह भी कहते रहते, "तुम मेरे योग्य बन जाओ, मुझे और कुछ नहीं चाहिए। तुम अभी भी पढ़ सकती हो। तुम और मैं एक हो जाएँ तो दुनिया से लड़ सकते हैं। नहीं तो, मैं हार गया हूँ, मैं बिलकुल अकेला हो गया हूँ। इस दुनिया में मेरा कोई नहीं है। मेरे सारे सपने टूट गए, बिखर गए।" ये सब बातें सुनकर मैं रोती रहती थी। फिर मैंने सोचा कि मुझे इनके माता-पिता के पास नहीं रहना है और न ही अपने माता-पिता के पास। मैं पढ़ूँगी और इनको इतना प्यार दूँगी कि ये सारी बातें भूल जाएँगे और हम एक हो जाएँगे।

मैंने पाँच साल बाद सीधी 10वीं कक्षा की परीक्षा दी। उस साल मैं फेल हुई। दूसरी बार मैं पास हो गई, फिर 11वीं कक्षा की परीक्षा पास की। प्रथम वर्ष में फेल होने के बाद बच्चे होने के कारण फिर पढ़ाई छूट गई। लेकिन मैंने अपनी विचारधारा बदल दी। मैंने सोचा, मेरा घर टूट जाए या हम अलग हो जाएँ तो ये समाज, परिवार या रिश्तेदार मेरा साथ देने के बजाय मुझ पर हँसेंगे। और मैं किसी की हँसी का पात्र नहीं बनना चाहती थी। इसलिए जैसा मेरे पति चाहते थे, उन्हीं के अनुसार ढलती गई। उन पर मैंने बहुत विश्वास किया। उनकी कही हुई बात को मैं पत्थर की लकीर मानती हूँ। मैंने उन्हें बिना शर्त प्यार किया—"चाहे तुम मुझे प्यार करो या न करो, मैं तो तुम्हें प्यार करूँगी। मैं कहती हूँ कि चाहे तुम दूसरी शादी करो, चाहे मुझे अलग रखो; लेकिन मैं इस जन्म में तुम्हारे लिए ही बनी हूँ तो तुम्हारे साथ ही रहूँगी।" इस तरह बिना शर्त के प्यार कर मैंने अपने प्यार को जीत लिया।

विरोध को प्रेम में बदलना

मुझे हमेशा सुनना पड़ता था—"तुम जबरदस्ती आई हो। हमारी शादी जबरन करवाई गई है।" मेरे पति हमेशा कहते थे—"ऐसी जिंदगी जीने से तो मर जाना अच्छा है। मैं आत्महत्या कर लूँगा, लेकिन मैं कमजोर होने की वजह से नहीं कर पा रहा हूँ।" हरदम मर जाने और मुझे मार डालने की बात करते रहते। घरवालों से झगड़ना, समाज को गालियाँ देना, व्यवस्था को दोष देना—यह सब वर्षों तक चलता रहा।

मैं हमेशा दुविधा में जीने लगी। मेरा क्या कसूर था, जो मुझे यह सब भुगतना पड़ रहा है। फिर सोचती कि सारा कसूर तो मेरा ही है। जड़ तो मैं ही हूँ। अगर मैं पढ़ी-लिखी होती तो मुझे यह अपमान नहीं सहना पड़ता। एक स्त्री के बहुत सारे सपने होते

हैं। मुझे सबकुछ मिलकर भी कुछ नहीं मिलने के बराबर था। मैं सोचती थी कि अगर मैंने हार मान ली तो मेरा एवं मेरे बच्चों का भविष्य बिगड़ जाएगा। मुझे हमेशा अपने आप पर विश्वास रहा है। मैं अपने आप विचार करती और सोचती कि 'मीना, तुम बहुत अच्छी हो, इतनी जल्दी हार मत मानो, निराश मत हो। पीछे हटने की कोई बात नहीं है। तुमने कोई गलत काम नहीं किया है। अगर धैर्य रखोगी तो अच्छा परिणाम तुम्हारे हाथ में होगा। पति को बेशर्त प्यार करना कोई गुनाह नहीं है। यह तो सामनेवाले का दिल जीतना है।'

धीरे-धीरे मैंने इनकी भावनाओं को समझा तथा ये क्या चाहते हैं, समझने की कोशिश करती रहती थी। प्रेम से कभी-कभी मैं पूछती रहती कि आखिर आप मुझसे क्या चाहते हैं? जवाब में मिलता, "मैं तुम्हें सबसे अच्छी सखी, सबसे अच्छी पत्नी, सबसे अच्छी माँ, सबसे अच्छी सचिव के रूप में देखना चाहता हूँ।" मुझे हमेशा कहते रहते, "मुझे तुमसे बहुत आशाएँ हैं। तुम सबसे होशियार व सबसे चतुर, सबसे अच्छी बनकर दिखाओ, नहीं तो मैं तुम्हारे साथ नहीं रह सकता।" ऐसी बातें मुझे कुछ-कुछ गले उतरने लगीं। मैंने सोचा, गाँव की मनोवृत्ति, माता-पिता से लगाव, रिश्तेदारों से नाते रखकर तो मुझे यह सब हासिल नहीं हो सकता था। इसलिए मैंने उनसे कुछ दूरियाँ बना लीं। मैंने सोचा, अगर मैं दो नावों में सवारी करूँगी तो किनारे कभी भी नहीं पहुँच पाऊँगी। पति की आज्ञा मानकर पढ़ी, अपनी सोच बदली और नई जिंदगी पाई।

वर्तमान में हम बहुत प्रसन्न एवं तनाव-मुक्त जीवन जी रहे हैं। हमारे जीवन में प्रेम और खुशियों का रंग भर गया है।

—मीना जैन

महारानी स्टोन,

निंबाहेड़ा

12

हिम्मत और मेहनत के सहारे तनावों से लड़ी

मेरा जन्म नितांत साधारण परिवार में हुआ। संघर्ष मुझे विरासत में मिले। इसलिए संघर्ष में हर्ष को हमेशा बनाए रखा। शादी के बाद संघर्षों ने जैसे मेरी परीक्षा लेनी शुरू कर दी और मैंने भी उस परीक्षा को देना शुरू कर दिया। जिंदगी के इम्तिहान में हिम्मत और हौसला ही काम आते हैं। सो, मैंने कभी हिम्मत नहीं हारी। संघर्षों के सुदीर्घ काल को हँसी-खुशी में व्यतीत किया।

जब कठिनाइयाँ आती हैं तो कई चीजें उनके साथ आती हैं। नहीं चाहते हुए भी उनके साथ बेशुमार चिंताएँ और तनाव भी आते हैं। तनाव किसी भी समस्या का समाधान नहीं है, बल्कि वह स्वयं एक समस्या है। मैंने तनाव को देखा, परखा और उसे मैनेज किया। तनाव को कभी हावी नहीं होने दिया। इसके लिए मेरा प्रमुख सूत्र रहा—परिश्रम, निरंतर परिश्रम और निष्ठा के साथ परिश्रम। श्रम और जीवन को मैंने एकमेक कर दिया।

जीवन के समीकरण ऐसे बने कि पतिदेव के व्यावसायिक उतार-चढ़ाव में आमदनी के स्रोत न्यून हो गए थे। ऐसे में मैंने भी मोरचा सँभाला। तत्कालीन ग्रामीण परिवेश में मैंने परिवार के आर्थिक आधार को मजबूत करने के लिए दो माध्यम अपनाए—गाय-भैंस और सिलाई मशीन। गाय-भैंस के माध्यम से घर में दूध, दही, छाछ और शुद्ध घी की उपलब्धता रहने लगी। परिवार जनों को शुद्ध, सात्त्विक और पौष्टिक आहार मिलने लगा। दूध-घी पर खर्च होनेवाला पैसा बचने लगा। साथ ही कुछ दूध की बिक्री से आय भी होने लगी। अतिरिक्त छाछ को मुफ्त वितरित किया जाता था। उससे आत्म-संतुष्टि मिलती थी और हमारा सामाजिक भाव पुष्ट होता था।

इसके साथ ही मैं सिलाई भी करने लगी। इस बीच पतिदेव शहर जाकर ऐसे कपड़े लाते थे, जिनकी महिला-ग्राहकी अधिक होती थी। मैं उन कपड़ों को भी बेचती। मेरी दिनचर्या पूरी तरह से व्यस्त रहती थी। देर रात तक मैं हाथ की मशीन से सिलाई करती। मशीन चलाते-चलाते मेरे हाथ थक जाते तो मेरे बेटे और बेटियाँ मशीन का हत्था घुमाते थे। देर रात सोकर मैं सुबह जल्दी उठ जाती। सुबह सामायिक के बाद छाछ फेरना, घट्टी चलाना, गाय-भैंस दुहना, पानी भरना आदि कार्यों से फिर दिनचर्या शुरू हो जाती। उस दिनचर्या में पाँच बच्चों की देखभाल और सासू माँ की सेवा भी सम्मिलित रहती।

चिंता और तनाव के लिए भी तो समय चाहिए। अब आप ही बताइए कि मेरे पास चिंता करने और तनावों को पाले रखने के लिए समय ही कहाँ था? तनाव-मुक्ति का सशक्त उपाय है—परिश्रम, व्यस्तता या कार्य। इससे व्यक्ति तनाव-मुक्ति के साथ-साथ जीवन में बहुत सारी श्रेष्ठताएँ भी अर्जित करता है—सम्मान, स्वाभिमान, स्वास्थ्य, कुशलता, समृद्धि आदि। श्रम के प्रति निष्ठा से मुझे और मेरे परिवार को अच्छी प्रतिष्ठा मिली।

अभावों के जीवन-वन में परिश्रम से खुशियों का उपवन महकता है। श्रम-बिंदु से सींचे गए उपवन को देख मुझे गहरा आत्म-संतोष है। मेहनत का फल हमेशा मीठा होता है। आज भी मुझे मेहनत अच्छी लगती है। पैंसठ साल की उम्र और गठिया से पीड़ित होने के बावजूद मुझे श्रम व साधना अच्छी लगती है।

—उमराव देवी

पत्नी स्व. कन्हैयालालजी जैन

बंबोरा, जिला—उदयपुर (राज.)

13
मतभेदों का तनाव संवाद के जादू से छू-मंतर

जीवन में संबंधों में तनाव प्राय: संवादहीनता एवं गलतफहमी के कारण पैदा होते हैं। जीवन में संवाद स्थापित कर, संबंधित पक्ष से सीधी वार्त्ता कर मैंने अपने मतभेदों के तनाव को अनेक बार कम किया है। उनमें से एक घटना का उल्लेख करना चाहूँगा।

आज से करीब 10 वर्ष पूर्व जब मैं बिक्री कर आयुक्त के रूप में अपनी सेवाएँ दे रहा था, कुछ बिंदुओं पर सचिव महोदय एवं मेरे बीच विचारों में भिन्नता थी। ऐसे समय में एक दिन राज्य के प्रमुख अखबार में हमारे मतभेदों को उछालते हुए एक गरम खबर छपी। इससे मैं बड़ा व्यथित एवं विचलित हुआ। यद्यपि हमारे मन में कोई व्यक्तिगत विद्वेष नहीं था, फिर भी अच्छी छवि पर काला धब्बा लगता प्रतीत हुआ। चूँकि इतने वर्षों के प्रशासनिक सेवा में ऐसा तनाव कभी नहीं आया था, इसलिए तत्काल समस्या से राहत पाने का उपाय मैं खोजने लगा। इस पर मैंने तत्काल सचिव महोदय से सीधी वार्त्ता कर तनाव को खत्म करना चाहा। उस दिन सचिव महोदय जयपुर में उपलब्ध नहीं थे।

तभी मैं राज्य के शीर्षस्थ अधिकारी से संपर्क कर उनके पास जा पहुँचा। उनसे अखबार में प्रकाशित मतभेद की खबर पर चर्चा की। इस पर सहज होकर उन्होंने मुझसे पूछा, ''तीन दिन पहले हमने क्या कपड़े पहने थे, यह तक तो हमें याद नहीं रहता है। फिर किस अधिकारी के बारे में अखबार में क्या छपा था, किसी को याद नहीं रहता है। इससे कोई फर्क नहीं पड़ता है। जनता की स्मृति बहुत कम होती है। आपके मतभेद कोई खास नहीं हैं। कार्यशैली में, विचारों में एवं नजरिए में फर्क से ऐसा सहज हो जाता है। आप मन छोटा न करें।''

मैं अपने तनावों की चर्चा कर हलका हुआ। दो दिन बाद संबंधित सचिव महोदय से भी मुलाकात की। उनको भी अपनी पीड़ा बताई। उन्होंने भी यही कहा कि कोई खास बात नहीं है। इस तरह अपनी छवि के बिगड़ने से उत्पन्न तनाव को मिटाने के लिए मैंने सीधी वार्त्ता करने को महत्त्व दिया। मतभेद होना स्वाभाविक है, मनभेद न हो तो कोई बात नहीं है। दुश्मन से भी वार्त्ता करने पर ही समाधान निकलता है। हम वार्त्ता बंद कर तनाव बढ़ाते हैं और संवाद कर तनाव कम कर सकते हैं।

इस तरह, मैं सदैव अपने अधीनस्थों एवं उच्चाधिकारियों से दूरी न रखकर वार्त्ता करता रहा, जिससे मुझे सभी का सहयोग मिलता रहा। दिल जीतने की कला भी तो आखिर संवाद ही है।

—ललित कोठारी, आई.ए.एस.
प्रमुख शासन सचिव, राजस्थान सरकार
1/6 सौम्य मार्ग, गांधी नगर, जयपुर

14
प्रश्नों की ताकत से मेरे तनाव कैसे भागे

तनाव—और कभी-कभी तनाव के तीव्र आवेग के समय उसका सामना करने, उसे अपने अधीन करने या उससे मुक्ति के लिए मैं अपने आपसे दो प्रश्न पूछता हूँ—

1. इस आसन्न तनाव से मुक्ति क्या मेरे हाथ में है? यदि हाँ, तो मुझे इसके लिए क्या-क्या करना चाहिए?
2. यदि इस आसन्न तनाव से मुक्ति मेरे वश में नहीं है तो फिर उसे ईश्वर पर छोड़कर मैं तनाव-मुक्त क्यों न हो जाऊँ?

इन दो प्रश्नों के सामने आते ही मेरा आधा तनाव तो स्वत: ही समाप्त हो जाता है और शेष तनाव की मुक्ति का मार्ग भी मुझे स्पष्ट दिखाई पड़ता है।

यहाँ पर मैं यह भी उल्लेख करना चाहूँगा कि तनाव-मुक्ति के लिए प्रयासरत व्यक्ति के व्यक्तित्व में अनन्य गुणों के अतिरिक्त निम्न तीन गुणों का होना नितांत आवश्यक है—1. धैर्य, 2. सहनशीलता एवं 3. सामंजस्य।

तनाव का अपना एक प्रसंग बताना चाहूँगा, जिसका सामना मैंने उपर्युक्त दोनों प्रश्न पूछकर कैसे किया। मेरी बड़ी बेटी सरिता के विवाह योग्य होने पर पर्याप्त समय पहले मैं उसके लिए योग्य वर ढूँढ़ने लगा। लेकिन डेढ़-दो साल तक के प्रयासों में बेटी का व्यवहार कभी भी सकारात्मक नहीं रहा। उसे कभी लड़का पसंद नहीं आता तो कभी घर और कभी गाँव-शहर या क्षेत्र पसंद नहीं आता। मैं अत्यधिक तनावग्रस्त रहने लगा। इस पर मैंने अपने आप से उपर्युक्त दोनों प्रश्न पूछे। बेटी पर मैं अपनी पसंद नहीं थोप सकता, वह स्वतंत्र है। मैं अपनी इच्छा उस पर थोपने के कारण तनावग्रस्त हूँ। अत: मैंने अपनी पसंद को छोड़कर उसको चुनने का अधिकार दिया।

फिर मैंने सारी स्थिति पर विचार कर यह तय किया कि सरिता के संबंध के लिए लड़के या परिवार की पसंद-नापसंद के लिए मेरा कोई पूर्वग्रह नहीं होगा और मैंने अपनी बेटी को उसकी पूरी स्वतंत्रता अपने मन में देने की ठान ली। हाँ, एक पिता होने के नाते मैं उसके योग्य लड़कों की तलाश में लगा रहा और अंतिम निर्णय सरिता का मानकर सहजता से प्रयासरत रहा। समस्या के प्रति सकारात्मक रुख, धैर्य और सहनशीलता के परिणामस्वरूप सरिता को अपनी पसंद का योग्य लड़का मिल गया। आज बेटी सरिता व दामाद कुणाल अपने बेटे समीप के साथ प्रसन्न हैं।

तनावग्रस्त जीवन के नरक को दो प्रश्न पूछकर धैर्य, सहनशीलता और सहज सामंजस्यपूर्वक प्रयास कर अपने जीवन को हम स्वर्ग बना सकते हैं।

—शंकर मालवीय

रिटायर्ड आर.ए.एस.

62-गढ़ मगरी, शोभागपुरा, उदयपुर

15
नियमित प्रातःकालीन भ्रमण से मैंने तनाव को कैसे नियंत्रित किया

यदि मैं स्वयं को 'लेश बैक' से देखता हूँ तो पाता हूँ कि मैंने सन् 1976 से मानसिक दबाव को पाल रखा है। इससे पूर्व तक शिक्षा-अध्ययन आदि में व्यस्त रहा। जीवन एवं दायित्व की समझ के सामान्य रहते अपने आपको कभी चिंताग्रस्त महसूस नहीं किया। सन् 1976 में पूज्य पिताजी की अकस्मात् मृत्यु ने सबकुछ उलट कर रख दिया। शिक्षा में श्रेष्ठ रहने के बावजूद कार्य का अभाव, बेरोजगारी एवं शहर का अभावों से भरा जीवन धीरे-धीरे चिंताएँ बढ़ाने लगा।

महत्त्वाकांक्षी स्वभाव ने जीवन के संघर्ष को और जटिल बना दिया। 'जीवन संघर्ष का पर्याय है—कठोर परिश्रम उसका उपाय', इस सूत्र से जीवन आगे बढ़ता रहा। सन् 1980 में राजकीय सेवा में नियुक्ति मिली। सन् 1981 में विवाह हुआ। इसने जीवन संघर्ष को और आग दी। सामाजिक-पारिवारिक जटिलताओं एवं जीवन की दुरूहता ने सबकुछ सामान्य होते हुए भी जीवन को तनावग्रस्त बनाए रखा। जीवन में प्रसन्नता की खोज चलती रही।

प्रशासनिक सेवा पद पर होने से जीवन व्यस्त रहने लगा। सेवा नियमों को मर्यादाएँ जंजीरों की तरह बाँधे रहीं। समय का अभाव अखरने लगा। साहित्य का विद्यार्थी रहते हुए इस तरह के जीवन की कल्पना नहीं की थी। सामयिक-सामाजिक-पारिवारिक महत्त्वाकांक्षाओं ने भी सिंहासन से उतारकर जमीन दिखा दी।

जीवन में स्थितियाँ कभी भी सरल, सरस एवं अनुकूल नहीं बनीं। जीवन से आनंद दूर रहा। सन् 1976 से 1981 के मध्य और भी कई आपदाओं ने आघात पहुँचाया। बड़े भाई की शादी के अगले दिन छोटे भाई की एक दुर्घटना में मौत हो गई। यकायक बड़ी भाभी की प्रसव में अकाल मौत हो गई। माँ की मृत्यु मेरी 13 वर्ष की उम्र में ही हो गई थी। संयुक्त परिवार के बारह सदस्यों में से तीन सदस्य कुछ वर्षों के अंतराल से बिछुड़ गए। संयुक्त परिवार-घर छोटे सदस्यों का पालना घर बन गया। अकाल मौतों ने सबकुछ बिखेर दिया। विधि के विधान से विगत सात वर्षों के जीवन ने सहज सपनों को भी साकार नहीं होने दिया। जीवन में तनाव, दबाव एवं असहजता बढ़ती गई। जीवन की सफल शुरुआत भी कुंठा, पीड़ा व तनाव देने लगी। ऐसे में मैंने नियमित भ्रमण की आदत विकसित की। धीरे-धीरे ही सही, सबकुछ सामान्य होता गया। प्रारंभ के दस वर्ष तक भ्रमण में अनियमितता एवं कभी-कभार लंबा ब्रेक भी

आ जाता था। इससे जीवन में तनाव का दबाव कम होकर कायम रहा। पिछले बारह वर्षों से मैं नियमित भ्रमण करता हूँ। मैं प्राय: रोजाना प्रात:काल 5 किलोमीटर घूमता हूँ। इस प्रकार पिछले दो दशकों से मैं दबाव-तनाव को नियमित भ्रमण की आदत से कम करने में सफल रहा हूँ। तब से मेरा जीवन अनेक उतार-चढ़ावों के बावजूद संतुलित चला आ रहा है। तनाव घटाने में नियमित भ्रमण की आदत से बने विभिन्न स्वरूप एवं स्थितियों की व्याख्या मैं बिंदुवार प्रस्तुत कर रहा हूँ—

1. भ्रमण के दौरान भ्रमण की निश्चित अवधि तक व्यक्ति स्वयं के पास होता है। पूरे दिन में यही समय उसका अपना होता है, जब वह स्वयं से बतियाकर हलका महसूस करता है। वह मुखौटों से दूर होता है। भ्रमण का 1 घंटा शेष 23 घंटों पर भारी होता है। भ्रमण के अतिरिक्त पूरे दिन व्यक्ति जीवन की भाग-दौड़ के भार से दबा-दबा महसूस करता है।
2. भ्रमण के समय दूसरों के समक्ष अभिव्यक्ति का अवसर मिलता है। परस्पर संवाद से स्वयं को स्पष्टता एवं समझ प्राप्त होती है। इससे अच्छे मित्र बनते हैं। परस्पर चर्चा से समस्याओं के उपाय प्राप्त होते हैं। स्वयं की सोच को सही दिशा मिलती है। जीवन की कठिन विपदाओं के सरल, सामयिक एवं सहज समाधान स्वत: उजागर होते हैं।
3. भ्रमण के समय व्यक्ति को अकेले में समस्या पर विचार करने का समय मिलता है। स्वयं से बात कर व्यक्ति स्वयं का एवं समस्या का सही-सही विश्लेषण कर पाता है। व्यक्ति स्वयं से प्रश्न करता है, लड़ पाता है तो सही समाधान स्वत: आते हैं।
4. भ्रमण के खुले प्राकृतिक वातावरण में सांसारिक तनावों की स्वत: विस्मृति होकर सोच सकारात्मक एवं अनंत आकाश की तरह विस्तारित बनता है। तनाव के षट्कोण खुलते हैं तो समाधान की दस दिशाएँ निकलती हैं।
5. भ्रमण से व्यक्ति शरीर से स्वस्थ रहता है। स्वस्थ शरीर में स्वस्थ मन रहता है। मन व शरीर के स्वस्थ होने की दशा में व्यक्ति शांत, तनाव-मुक्त एवं व्यग्रता से दूर होता जाता है।
6. भ्रमण के दौरान व्यक्ति प्रकृति यानी ईश्वर के पास होता है। भ्रमण की स्थितियाँ सतरंगी होती हैं। विशाल प्रकृति, अनंत आकाश, चहकते पक्षी, बहती ठंडी हवा, प्रात:-सायं का सुहाना समय, देव-देवालय, शांत विश्रांत, एकांत स्थिति, समूह मित्र, बहता पसीना, श्रम स्तुति, महकती बातें, बिखरती मुसकानें, विशुद्ध हास्य, लगते ठहाके, खिलखिलाहट, अट्टहास—सबकुछ

मिलता है। भ्रमण की दिशा में आगे बढ़ाए कुछ कदम तनाव से मुक्ति के फल का एहसास करा देते हैं, शर्त यह है कि भ्रमण नियमित रहे।

—एच.एल. कुणावत
आर.ए.एस
अतिरिक्त निदेशक
पश्चिम क्षेत्र सांस्कृतिक केंद्र, उदयपुर
312-ए, अंबामाता स्कीम,
उदयपुर (राज.)

16
जो मिल गया, उसी को मुकद्दर समझा

सृष्टि में मनुष्य सभी जीवों से इस अर्थ में अलग है कि वह कर्म योनि में है। उसमें कर्म को तय करने की क्षमता है। उसका मानसिक विकास उसमें निर्णय-क्षमता पैदा करता है। किंतु इसी कारण से वह अपने जीवन में तनावों को भी जन्म देता है। उसकी मानसिक क्षमता ही उसके तनावों की जननी है।

मनुष्य की इस विशिष्टता और योग्यता ने उसे हर प्रतिकूल स्थिति को अपने अनुकूल बनाने की क्षमता का संकल्प दिया है। जहाँ प्रतिकूलताओं से संघर्ष होगा वहाँ तनाव होना स्वाभाविक है। ये तनाव व्यक्तिगत, सामाजिक या राष्ट्रीय किसी भी स्तर पर हो सकता है।

जीवन आकांक्षाओं से रहित नहीं है। आकांक्षा जहाँ है, वहाँ अहंकार होगा ही और अहंकार तनावों को जन्म देगा ही। जीवन है तो अनुकूलताओं प्रतिकूलताओं का संयोग बनेगा ही। सभी प्रकार की संभावनाएँ सदैव बनी रहती हैं। सुख-दुःख, लाभ-हानि, यश-अपयश, जीवन-मरण—ये सब एक ही सिक्के के दो पहलू हैं। और हम एक बार में एक पक्ष ही देखते हैं। इसी भाँति हर समस्या अपना समाधान साथ लेकर आती है। हर बीमारी अपना निदान साथ लाती है। तनाव-मुक्त होकर जीने के लिए इन सारी बातों को जानकर, समझकर इन्हें सहज स्वीकृति दे दें। इच्छित के लिए प्रयत्न करना, कर्मशील होना श्रेष्ठ है। किंतु इससे भी श्रेष्ठ है—इसके परिणाम की चिंता नहीं करना। फल तो कर्म के अनुसार आएगा ही। जिंदगी का साथ निभाते चलें और जिएँ। जो प्राप्त है उसका सुख भोगें, आनंद मनाएँ; किंतु अप्राप्त के लिए व्यथित, चिंतित और दुःखी न होवें।

मैंने अपना जीवन इसी भाँति जिया है। घटनाएँ आती हैं। तत्काल उपाय का

प्रयत्न भी करता हूँ। चिंतन भी करता हूँ और चिंता भी होती है। तनाव होता है, किंतु उसे प्रश्रय नहीं देता। परिणाम के विलंब की संभावना हो या अनुकूलता की कमी दिखाई दे तो चिंतन अपने पास रखता हूँ, चिंता को छोड़ देता हूँ। जीवन की घटनाएँ सदैव ही अनुकूल नहीं होतीं और न ही सदैव प्रतिकूल ही होती हैं। जीवन ऐसे ही चलता है। इसी का नाम जीवन है। आशावादिता और सकारात्मकता लक्ष्य-प्राप्ति की प्रथम शर्त है।

मैं अपने अब तक के जीवन में कई परीक्षाओं में अनुत्तीर्ण हुआ हूँ, किंतु निराश कभी नहीं। घर में, परिवार में, समाज में, नौकरी में समझौते भी करने पड़ते हैं। विपरीत परिस्थितियों और प्रतिकूलताओं में गीतों को मैं सदैव ही गुनगुनाता रहा, जिनसे मुझे कभी निराशा का सामना नहीं करना पड़ा और जिन्होंने मुझे सदैव सकारात्मक बनाए रखा। वे किसी को भी जीवन में आशावादी, सकारात्मक और तनाव-मुक्त बना सकते हैं, ऐसी मेरी दृढ़ मान्यता है। उन गीतों की प्रारंभिक पंक्तियाँ ही यहाँ उद्धृत कर रहा हूँ—

1. रात भर का है मेहमाँ अँधेरा,
   किसके रोके रुका है सवेरा।
   रात जितनी ही संगीन होगी,
   सुबह उतनी ही रंगीन होगी।
2. आज नहीं तो कल, बिखरेंगे ये बादल,
   ओ रात के भूले हुए मुसाफिर, सुबह हुई घर चल।
3. मैं जिंदगी का साथ निभाता चला गया,
   हर फिक्र को धुएँ में उड़ाता चला गया।
   गम और खुशी में फर्क न महसूस हो जहाँ,
   मैं दिन को उस मुकाम पे लाता चला गया।

जब भी जीवन में प्रतिकूलताएँ दिखाई दीं, इन गीतों की पंक्तियों को बार-बार दोहराता रहा। ये मेरी प्रार्थनाएँ बन गए। मुश्किलें आसान हुईं, आगे के मार्ग प्रशस्त हुए। आप भी प्रयोग करें, तनाव-मुक्त होएँ और शांति पाएँ।

—भगवती लाल उदावत

504, चाणक्यपुरी, हिरण मगरी,

सेक्टर-4, उदयपुर

17
प्यार में धोखे से उत्पन्न तनाव का सामना कैसे किया

उम्र बढ़ने के साथ मैं भी अपने एक मित्र के साथ प्यार कर बैठी। उसका व्यवहार मेरे प्रति शोषणपरक था। शीघ्र ही मुझे समझ में आ गया कि वह मुझे प्यार नहीं, मेरा उपयोग करता है। प्यार में धोखा खाने के बाद पता चला कि प्यार एक व्यक्ति के प्यार नहीं करने से समाप्त नहीं हो जाता। प्यार तो आकाश जितना व्यापक है। तो क्यों न प्यार की उन असीम ऊँचाइयों को छुआ जाए। और जैसे ही मैं उस एकल प्यार रूपी घेरे से बाहर निकली तो अवाक् रह गई। व्यक्तिगत प्यार सदैव डबरे में एकत्र पानी की तरह एक-न-एक दिन सड़ता ही है। प्यार शर्तों पर नहीं किया जाता है। प्यार पाने का नहीं, देने का नाम है। ज्यों ही मैंने प्यार बिना शर्त, बिना आकांक्षा, बिना मतलब देना शुरू किया तो प्यार पाने की मेरी समस्या स्वतः ही समाप्त हो गई। तब मैंने पाया कि दुनिया तो प्यार करनेवालों से भरी पड़ी है। मैंने प्यार करना शुरू किया और इतना प्यार पाया कि मेरी झोली छोटी पड़ने लगी।

बचपन से लेकर जवानी एवं प्रौढ़ता की स्थिति आते-आते तनाव का सामना प्रत्येक स्तर पर करना पड़ा। बचपन से ही पोलियो के कारण मैं एक पाँव से कमजोर थी। लेकिन मेरा बचपन से ही दृढ़ निर्णय था कि मुझे दो पाँववालों से आगे निकलना है। हमेशा जीत मेरे विश्वास की रही। बचपन के तनाव को दूर करने के लिए मैंने समय के सकारात्मक पक्ष को हमेशा साथ रखा। इस तरह नकारात्मक परिस्थितियों पर विजय प्राप्त की।

युवावस्था की दहलीज पर निराशाओं को कभी हावी नहीं होने दिया और सदैव आशावादी रहकर कार्य किया। सपनों में नहीं जीकर यथार्थ के ठोस धरातल पर बिना पैर चलती रही। 'निराशा' शब्द को जीवन के शब्दकोश से हटा दिया। आज को ही देखा, आज को ही जीया और आज को ही भुनाया। हमेशा यही माना कि मेरा जीवन आज के लिए ही है। इससे तनाव मुझे परेशान नहीं कर सका।

—अजब बानू
सहायक विधि परामर्शी, खनिज विभाग,
78, न्यू फतहपुरा,
उदयपुर

18
श्वासों को देखकर अपना मूड ठीक करता हूँ

एक मनोचिकित्सक होने के नाते दिन भर मेरे पास रोगी आते रहते हैं और उनकी समस्याएँ सुनते-सुनते स्वयं कई बार थक जाता हूँ। असामान्य व्यक्तियों से डील करते हुए मनोचिकित्सक भी चकरा जाता है। मनोरोगी विरोधाभासी व असंभव बातें करते हैं। ऐसे में डॉक्टर भी इनसान होने के नाते थक जाता है। थकने पर या उदासी उसे घेर लें तो वह किसके पास जाए?

एक दिन आस्था चैनल पर सत्यनारायणजी गोयनका का प्रवचन सुनने लगा। उनकी बातें मन को छू गईं। इस पर जब भी समय मिला, गोयनकाजी को सुनने लगा। पूर्व में भी मैं ओशो का ध्यान कर चुका हूँ। अत: मैं नथनों के अंदर आते-जाते श्वास को देखने का अभ्यास करने लगा। इस तरह श्वास के आने-जाने के देखने को बुद्ध ने 'विपश्यना' कहा। कहते हैं कि बुद्ध की समाज को यह सबसे बड़ी देन है। विपश्यना के अभ्यास द्वारा व्यक्ति स्वयं में चाहे जो परिवर्तन ला सकता है। इस तरह श्वासों पर ध्यान करने से मैं वर्तमान में आ जाता हूँ। वर्तमान में आते ही अतीत व भविष्य स्वत: ही छूट जाते हैं। अपने मूड को बदलने का यह श्रेष्ठतम तरीका है।

विपश्यना के अभ्यास द्वारा मुझे सहजता व ताजगी मिली। अत: जब कभी मैं थक जाता हूँ तो अपने श्वासों की गति को बदलकर, श्वासों की प्रेक्षा कर स्वयं के पास आ जाता हूँ। इस तरह मैं अपने थकान एवं निराशा को दूर कर लेता हूँ और अपने आपको तनाव-रहित महसूस करता हूँ।

—डॉ. सुशील खेराड़ा

एसोसिएट प्रोफेसर, आर.एन.टी. मेडिकल कॉलेज,

डी-4, डॉक्टर्स क्वार्टर, उदयपुर

19
आठ वर्ष के धैर्य के बाद पाया प्यार को

वर्ष 1999 में मुझे एक विजातीय मित्र से प्यार हो गया। इस पर उसके घरवाले मेरे पापा के पास आए। उन्होंने उनका अपमान कर रिश्ता ठुकरा दिया। ऐसे में हमारा प्यार संकट में आ गया। लेकिन इस घड़ी में हमने तय किया कि हम साथ ही जिएँगे-मरेंगे। लड़के की तरफ से भी जिद थी कि वह शादी करेगा तो मुझसे ही। मेरी जिद

थी कि पापा की मरजी के बिना शादी नहीं करूँगी। पापा की जिद थी कि वे जाति से बाहर किसी लड़के से मेरी शादी नहीं करेंगे। तीनों की जिद ने तीनों की जिंदगी में जो तनाव पैदा किए, उनका बयान शब्दों में नहीं किया जा सकता।

इस तनाव को मैंने उठते-बैठते, सोते-जागते हर पल आठ वर्षों तक झेला और मुझे इसमें से बाहर निकलने का कोई रास्ता समझ में ही नहीं आ रहा था। ऐसे में फ्रेंकलिन की कही बात याद हो आई कि जिसके पास धैर्य है, वह जो कुछ इच्छा करता है, उसे प्राप्त कर सकता है। इस पर हमने अमल किया। राजा भर्तृहरि ने इसी तरह लिखा है कि सभी समस्याओं का समाधान धीरज द्वारा किया जा सकता है। इस उक्ति से भी मुझे प्रेरणा व साहस मिला।

हमने अपने प्यार को पाने के लिए पिताजी से संवाद बराबर बनाए रखा। समय ने हमारी मदद की। इस बीच मेरी छोटी बहन की शादी कर दी गई और जातिवाद की समर्थक मेरी दादी का भी देहांत हो गया। मेरे पापा को समझ आने लगा कि ये माननेवाले नहीं हैं। मैं और मेरे मित्र तेजप्रकाश ने शादी के अन्य प्रस्ताव ठुकरा दिए। हमें अपने प्यार पर भरोसा था। इस दौरान मन में अनेक प्रकार के विचार आते रहे। लेकिन हम अपने निश्चय पर अडिग थे। अनुपलब्धि में प्यार का महत्त्व बढ़ता गया। अंतत: 2 दिसंबर, 2006 की एक नाटकीय परिस्थिति में हमारी शादी हो गई। इस तरह धैर्य से मेरे तनावों का अंत हुआ।

—डॉ. नीतू भारद्वाज
पी.सी.एस. अधिकारी
वाणिज्यिक कर विभाग, राजस्थान

20
तनाव जिंदगी में नई राह दिखाता है

मैं कुछ वर्ष पूर्व सरकारी सेवाओं में चिकित्सक के रूप में एक जन सेवक की तरह कार्य कर रहा था, लेकिन गंदी राजनीति के कारण शिकायत पर तत्कालीन मंत्री ने मेरा स्थानांतरण दूसरे जिले के सुदूर ग्रामीण क्षेत्र में कर दिया। मैं व्यथित हो गया। क्या जनसेवाओं का यही फल है? मन में तनाव घर कर गया, चिंताएँ सताने लगीं। ऐसा लगा कि अब समय और खराब आने वाला है। मानसिक वेदना से मेरे स्वभाव में चिड़चिड़ापन आ गया। रात भर नींद नहीं आती थी। कोई सांत्वना और सहयोग देनेवाला नहीं था। ऐसा लगा कि ऐसे समय में सब दूर भाग जाते हैं। लेकिन मैंने सोचा

कि या तो मैं जहाँ ट्रांसफर हुआ है वहाँ चला जाऊँ या फिर चुनौती स्वीकार करते हुए इन शैतानों से मुकाबला करते हुए नौकरी छोड़ दूँ तथा निजी प्रैक्टिस शुरू कर दूँ। मैंने निर्णय लिया कि 'तेरे कूचे से बेआबरू होकर गुजरेंगे नहीं, बल्कि कुछ करके दिखाएँगे।' काम में ही राम है। 'हिम्मत है खुदा का जलवा' मानते हुए निजी प्रैक्टिस करने के लिए सार्वजनिक रूप से उतर आया। अब कोई बंधन नहीं था। अब मैं जो चाहूँ, करने के लिए तैयार था।

मेरे पास पैसों का अभाव था। ऐसे में मैंने अपना नया बनाया मकान बेच दिया और किराए के मकान में चला गया। जो पैसा आया, उससे क्लिनिक के लिए दुकान किराए पर ली, लेकिन फिर भी अधिकांश पैसा दुकान की पगड़ी के रूप में चला गया। मैंने टेबल-कुरसी पर बैठकर निजी प्रैक्टिस शुरू कर दी। मुझे अपने पर पूर्ण भरोसा था। मुझे अपने ज्ञान, अध्ययन एवं डायग्नोसिस पर पूरा विश्वास था। निजी प्रैक्टिस चल निकली। धीरे-धीरे सभी अत्याधुनिक चिकित्सा उपकरण मेरे क्लिनिक पर लग गए। अब मरीजों की कतारें लगती हैं। सामाजिक और राजनीतिक क्षेत्र में मेरा दबदबा बन गया।

आज भी सामाजिक कर्तव्य समझते हुए प्रतिदिन 10-12 मरीजों का नि:शुल्क उपचार करता हूँ। मुझे चारों ओर से सम्मान और पैसा दोनों मिल रहा है। मैंने हमारे ऋषि-मुनियों की दी गई एक प्राचीन ऋचा हमेशा अपने जीवन में अंगीकार की है—

क्वचित धर्मा: क्वचित यशा: क्वचित मैत्री: क्वचित अर्था:।

कर्माभ्यो श्रेयति चिकित्सा नाति: निष्फल:।

कभी धर्म, कभी यश, कभी मित्रता तो कभी अर्थ चिकित्सा करने से प्राप्त होते हैं। चिकित्सा का श्रम कभी व्यर्थ नहीं जाता है; बल्कि अभ्यास से कुशलता बढ़ती है।

आज इस क्षेत्र के कई राजनेता मेरे मुरीद हो गए हैं। कुछ लोग आज भी अपने किए पर स्वयं को लज्जित महसूस करते हैं। झूठी शिकायत से किया मेरा ट्रांसफर मेरे लिए मेरे जीवन का टर्निंग पॉइंट बन गया। आज भी मैंने तत्कालीन चिकित्सा मंत्री की तसवीर अपने कमरे में लगा रखी है, जो मुझे चुनौतीपूर्ण कार्य करने की प्रेरणा देती है। मुझे खुशी है, मेरा जीवन सार्थक है; क्योंकि मुझको परमपिता परमेश्वर ने दूसरों के दु:खों को दूर करने की शक्ति और विद्या दी है। इसलिए मुझे जरा भी तनाव नहीं होता है। सत्कर्मों से मेरे शब्दकोश से 'तनाव' शब्द गायब-सा हो गया।

—डॉ. आर.के. मालोत

डॉक्टर मालोत डायग्नोस्टिक्स,

बाँसवाड़ा

21
शंका को चुनौती मानने से मिशन आई.आई.टी. पूर्ण हुआ

मैंने कक्षा 10 से ही लक्ष्य बना लिया था कि आई.आई.टी. से ही इंजीनियरिंग करनी है। आई.आई.टी. में मात्र परीक्षा में बैठनेवाले बच्चों में से 3 प्रतिशत का ही चयन होता है। कुल 3 से 4 लाख प्रवेशार्थियों में से इतने कम छात्रों का चयन होने से मैं शंकाग्रस्त रहता था कि ऐसी कठिन परीक्षा में चयन होगा या नहीं। इस शंका को मैंने सकारात्मक रूप में अपना लिया, उसे चुनौती समझा। बस, पढ़ाई का और पढ़ने का तनाव बना रहा। मैंने 12वीं कक्षा की परीक्षा 94 प्रतिशत अंकों से उत्तीर्ण की। कोचिंग हेतु मैंने एक वर्ष बंसल क्लासेज में प्रवेश लिया। बंसल क्लासेज, कोटा भी पहले प्रवेश परीक्षा लेकर मेधावी छात्रों को ही लेता था। ऐसे में मेरा सन् 2006 के प्रथम बैच में चयन हो गया। अब मैं पूरे देश के प्रथम 100 छँटी-छँटाई धुरंधर खोपड़ियों के बीच था। कई बार क्लास में डिप्रेशन आ जाता कि मेरे सभी साथी मुझसे कई गुना आगे हैं। फिर भी मैंने हिम्मत नहीं हारी। मैं प्रतिदिन नियमित खूब मार्शल आर्ट करता और खूब पढ़ता। बस इसी दिनचर्या, पढ़ने के पागलपन का असर नींद में बड़बड़ाने के रूप में भी आने लगा। मेरी माँ मुझे कहती कि तू रात को नींद में पढ़ता रहता है। इसी दीवानगी, अपने में आस्था, पूर्ण विश्वास और लगन ने मेरे लिए आई.आई.टी. में प्रवेश के रास्ते खोल दिए तथा मैं सन् 2007 में आई.आई.टी. की परीक्षा में 637वाँ स्थान बना पाया। अब आई.आई. टीम का ठप्पा मेरे सकारात्मक तनाव से मुझ पर लग गया है। इसलिए मैं हमेशा कहता हूँ—थैंक्स टु पॉजीटिव टेंशन। नो टेंशन नो गेन।

—शाश्वत

बी.टेक., तृतीय वर्ष (एयरोस्पेस),

हॉस्टल नं-4, आइ.आई.टी., पवई, मुंबई

22
तनाव का सामना लेखन में डूबकर किया

मैं कठिन समय में मैथिलीशरण गुप्त लिखित काव्य पंक्तियों से संबल पाता हूँ और निराशा को, दुःख को, संताप को, किसी के कहे दुर्वचन को तिलांजलि देता हूँ। पंक्तियाँ हैं—

यदि बाधाएँ हुईं हमें तो उन बाधाओं के ही साथ।
जिससे बाधा बोध न हो वह सहन शक्ति भी आई हाथ॥

पंचवटी में रह रहे लक्ष्मण द्वारा उर्मिला का स्मरण और अपने को सर्वथा अनुकूल जीवन जीने का सोच देती ये पंक्तियाँ—

बेचारी उर्मिला हमारे लिए व्यर्थ रोती होगी।
क्या जाने हम जंगल में हैं उससे इतने सुखभोगी।
एक राज्य के लिए जगत् ने कितना महामूल्य रक्खा।
हमको तो मानो वन में ही है विश्वानुकूल रक्खा॥

मैं अतीत को सदैव व्यतीत किए रहता हूँ, इसलिए सुखी हूँ। 'बीती ताहि बिसारिए, आगे की सुधि लेहु।' जो हो गया सो हो गया, अब आगे क्या करना है, उस सोच में रम जाता हूँ। यदि ऐसी सोच नहीं रखता तो जीना ही दूभर हो जाता। अपने हाथों से मैंने माँ, भाई, भाभी, पत्नी और पुत्र को खोया। सब चले गए तो मुझे किस मुँह से रहना है, इस सोच के बदले अभी मुझे बहुत कुछ लिखकर इन सबको समर्पित करना है, ताकि उनकी याद अक्षुण्ण रह सके। इसी विचार ने मुझे बहुत कुछ लेखन दिया और मैंने यह सोच पुख्ता किया कि अपनी उम्र से अधिक पुस्तकें लिखकर समाज का ऋण उतारूँगा। अभी तक मेरी तिहत्तर पुस्तकें छप चुकी हैं। यह कर दिखाया, जिससे मैं निरंतर क्रियाशील रहा—चींटी की तरह। चौथी कक्षा की पाठ्य पुस्तक में एक कविता थी—'चींटी रानी'। वह कविता आज भी प्रेरक बनी हुई है। चींटी जैसा छोटा जीव भी जब निरंतर अपनी क्षमता से अधिक कार्य करता है तो हम मनुष्यों को तो करना ही चाहिए। मैं अर्थ को कई अनर्थों की जड़ मानता हूँ। इसलिए अर्थोपार्जन की राह छोड़ी और उसके बजाय यशोपार्जन (रचनात्मकता) की पगडंडी पकड़ी तो संतोषी बना रहा।

मुझे मीरा का जीवन कई परेशानियों से त्राण दिलाता है। इसके लिए अपने इष्ट के प्रति पूर्ण आस्था जरूरी है। मुझे लोकदेवता कल्लाजी राठौड़ से वह सबकुछ मिला, जो मैंने चाहा। उन्होंने ही मुझे छह प्रांतों की यात्रा कराकर मीराबाई के जीवन का साक्षात्कार कराया और मीरा की तरह निर्भय बने रहने का पाठ दिया। जो निर्भय है, वह अपनी बाजी जीतता है। मीरा पर मेरी लिखी पुस्तक का नाम ही 'निर्भय मीरा' है। कठिन-से-कठिन परिस्थिति में मीरा मेरा संबल बनती हैं, मेरा मार्गदर्शन करती हैं। मैं उनसे सदैव प्रेरणा पाता हूँ।

समाज कई व्यक्तियों का समूह होता है। सभी व्यक्ति एक जैसे नहीं होते हैं। आज तो अर्थ की संपन्नता अच्छे व्यक्ति की पहचान बनी हुई है, इसलिए हर व्यक्ति येन-केन प्रकारेण अधिक-से-अधिक सुविधाभोगी बनने की होड़ में देखा जा रहा है।

निश्चय ही यह स्थिति दुःखदायी है। इसलिए तनाव भी चहुँओर घर किए है। यह बीमारी की जड़ है। इसे कोई दवाई दूर नहीं कर सकती। अपने मन की सोच को ही ठीक रखना होगा। जीवन जीने की जो पद्धति चली आ रही है, वही ठीक हैं, यह समझना होगा। महावीर की देन—अहिंसा, अपरिग्रह और अनेकांत के सिद्धांत को जीवन में उतारना, तदनुकूल आचरण करना होगा। जैनत्व के मूल तत्त्व तनाव को दूर कर सकते हैं।

—डॉ. महेंद्र भानावत
लोक साहित्यकार
352, कृष्णपुरा, उदयपुर

23
साहस एवं कर्म से तनाव को जीता

मेरा जन्म गाँव के एक साधारण आदिवासी परिवार में हुआ। 6 वर्ष की उम्र में मैंने विद्यालय जाना प्रारंभ कर दिया था। पाँचवीं कक्षा उत्तीर्ण होने पर 'आगे क्या करूँगा', इसका तनाव रहने लगा। नया सत्र प्रारंभ हो गया। पिताजी सामाजिक कार्यों से जुड़े होने के कारण अकसर गाँव में नहीं रहते थे और उन दिनों भी वह बाहर गए हुए थे। कई दिनों से कोई पता नहीं था कि वे कब गाँव लौटेंगे। माताजी अशिक्षित होने के कारण तथा धन के अभाव में मेरे बारे में कोई निर्णय नहीं ले सकीं। अनिर्णय की स्थिति में 2-3 दिनों तक यह सोचता रहा कि क्या मैं भी गाँव के अन्य युवाओं की तरह भारतीय सेना में एक सिपाही का जीवन प्रारंभ करूँगा।

मेरे पिताजी शादी के कुछ ही समय बाद भारतीय सेना में सन् 1938 में भरती हो गए थे। उनके पिता प्रथम विश्व युद्ध में शहीद हो चुके थे, फिर भी मेरे पिताजी सेना में भरती हुए। सन् 1960-61 में बड़े भैया भी 'आर्मी बायज' जॉइन कर चुके थे। परिवार के कई अन्य सदस्य भी सेना में सेवा कर रहे थे। मैं बहुत अधिक तनाव में रहता। यदि किसी कारण से मेरी पढ़ाई जारी नहीं रहती है तो मेरा क्या होगा ? अंततोगत्वा मैं दूसरी सुबह जल्दी उठा और घर में बिना किसी को कुछ बताए पैदल गाँव से 10 किलोमीटर दूर सावर कस्बे में उच्च माध्यमिक विद्यालय में प्रवेश के लिए चल पड़ा। बड़ी हिम्मत व साहस करके पूर्व में गाँव के प्राथमिक विद्यालय में पढ़ानेवाले सावर निवासी अध्यापक के घर पूछते-पूछते पहुँच ही गया। गुरुजी से मिलकर मैंने अपनी भावना से उन्हें अवगत कराया। उन्होंने कहा कि वे मेरा कक्षा 6 में दाखिला करवा देंगे

और जो भी पैसा लगेगा, वह भी दे देंगे। बाद में पिताजी से हिसाब कर लेंगे। मुझे यह सब सुनकर बड़ी राहत मिली, फिर भी बेचैनी-सी होती रही।

दूसरे दिन उच्च माध्यमिक विद्यालय, सावर में कक्षा 6 में प्रवेश की सभी अनिवार्यताओं को पूरा किया गया तथा 1-2 दिनों के उपरांत विद्यालय के छात्रावास में भी प्रवेश की व्यवस्था हो गई; क्योंकि हर रोज गाँव से 10-11 कि.मी. जाना एवं उतनी ही दूरी वापस पैदल तय करना मेरे लिए काफी कठिन था।

इसी विजयश्री के साथ आगे कदम बढ़ते चले गए और अंतिम शिक्षा दुनिया की एक बेहतरीन संस्था लंदन स्कूल ऑफ इकोनॉमिक्स, ब्रिटेन से अर्थशास्त्र में एम.एस-सी. एवं डॉक्टरेट की उपाधि प्राप्त की।

इस लंबी यात्रा में कई बार तनाव आए, परंतु हमेशा अपनी दृढ़ इच्छा-शक्ति व मेहनत से तनाव को जीता। जो भी समस्या तनाव का कारण बनती, उसके समाधान हेतु, बिना समय गँवाए, तत्काल प्रभाव से प्रयास करता। यानी निर्णय लिया और उसकी प्राप्ति हेतु कार्य प्रारंभ किया।

यदि प्रारंभ से ही तनाव भारी पड़ जाता और उस पर विजयश्री हेतु कोई कदम आगे नहीं बढ़ाए होते तो सफलता नहीं मिलती और शायद मैं भी सेना में एक सामान्य सिपाही की हैसियत से कहीं अपना योगदान देता।

तनाव-मुक्ति के लिए एक मूल मंत्र कि कभी भी अपने मस्तिष्क में तनाव को कहीं भी स्थान मत दो, सोचो मत, उस पर ध्यान मत दो और ध्यान को कहीं अन्य जगह केंद्रित करो। तनाव के कारण को तत्काल ढूँढ़ निकालो और उसे समाप्त करो, हल निकालो तथा उसके लिए तत्काल कार्य करना प्रारंभ कर दो। विजय आपकी अवश्य होगी, यह मेरा अनुभव है। केवल साहस जुटाओ।

—डॉ. गोविंद सिंह सोमावत

क्षेत्रीय निदेशक, राष्ट्रीय अनुसूचित जनजाति आयोग,

भारत सरकार, जयपुर

निवास : सी-62, बाल नगर, करतारपुरा, जयपुर-302006

24

नियमित एक घंटे का ध्यान अनावश्यक तनावों से बचाता है

समस्याएँ तनाव उत्पन्न करती हैं और समस्याएँ प्रत्येक मानव के जीवन में प्रारंभ से अंत तक किसी-न-किसी रूप में बनी रहती हैं। समस्याएँ अपना रूप बदल-बदल

कर मानव के जीवन को तनावपूर्ण बनाती हैं। इस तनाव के कई गंभीर परिणाम मानव अपने मन व मस्तिष्क में महसूस करता है; जैसे—निराशा, अवसाद, क्रोध आदि।

शिक्षा काल में पढ़ाई का तनाव, शिक्षा के पश्चात् रोजगार पाने का तनाव, रोजगार पश्चात् कार्यालय के कार्यों का तनाव, गृहस्थ जीवन का तनाव आदि अनेक प्रकार के तनावों से मैं भी अछूता नहीं रहा हूँ। इन विभिन्न प्रकार के तनावों के दुष्परिणामों का प्रभाव मुझ पर कम-से-कम हो, इस हेतु मैंने गहराई से मनन किया है। अंत में, इस निष्कर्ष पर पहुँचा हूँ कि जिस प्रकार किसी शस्त्र के प्रहार से बचने के लिए कवच आवश्यक है, उसी प्रकार तनाव के प्रहार से बचने के लिए शरीर के भीतर भी एक कवच का निर्माण करना आवश्यक है। भीतर बना यह कवच जितना मजबूत होगा, तनाव का प्रहार भी आप पर उतना ही कम होगा।

शरीर के भीतर इस तनाव रक्षा कवच के निर्माण के लिए ध्यान एक सशक्त विधि है। मेरा अपना अनुभव है कि शरीर के भीतर स्वाधिष्ठान चक्र और मणिपूर चक्र जितने अधिक ऊर्जावान् होंगे, तनाव का प्रभाव हमारे मन व मस्तिष्क पर उतना ही कम होगा।

ध्यान में प्रवेश करने के लिए शरीर और मन-मस्तिष्क का शिथिल होना आवश्यक है। रात्रि की निद्रा के पश्चात् सुबह शरीर व मन-मस्तिष्क सबसे अधिक शिथिल होते हैं। अत: सुबह उठते ही मैं छत पर जाता हूँ और सुबह की ताजा हवा में ध्यान में प्रयोग करता हूँ। ध्यान में प्रवेश के लिए धीमी और गहरी श्वास प्रयोग करते हुए अपने उन केंद्रों को स्पर्श करता हूँ, जहाँ मुझे ऊर्जा का अभाव महसूस होता है। इसके अतिरिक्त प्रतिदिन पाँच-दस मिनट में स्वाधिष्ठान चक्र और मणिपूर चक्र पर ध्यान करता हूँ, जिससे मेरे इन केंद्रों को पर्याप्त मात्रा में ऊर्जा मिलती है। इसके अतिरिक्त इन ध्यान के प्रयोगों के साथ प्राणायाम और हलका व्यायाम भी मेरे शरीर को पर्याप्त मात्रा में ऊर्जावान् बनाता है।

नियमित ध्यान के प्रयोग से शरीर के चारों ओर एक अदृश्य आभामंडल का विकास होता है, जो कि अनावश्यक समस्याओं को आपकी ओर आकर्षित नहीं होने देता है। यह तभी होता है, जब आपके विचार भी सकारात्मक हों।

—रवि जाधव,

साहित्यकार

25

38 सदस्यों के परिवार का तनाव-मुक्त मुखिया कैसे बना ?

सन् 1976 में पिताजी की मृत्यु होने के बाद से मैं इस संयुक्त परिवार का संचालन कर रहा हूँ। मेरे अपने परिवार में 6 भाई हैं एवं 8 स्त्रियाँ हैं। हमारे परिवार में छोटे–बड़े कुल 38 जनों का भोजन एक रसोई में बनता है। पेशे से मैं कर सलाहकार हूँ। मेरी आय की निश्चितता नहीं है। फिर भी मैं कभी तनावग्रस्त नहीं रहा। उसका रहस्य इस प्रकार है—

तनाव से बचने के लिए दो बातें जरूरी हैं। एक तो ईश्वर पर पूर्ण विश्वास और समर्पण तथा दूसरी बात निष्काम भाव से ईमानदारीपूर्वक अपने कर्तव्य का निर्वहण। मुझे अपने ईश्वर पर हमेशा पूरा भरोसा रहा। दूसरा, मैंने प्रत्येक काम अपनी पूरी क्षमता एवं योग्यता के साथ समय पर करने का नियम रखा। इससे मुझे कभी तनाव नहीं रहा। मैंने अपने परिवार के किसी सदस्य को कभी भी झुकाने एवं दबाने की नहीं सोची। मैंने स्वयं को समायोजित (एडजेस्ट) किया। इससे दूसरे सदस्य स्वतः राह देते गए। दूसरे सदस्यों से मैंने कभी आशा नहीं रखी तो मुझे कोई दुःखी नहीं कर सका।

—रामस्वरूप जैथल्या

वकील

सदर बाजार, भूपालगंज,

भीलवाड़ा–311001

□

तनावरोधी कैप्सूल

- जिसके बारे में आप बात कर रहे हैं, यदि आप उसे माप सकते हैं और संख्याओं में व्यक्त कर सकते हैं तो आप अपने विषय के बारे में कुछ जानते हैं। लेकिन यदि आप उसे माप नहीं सकते तो आपका ज्ञान बहुत सतही व असंतोषजनक है।

—लॉर्ड केल्विन

- कोई भी हों, सैकड़ों मित्र बनाने चाहिए। देखो, मित्र चूहे की सहायता से कबूतर जाल के बंधन से मुक्त हो गए थे।

—पंचतंत्र

- हमारा मस्तिष्क बहुत बड़ी कृषि-भूमि के समान है, जहाँ हम खुशी या तनाव उगा सकते हैं। अगर खुशी के बीज नहीं बोएँगे तो तनाव स्वत: ही खर-पतवार की तरह उग आएगा।
- यह सच है कि स्वयं आपके सिवा और कोई भी आपको तनाव नहीं दे सकता। कर्म ही धर्म है।

—स्वामी विवेकानंद

- आपको हर एक के साथ अच्छा बनने की जरूरत नहीं है। मिलकर कार्य करना सीखिए और यह सिद्ध मत कीजिए कि आप ज्यादा समझदार हैं। तनावपूर्ण रहने से बेवकूफ बनना अधिक अच्छा है।
- कई बार एक स्पष्ट और निर्भीक 'नहीं' कहने से 100 सिर दर्दों से बचा जा सकता है।
- तीर्थंकर महावीर के साधनाकाल में एक ग्वाले ने उनके कानों में कीलें ठोंकीं तो भी वे विचलित न हुए। दूसरी तरफ, हम स्वयं के माता-पिता की डाँट-फटकार तक से घायल हो जाते हैं। महावीर के पैरों में साँप ने काटा तो भी वे तनावग्रस्त नहीं हुए और हम उसे देखकर ही डर जाते हैं। क्या करण है ?

- हम अपने सिवाय दूसरा कुछ नहीं बन सकते हैं। इसलिए कुछ बनने का प्रयास नहीं करना चाहिए। क्या गुलाब कभी चमेली बनने का प्रयास करता है?
- जानना अच्छा है, जीना इससे अच्छा है और होना—यह पूर्णता है।

—श्री माँ

- हम चेतना के जिस तल पर खड़े हैं, वहाँ संकट, विपरीत स्थितियाँ एवं कठिनाइयाँ उसे बढ़ाने आती हैं। साक्षी रहो और स्वयं को महसूस करो।
- आप अपने मन में जो भी करने की ठान लें, वह आप कर सकते हैं।
- तुम्हारा स्वास्थ्य तुम्हारे अवचेतन मन के विचारों के अनुसार ही चलता है।

—योगानंद परमहंस

- अच्छा स्वास्थ्य एवं अच्छी समझ जीवन के दो सर्वोत्तम वरदान हैं।

—साइरस

- मन स्वस्थ तो शरीर स्वस्थ और मन अस्वस्थ तो शरीर अस्वस्थ।

—अज्ञात

- अगर आप विश्राम करना नहीं जानते हैं तो करोड़ों रुपयों से भी अधिक मूल्यवान् शरीर आपके लिए सुविधा, वरदान या प्राप्ति न होकर एक दायित्व बन जाता है। वह रोगग्रस्त हो जाता है।
- आत्मज्ञान ही विश्राम का स्थल है।
- विश्राम एक मन की अवस्था है। इसमें शांत रहते हुए भी आप तेजी से दौड़ सकते हैं और अधीर एवं व्याकुल होकर बिस्तर पर लेट सकते हैं। अशांत होकर आप अपनी क्षमता का ह्रास करते हैं, जबकि विश्राम करते वक्त आप एकाग्र ही नहीं बल्कि गहरे एवं पैने भी होते हैं।
- हम समस्याओं के कारण थके हुए, निराश एवं तनावग्रस्त नहीं हैं; बल्कि हमारे थके होने, निराश होने एवं तनावग्रस्त होने के कारण समस्याएँ हैं।
- हमारा मस्तिष्क, जो 18 घंटे काम करके भी नहीं थकता है, वह आधे घंटे के भावोद्वेग व उत्तेजना से थक जाता है, क्योंकि वह शांत रहकर अधिक काम कर सकता है और सुख का अनुभव भी करता है।
- जब आप अपने को विश्राम में नहीं पहुँचा सकते हैं तो कोई अन्य आपको कैसे विश्राम पहुँचा सकता है।
- सबसे बड़ा विश्वविद्यालय अनुभव है, पर इसकी देनी पड़ती है फीस बड़ी।

—रामधारी सिंह 'दिनकर'

- जो विश्राम प्राप्त कर सकता है, वह बड़े-बड़े नगरों के विजेता से कहीं महान् है।

—फ्रैंकलिन

- हम संसार के घटनाक्रम को और समाज में उत्पन्न हो रही उथल-पुथल को अपनी इच्छानुसार नहीं बदल सकते; परंतु हम अपने अंदर इतना मनोबल अवश्य उत्पन्न कर सकते हैं कि उनका कोई प्रभाव हमें किसी प्रकार भी विचलित न कर सके।

—डॉ. राधाकृष्णन

- प्राणायाम औषधियों की औषधि—महौषधि है।

—स्वामी रामदेव

- 'शरीरमाद्यं खलु धर्मसाधनम्'—निश्चय ही शरीर धर्मचर्या का प्रथम साधन है।

—महाकवि कालिदास

- चाह गई चिंता मिटी, मनवा बेपरवाह।
  जिनको कछू न चाहिए, सोई शाहंशाह॥

—संत कबीर दास

- खाना तो जिंदा रहने और खुदा को याद करने के लिए होता है। तू समझता है कि जिंदगी खाने के लिए है।

—शेख सादी

- जो इल्म पढ़ता है और उस पर अमल नहीं करता, वह उस किसान की तरह है, जो हल चलाता है, मगर बीज नहीं बोता।

—शेख सादी

- जीवन क्या है ? वह लम्हा, वह क्षण, जो हम अभी जी रहे हैं।

—पाओला कोएला

- इससे पहले कि चिंता आपको खत्म करे, आप चिंता को खत्म करें।

—डेल कारनेगी

- शरीर साक्षात् परमेश्वर है।

—वामनराव पै

- मैं इसलिए आगे निकल पाया कि मैंने उन लोगों से ज्यादा गलतियाँ कीं, जिनका मानना था कि गलती करना बुरा था या गलती करने का मतलब था कि वे मूर्ख थे।

—रॉबर्ट कियोसाकी

- असफलता आपको महान् कार्यों के लिए तैयार करने की प्रकृति की योजना है।

—नेपोलियन

- हमारा सामना हरदम बड़े-बड़े अवसरों से होता रहता है, जो चालाकीपूर्वक असाध्य समस्याओं के वेश में छिपे रहते हैं।

—ली लोकोक्का

- जीवन में कोई चीज इतनी हानिकारक और खतरनाक नहीं, जितना डाँवाँडोल स्थिति में रहना।

—सुभाषचंद्र बोस

- जीवन का महत्त्व तभी है, जब वह किसी महान् ध्येय के लिए समर्पित हो। यह समर्पण ज्ञान और न्याय-युक्त हो।

—इंदिरा गांधी

- कला एक प्रकार का एक नशा है, जिससे जीवन की कठोरताओं से विश्राम मिलता है।

—फ्रॉयड

- मेरी चापलूसी करो—और मैं आप पर भरोसा नहीं करूँगा; मेरी आलोचना करो—और मैं आपको पसंद नहीं करूँगा; मेरी उपेक्षा करो—और मैं आपको माफ नहीं करूँगा—मुझे प्रोत्साहित करो—और मैं कभी आपको नहीं भूलूँगा।

—विलयम ऑर्थर वार्ड

- हमारे साथ प्रायः समस्या यही होती है कि हम झूठी प्रशंसा के द्वारा बरबाद हो जाना तो पसंद करते हैं, परंतु वास्तविक आलोचना के द्वारा सँभल जाना नहीं।

—नॉर्मन विंसेंट पील

- आशावादी को हर खतरे में अवसर दीखता है और निराशावादी को हर अवसर में खतरा।

—विंस्टन चर्चिल

- मैं छह ईमानदार सेवक अपने पास रखता हूँ। उन्होंने मुझे वह हर चीज सिखाई है जो मैं जानता हूँ। उनके नाम हैं—क्या, क्यों, कब, कैसे, कहाँ और कौन।

—रुडयार्ड किपलिंग

- संसार का सबसे बड़ा दिवालिया वह है, जिसने उत्साह खो दिया।

—आचार्य श्रीराम शर्मा

- जो व्यक्ति विवेक के नियम को तो सीख लेता है, पर उन्हें अपने जीवन में नहीं उतारता, वह ठीक उस किसान की तरह है, जिसने अपने खेत में मेहनत तो की, पर बीज बोए ही नहीं।

—शेख शादी

- चिंता एक प्रकार की कायरता है। वह जीवन को विषमय बना देती है।

—चैनिंग

- रहिमन कठिन चितान तै, चिंता को चित चैत।
चिता दहति निर्जीव को, चिंता जीव समेत॥*

(हे मन, तू चिंता के बारे में सोच, जो चिता से भी भयंकर है; क्योंकि चिता तो निर्जीव (मरे हुए को) जलाती है, किंतु चिंता तो सजीव को भी जला देती है।

- चिंता ऐसी डाकिनी, काट कलेजा खाय।
  वैद बेचारा क्या करे, कहाँ तक दवा लगाय॥*

—कबीर

- चिंता चिता के पास ले जाती है।
- आत्महत्या एक अस्थायी समस्या का स्थायी समाधान है।
- प्रसन्नता ऐसी कोई चीज नहीं, जिसे कल के लिए पोस्टपोंड कर दें। यह तो वो है, जो हम अपने आज के लिए डिजाइन करते हैं।

—जिम राह

- जब तुम दु:खों का सामना करने से डर जाते हो और रोने लगते हो तो मुसीबतों का ढेर लग जाता है। लेकिन जब तुम मुसकराने लगते हो तो मुसीबतें सिकुड़ जाती हैं।

—सुधांशु महाराज

- मुसकान पानेवाला मालामाल हो जाता है, पर देनेवाला दरिद्र नहीं होता।

—अज्ञात

- आपके जीवन की खुशी आपके विचारों की गुणवत्ता पर निर्भर करती है।

—मार्क ऑरेलियस अंतोनियो

- पुस्तक एक बगीचा है, जिसे जेब में रखा जा सकता है।
- पुस्तकें ऐसी शिक्षक हैं, जो बिना कष्ट दिए, बिना आलोचना किए और बिना परीक्षा लिये हमें शिक्षा देती हैं।

—अज्ञात

- मानसिक बीमारियों से बचने का एक ही उपाय है कि हृदय को घृणा से और मन को भय व चिंता से मुक्त रखा जाए।

—आचार्य श्रीराम शर्मा

- स्पष्टीकरण से बचें। मित्रों को इसकी आवश्यकता नहीं और शत्रु इस पर विश्वास नहीं करेंगे।

—अल्बर्ट हॉवर्ड

- जो हमारा हितैषी हो, दु:ख-सुख में बराबर साथ निभाए, गलत राह पर जाने से रोके और अच्छे गुणों की प्रशंसा करे, केवल वही व्यक्ति मित्र कहलाने के काबिल है।

—वेद

- हर समस्या सुलझेगी, आप उलझना छोड़ दें।
  हर मंजिल मिलेगी, आप भटकना छोड़ दें॥

—आचार्य तुलसी

- चिंता नहीं चिंतन करें, व्यथा नहीं व्यवस्था करें।
  जब जीव भ्रमवश रस्सी को समझते साँप।
  तब प्रतीत होता है उसको भय।
  परंतु जब उसे बोध हो 'मैं जीव नहीं,
  हूँ परमात्मा' तब हो जाता है वह निडर।

—आदि शंकराचार्य

□

तनाव-निवारण में मददगार संस्थाओं की सूची

नशा-मुक्ति में सहायक संस्थाएँ

- **अफीम मुक्ति केंद्र, मानेकलाव**
  संपर्क सूत्र—नारायण सिंह भाटी
- **व्यसन-मुक्ति केंद्र,** गांधी भवन श्यामला हिल, भोपाल
  संपर्क सूत्र—रामचंद्र भार्गव

गंभीर रोग होने पर मुफ्त चिकित्सा हेतु

- **सत्य साँईं निलयम**
  पुट्टुपर्ती, जिला—अनंतपुर (आंध्र प्रदेश)
- **जय भगवान् एक्यूप्रेशर आश्रम**
  आदिपुर, गांधी धाम
- **महावीर विकलांग सेवा समिति**
  जयपुर

मंद बुद्धि बच्चों की मदद हेतु

- **अक्षम सेवा संस्थान**
  डी-ब्लॉक, सेक्टर-3, वसंत कुंज
  नई दिल्ली
  संपर्क सूत्र—सुश्री डालमिया

एड्स-ग्रसित अनाथ बच्चों के लिए

- **नाज फाउंडेशन**
  नई दिल्ली
- **वृद्धाश्रम**
  श्रीराम वृद्धाश्रम

सील की डूँगरी, चाकसू, जयपुर

- **अन्नक्षेत्र**
  लकड़ी पुलिया, रतलाम
- **समन्वय ट्रस्ट वृद्धाश्रम,**
  सप्तऋषि सरोवर मार्ग, हरिद्वार
- **मानव सेवाश्रम संघ,**
  वृंदावन
- **वानप्रस्थ आश्रम,**
  चिन्मय ट्रस्ट, मंदाना, कानपुर।

□

पढ़ने योग्य पुस्तकों की सूची

ाम, पुस्तक, श्लोक स्थान

हिंदी पुस्तकें

आर.एम. लाला—कैंसर पर विजय
एक्हार्ट टॉल—शक्तिमान वर्तमान
ओशो—ध्यान योग, प्रथम और अंतिम मुक्ति
ओशो—ध्यान विज्ञान
दीपक चोपड़ा—संपूर्ण स्वास्थ्य
डोनाल्ड वैस—तनाव पर नियंत्रण कैसे करें
डेल कारनेगी—चिंता छोड़ो, सुख से जीओ
जयंती जैन—उठो! जागो!
नॉर्मन वी. पील—सकारात्मक सोच की शक्ति
प्रमोद बत्रा—तनाव दूर करने के सरल तरीके
राज बापना—द माइंड मशीन, माइंड मशीन लैब
स्वामी रामदेव—प्राणायाम रहस्य
स्वामी सत्यानंद सरस्वती—योग-निद्रा।

अंग्रेजी पुस्तकें

David Posen	The little Book of Stress Relief
Deepak Chopra	Ageless Body-Timeless Mind
Dr. Aayne a Dyer	Pulling your Own Strings
Lance Armstrong	It is not About the Bike
Louise L Hay	You can Heal your Life

देखने योग्य फिल्में

- लगे रहो मुन्ना भाई
- गोलमाल
- हेरा–फेरी
- आनंद
- श्रीमान्–श्रीमती

सुनने योग्य कैसेट्स एवं सी.डी.

• साउंड स्केप्स; म्यूजिक ऑफ द रिवर, डेजर्ट, माउंटेन एवं दि एलिमेंट्स अथ फायर, स्काई एवं रिलैक्सेशन। (म्यूजिक टुडे, नई दिल्ली की अच्छी कैसेट्स ए सी.डी. उपलब्ध हैं।)

निरंजनानंद सरस्वती की योग–निद्रा के निर्देशों हेतु अच्छी कैसेट्स हैं। यो पब्लिकेशंस ट्रस्ट, गंगा दर्शन, मुंगेर (बिहार) से प्राप्त कर सकते हैं।

□□□

Notes

Notes